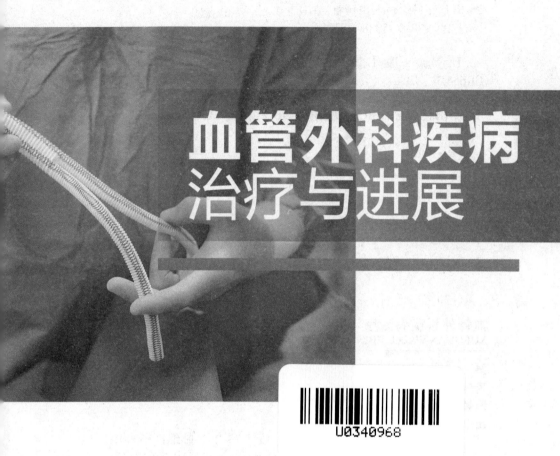

血管外科疾病
治疗与进展

李艳梅　著

XUEGUAN WAIKE JIBING

ZHILIAO YU JINZHAN

黑龙江科学技术出版社

图书在版编目（CIP）数据

血管外科疾病治疗与进展 / 李艳梅编著. -- 哈尔滨 : 黑龙江科学技术出版社, 2018.1
ISBN 978-7-5388-9538-4

Ⅰ.①血… Ⅱ.①李… Ⅲ.①血管外科学 Ⅳ.①R654.3

中国版本图书馆CIP数据核字(2018)第024232号

血管外科疾病治疗与进展
XUEGUAN WAIKE JIBING ZHILIAO YU JINZHAN

著　　者	李艳梅	
责任编辑	李欣育	
装帧设计	雅卓图书	
出　　版	黑龙江科学技术出版社	
	地址：哈尔滨市南岗区公安街70-2号　邮编：150001	
	电话：（0451）53642106　传真：（0451）53642143	
	网址：www.lkcbs.cn　www.lkpub.cn	
发　　行	全国新华书店	
印　　刷	济南大地图文快印有限公司	
开　　本	787 mm×1 092 mm　1/16	
印　　张	12	
字　　数	224 千字	
版　　次	2018年1月第1版	
印　　次	2018年1月第1次印刷	
书　　号	ISBN 978-7-5388-9538-4	
定　　价	88.00元	

前　言

　　血管外科是一门既具有悠久历史，又充满新鲜活力的医学专科。近年来，随着科学技术的进步，血管外科学由基础研究到临床实践都有了重大的突破。医疗新技术、新材料、新的药物和设备，如影像学技术、全自动免疫分析技术、介入技术和内镜技术的临床应用，使血管外科站在了崭新的历史舞台上。以器官、系统、疾病为中心的个体化治疗和微创治疗的模式深入人心，从根本上改变了人们对血管疾病的认识，从而提高了其诊断、治疗以及预后的能力，大大丰富了血管外科学的内容。

　　本书主要阐述了血管外科的相关知识理论，注重思想性、科学性、创新性、启发性和先进性，密切结合临床实践，根据外科学的特点，详细介绍了血管外科动脉硬化闭塞症、下肢静脉回流障碍性疾病、大动脉炎，以及血管瘤和血管畸形等相关疾病的诊疗手段，对血管外科围手术期处理及手术方式等内容也做了详细阐述，有助于临床医师对疾病做出正确诊断和恰当处理。

　　本书在编写过程中，由于编者时间和篇幅所限，难免有些疏漏和缺点、错误，恳请广大读者予以批评指正，以便日臻完善。

编　者

2018 年 1 月

目 录

第一章　血管外科围手术期处理

第一节　术前准备

血管外科手术主要是直接涉及血管的手术。多数施行血管外科手术及腔内治疗的为高龄患者，其重要生命器官常罹患器质性病变。因此，必须对其特殊性手术前准备和手术后处理提出更高的要求，并对血管手术有关的并发症积极预防和治疗。

手术前除向患者及其家属解释手术必要性和可能发生的意外、安慰患者、消除疑虑等外，尚需着重注意的主要有以下几方面问题。

一、充分评估心血管功能情况

患血管疾病的患者往往伴有冠状动脉性心脏病、风湿性心脏病、心瓣膜病变、严重心律失常和高血压等心血管疾病，患者对手术耐受力差，手术危险性大、死亡率高。术前需详细了解患者心功能状态和心脏病的类型，对手术的耐受力做出正确地估价。除了一般实验室和心电图检查外，对复杂的心脏病患者，应根据具体情况选做一些其他检查。超声心动图检查，尤其是多普勒超声检查对心脏病变的诊断、判断心功能储备情况具有重大价值。24h连续心电图检查（Holter）对了解心律失常，尤其是频发室性早搏很有帮助。如有阻抗图等无创心功能测试设备，其检查结果可供术前参照。

不论何种类型的心脏病，一旦出现心力衰竭，除非是危症抢救手术，都必须在控制心力衰竭3~4周后，方可施行手术。心绞痛发作患者，手术危险性较大，必须区别对待，如果是危症手术，应在监测条件下做抢救手术。关于心肌梗死，除非为了抢救，最好在6个月内不施行择期手术，对于严重高血压及心律失常者，术前应适当控制病情。高危冠状动脉病变血运重建后，进行血管手术的最佳时机尚未完全确定，PCI或支架治疗后近1个月进行手术为佳。

二、脑供血情况

颈动脉或涉及颈椎动脉疾病的患者，如动脉瘤、颈动脉体瘤、颈动脉狭窄或闭塞，以及主动脉夹层等，进行颈动脉手术或腔内治疗时，阻断颈总动脉特别是颈内动脉血流时间过长，可引起脑缺血性损害，发生失语、偏瘫、昏迷甚至死亡。如伴有基底动脉环（Willis）供血不足或伴有对侧颈动脉狭窄或阻塞，则脑组织耐受缺血的能力较差，术后更易发生昏迷、死亡等严重后果。因此，术前需了解颅脑血液供应和侧支循环情况，包括询问有无脑血管硬化病史或表现；检查两侧颈动脉搏动，有无震颤和杂音；应用颈总动脉压迫试验监测颅脑侧支循环；酌情选用脑电图、脑血流图、彩色多普勒超声、CT、MRA 和脑血管造影等检查，了解颈动脉和椎动脉供血情况；应用光电容积描记仪测定眶上动脉血流。对颈动脉狭窄伴有高血压患者，术前不应降压太低，一般血压控制在（2.82/0.27kPa）21.2/2.0mmHg 左右为宜，控制降压过低会加重脑缺血。

三、肝、肾功能测定

术前测定肝、肾功能，以判断对手术的耐受力，并作为术后应用肝素或香豆素类衍化物全身抗凝或溶栓药物治疗的参考。对患胸、腹主动脉瘤的患者，因术中需阻断肝动脉及肾动脉，术前对肝、肾功能尤其是后者的全面了解，更是重要。随着腔内技术的飞速发展，术中造影剂的大量使用，术前肾功能的评估，对于造影剂的用量及术后造影剂肾病的预防，有着指导意义。

四、肺功能情况

术前常规胸部摄片，了解肺部情况。对 60 岁以上患者应常规行肺功能检查，有肺部病史者也应检查肺功能。行动不便或不能配合者可做动脉血气分析，检测呼吸系统的换气情况和酸碱平衡。手术前应重视改善患者肺功能、停止吸烟 2 周、药物控制支气管炎，以及适应性面罩加压呼吸锻炼等，以免术后发生肺炎、肺不张，甚至急性肺功能衰竭（ARDS）等并发症，其处理常比心脏的病变更为棘手。

五、控制感染

血管重建术后并发感染常导致严重后果，可危及肢体或生命，因此，术前必须严格控制局部和全身感染，以防术后发生手术区感染、败血症、吻合口破裂大出血、人造血管感染等严重并发症。下肢动脉粥样硬化闭塞症患者常常并发有下肢组织溃烂，创面分泌物的培养及药物敏感试验是有必要的，根据结果及时调整抗生素。对于需要植入人工血管或支架的患者，术前预防性应用抗生素，可有效减少移植物感染的概率。

六、控制血管病变活动期

某些血管病，如多发性大动脉炎、白塞病、血栓闭塞性脉管炎等，术前检查应包括免疫及炎症反应，在进行动脉重建术前，应酌情采用免疫系统调节药物治疗，使血管的炎症反应趋于稳定后，再考虑血管重建术。否则，术后病变继续发展，血管重建部位易并发假性动脉瘤或阻塞。

七、凝血功能测定

术前需测定出血时间、凝血时间（试管法）、血小板计数、凝血酶原时间、INR 等，以了解凝血纤维蛋白原和国际标准化比例功能，作为术后应用抗凝或溶栓治疗的依据。对于下肢 ASO 患者需要腔内治疗的患者，术前使用阿司匹林或氯吡格雷（波立维）等药物抗血小板治疗，可提高动脉血管的一期通畅率。存在血栓形成的患者，术前充分的抗凝可有效较少继发血栓发生。

八、控制血糖指标，纠正水、电解质失衡

血管外科患者 20% 以上伴有糖尿病，术前控制空腹血糖在 8 ~ 10mmol/L，但不能低于 6mmol/L，这时手术的安全性和预防并发症的发生极为重要。纠正液体、电解质的失衡和酸中毒，尤其是钾离子紊乱，以减少手术的危险性。应予指出，对于急症抢救性手术，术前准备应根据各患者的具体情况，有选择地进行，以免贻误时机。

第二节　术中处理

心血管手术时，如没有正确的术中处理，将造成术后处理困难，并直接影响手术治疗的最后结果。

一、监护

主要是对重要脏器功能（如心、肺、肾）的监护。内环境的改变将影响脏器功能，也应予监护。

1. 压力监测　压力监测包括动脉压、中心静脉压或肺动脉楔压（PAWP），后者正常值为 16 ~ 24kPa，能更正确地反映左心室充盈压，中心静脉压最好经颈内静脉或锁骨下静脉穿刺插入导管至上腔静脉，如经大隐静脉插管应进入右房下部或胸腔段下腔静脉处，以减少或避免腹胀等腹内压增高因素所造成中心

静脉压增高的假象。

2. 心电图连续示波观察　心电图连续示波观察心率和心律监护对术中缺血期心肌保护也有指导意义。

3. 鼻咽部及直肠温度　鼻咽部温度反映了颅内温度，在某些降温手术时，温度控制于预计水平是极为重要的。近年来，在临床均重视保护心肌、脑、脊髓对术后心肌、脑、脊髓功能的影响。

4. 动脉血气分析　对一些重大手术或危重患者应常规做动脉血气分析。根据结果，调整潮气量、频率、吸入氧浓度，并可及时纠正酸碱失衡，以保持一个较为正常的内环境。

5. 脑电图描记　应用脑电图描记以监测脑功能状态。在阻断颈动脉血液供应或发生任何灌注压过低、缺氧、二氧化碳分压过高或过低等情况时，均可对脑组织带来不利影响，首先表现为脑电图的改变。该项措施通常在颈动脉手术过程中起到重要指导作用，及时处理异常情况，可防止继发性器质性改变。

6. 留置导尿管　是观察周围组织灌注是否足够和肾功能的最简便有效的方法之一。对尿液酸碱度进行测定，也可了解体内酸碱平衡情况。

7. 血清电解质及凝血功能测定　根据血清电解质及凝血功能测定结果，及时补充其不足，尤其是钾、钠、钙的补充十分重要。术中使用肝素患者如有创面渗血不止，可用 ACT 机监测凝血时间以指导使用鱼精蛋白。

8. 其他　对于主动脉夹层腔内修复的患者，术中需要进行控制性降压处理。在膝下动脉的腔内修复过程中，为防治小动脉发生痉挛，小剂量的血管扩张药物的使用是有必要的。

二、保护心肌

心肌功能良好是术后康复最重要的条件之一，手术过程中应十分重视保护心肌，维持充足的氧供和恒定的血压。尽量缩短主动脉的阻断时间和防止心肌缺氧相当重要。

第三节　术后处理

一、各种临床指标的观察

手术结束后，患者可送到 ICU 或特别康复室中严密观察。在从手术室运送到 ICU 途中，应采用带氧的携带式小型呼吸机做辅助呼吸，以防止缺氧。使用正性药物滴注时，应防止滴速缓慢或导管扭曲而引起低血压。滴注硝普钠等降压药物时，可暂时停止或减慢滴率，避免血压下降过度。若没有 ICU 的单位，在施行血管重大手术或危重手术患者手术后可留手术室继续观察，待患者神志清醒、循环呼吸稳定、无明显出血现象时，才送回病房的术后治疗室，继续严密观察病情，以便及早发现异常并及时纠正。

1. 神志和意识　定时观察神志和意识对血管手术尤其是颈、胸、腹部大血管手术者极为重要。神志不清、烦躁者应考虑脑损害，可由脑缺氧、脑栓塞、血二氧化碳过高或过低、低排血量综合征引起的脑供血不足所致。涉及颈动脉手术，出现神志改变时，应查清是否有脑血栓栓塞情况，并及时处理。

2. 血压　术中安置动脉内测压管者，术后可酌情保留，观察平均压值及压力波形，后者在一定程度上可反映心排血量的多少。术后应保持血压稳定，如有低血压，应结合神志、尿量、末梢循环变化，予以相应处理。血压偏高而肢体冰冷、色紫等，如血容量足够，可应用血管扩张剂。在主动脉壁上有吻合口或切口的患者，应防止血压过高，以免造成主动脉出血。

3. 心率和心律　心率和心律应有心电图示波和记录仪监护，便于对异常节律做出正确的分析及处理。

4. 中心静脉压　中心静脉压主要受右心功能和血容量的影响，其值的高低反映这两个方面的动态平衡，正常值为 $0.49 \sim 0.98kPa$ （$5 \sim 10cmH_2O$）。一般而论，中心静脉压和血压降低提示血容量不足；中心静脉压高、血压低则为心脏收缩功能不佳或心脏压塞。

5. 尿量　重大手术、病情危重或有低心排血量的患者，术后应留置导尿管，观察每小时尿量。每小时尿量要大于 30ml，如连续 2h 尿量低于此值，应立即找出原因进行处理。预防和警惕术后肾功能衰竭极为重要，急性肾衰竭已是大血管术后死亡的首要原因。

6. 呼吸　观察呼吸频率、幅度、节律、有否呼吸困难和末梢发绀。氧饱和度的监测对了解肺功能很有价值。经常做胸部体检，判断有无呼吸道分泌物潴留、肺不张、支气管痉挛、捻发音及皮下气肿等。定期摄 X 线胸片检查，特别是气管切开或用呼吸机的患者，应了解有无肺充血、肺部感染、肺不张、气胸和积液，同时了解气管插管的位置是否合适，纵隔与心包诱发增宽等。定期测定动脉血气分析，应用呼吸机者每 $2 \sim 4h$ 一次，以便及时调整呼吸机的压力（或容量）、频率及吸入氧的浓度。

7. 酸碱度和电解质　根据病情定期测定血气和碱储备情况，以指导对酸碱失衡的纠正。血清电解质的测定，特别是钾、钠、钙的测定甚为重要。血钾浓度改变可导致心律失常，甚至引起心搏骤停。血钙浓度太低，则影响心肌收缩力和血液凝固。

8. 其他 对于腔内介入治疗后患者，需要观察患肢的皮肤温度、皮肤颜色改变，观察穿刺点外敷料是否渗血，观察下肢尤其是小腿段张力的改变，防止缺血再灌注引起下肢骨筋膜室综合征。穿刺点出血要及时予以压迫止血。

二、一般问题处理

一般问题的处理主要为下列几项：

1. 饮食 视手术和麻醉的种类及术后循环及肠功能恢复的程度而定。做全身麻醉的一般心血管手术患者，若神志清醒、循环良好，术后 6h 可少量饮水，次晨开始进半流质。低温麻醉或体外循环手术患者，术后 8~12h 可少量饮水，次晨进半流质。如有低排血量综合征或经腹手术者应禁食；如胃潴留、腹胀明显，应插胃管做胃肠减压。腔内介入通常采用局部麻醉，可正常饮食，建议多饮水以促使造影剂充分排出体外。

2. 体液及营养补充 对一些重大手术不能进食的患者，应按常规补液或营养支持。纠正贫血或低蛋白血症对患者恢复十分重要。

3. 呼吸道处理 定期协助患者做深呼吸和有效咳痰，排出呼吸道分泌物，使肺充分扩张；经常改变体位，避免某部分肺过分地处于下垂位置，而造成肺瘀血、分泌物潴留和肺不张。控制补液速度和量，以免因肺部水肿引起 ARDS。对于肺并发症的处理，应引起足够重视，肺并发症是引起术后死亡的第二主要原因。

4. 体位和休息 患者清醒，血压正常者可处于半卧位，下肢可屈曲抬高。患者未醒或处于昏迷、低血压等状态时，应平卧，头转向一侧。颈部血管重建术者，头部置于正中位，下肢血管重建术者应防止下肢过度屈曲。动脉导管切断缝合术和主动脉手术后应卧床 1~2 周。四肢动脉术后，肢体可安置在水平位；静脉手术后，肢体抬高 20°~30° 以利静脉回流。移植人造血管跨过肢体的关节时，术后关节需制动 2 周左右，待移植人工血管初步形成外壁及假内膜后，方可开始关节活动。

除了上述规定需限制活动的患者和有低排血量综合征或充血性心力衰竭者以外，其他患者都应早期活动。腔内介入术后穿刺点通常采用压迫的方法，穿刺点所在肢体体位采用伸直位。

三、血管通畅度的观察

动脉或静脉重建术后，必须仔细观察肢体的血液循环状况，以了解血管的通畅度。动脉手术后，观察有无肢端麻木、疼痛、皮肤颜色苍白、皮肤温度降低，动脉搏动减弱或消失等。静脉手术后观察有无肢体肿胀、发绀和浅静脉怒张等。一旦发生肢体血液循环不良，在排除血容量不足因素后，应严密观察，可经动脉内注射利多卡因、罂粟碱等血管扩张药物，也可采用交感神经节阻滞以解除血管痉挛因素。如血液循环仍无改善，应考虑有无继发血栓形成。可做多普勒超声血管测定或血管造影，以明确阻塞的原因和部位，必要时应急症手术探查。对于下肢动脉腔内治疗一旦再次发生肢体远端缺血症状，应予以重视。

四、预防感染

血管手术尤其是人工血管移植术、支架成形术或手术野位于腹股沟区，感染的菌种以金黄色葡萄球菌最多见，其次为大肠杆菌，术中及术后应选用青霉素类或头孢菌素类抗生素预防感染，可根据药敏选用抗生素。

五、抗凝剂的应用

大血管手术后，一般都不必用肝素或香豆素类衍生物做抗凝治疗。但对动、静脉血栓取栓术、动脉内膜剥除术或腔内治疗术后，以及小口径血管移植术后，均需应用抗凝治疗，以防术后继发血栓形成。使用的方法是在术后当天应用肝素或低分子量肝素，术后出血的发生率甚低。术后第 1、2d，同时应用肝素和香豆素类衍化物如华法林，在术后第 2 或第 3d，待香豆素类衍化物作用产生后，即停用肝素，单独用香豆素类衍化物长期维持。使用抗凝剂时，应定期监测凝血功能。

血管手术后，常可应用某些抗聚药物，包括：①低分子右旋糖酐：相对分子质量 20 000～40 000，用法为 500ml，每日 1～2 次，静脉滴注，共 3～7d。低分子右旋糖酐有降低血液黏稠度、增加红细胞表面负电荷和抗血小板黏聚等作用。②抗血小板聚集药物：如拜阿司匹林，100mg，一 d 一次；氯吡格雷（波立维），75mg，一 d 一次等，有利于预防血小板聚集，预防血栓形成。

第四节　血管手术后并发症防治

血管手术后，除一般外科手术后可能发生的并发症（如肺炎、肺不张、腹胀和尿潴留等）外，还可发生与血管手术有关的并发症，对这些并发症的防治，有其重要的特殊性。

一、血栓形成和栓塞

在血管重建的吻合口，动脉内膜剥除术或动、静脉血栓取栓术后的动、静脉腔内，均易继发血栓形成。这种常见的并发症，可酿成严重后果，如颈动脉术后血栓形成脱落，可引起脑栓塞。静脉继发血栓形成，可引起肺动脉栓塞等严重并发症。血管手术后形成血栓的因素如下：

1. **手术操作方面** 血管手术后，血栓形成最常见的原因是手术操作技术不良使血管内膜损伤粗糙，内膜斑块游离脱落，吻合口边缘内翻、扭折或狭窄，以及输出道血管内继发血栓形成等。术后即期血管阻塞的原因，首先应考虑血栓形成可能，而因血管痉挛引起者甚少见。精良的手术操作，防止血管成角或扭曲，手术中注意血管通畅情况和搏动强弱等十分重要。术后如确诊为血栓形成，应立即再次手术，用 Fogarty 气囊导管或吸引方法取除血块。如移植血管成角或扭曲，需再次手术纠正，必要时另做血管吻合。

2. **远侧血管输出道病变** 远侧血管输出道的通畅程度与血管重建术的成功有很大关系，输出道狭窄或阻塞必然易导致吻合处血栓形成。因此，术前 CTA 或 MRA 或术中进行血管造影了解输出道通畅性是非常重要的步骤。

3. **高凝状态和血流缓慢** 当血小板聚于粗糙的血管内膜或移植血管的吻合口时，就易使凝血成分在局部发生聚集，从而形成血栓，阻塞管腔。在施行动脉重建术时，需阻断血流，远侧血管床由此血压降低，血流减慢，血液瘀滞，组织缺氧，产生代谢性酸中毒，易导致血栓形成。因此，如阻断血流时间需超过 10min 以上，应在阻断远侧动脉腔内注入肝素 20～40mg，预防继发血栓形成。此外，还可因出血过多、休克或心力衰竭等原因，使血流减慢、组织灌注不良，产生代谢性酸中毒和儿茶酚胺释放，引起组织损伤、细胞坏死，释放凝血活素。血管内凝血活素增多加上血流缓慢，可引起血液的高凝性。因此，术中应在远侧动脉内注入肝素，术后可酌情选用抗凝或抗聚剂治疗。

二、出血

血管手术后出血以手术操作引起者最为常见，偶由术后弥漫性渗血所致。

1. **手术操作引起的出血** 手术操作引起的出血、如术中止血不完善结扎线切割和松脱、血管缝合不良引起的吻合口漏血，以及人造血管网孔渗血等。

预防措施首先是手术操作必须仔细，彻底止血，结扎止血应牢靠，如用尼龙线或涤纶线缝合血管，应至少打 6 个结，以免结扎线松脱。血管缝合间距要适当、均匀，以免漏血。吻合口针眼漏血，可用纱布压迫止血。

应用网孔较大的针织涤纶人造血管移植时，网孔渗血较多，需预凝，即用术中患者的血液充满血管腔，片刻后即可移植。当近端吻合口缝合完毕后，稍松开近端动脉阻断钳，使血液流入人造血管内再预凝，重新阻断血流后，吸尽人造血管腔内血块，继续进行远端吻合口的缝合。网孔较细的机织涤纶血管、聚四氟乙烯人造血管无需预凝。

四肢或颈部血管术后出血确诊不难。但对胸腔或腹膜后血管术后出血者，其原因和部位就较难肯定。手术后患者出现烦躁不安、面色苍白、四肢冰冷、尿量减少、心率增快、血细胞比容下降、中心静脉压降低，在补充血容量后，病情不稳定或继续恶化，即不应踌躇，立即再次手术探查，探明出现病情的原因并控制出血。

2. 弥漫性渗血 弥漫性渗血可由遗传性疾病如血友病和遗传性纤维蛋白原缺乏等引起。术前应详细询问病史，了解有无皮肤黏膜瘀点、反复鼻和齿龈出血、月经过多、拔牙或小手术后出血过多等既往史，结合实验室检查，即可确诊。但重要的是，应考虑后天性凝血功能障碍，如大量输库血后患者血液内血小板显著减少，血小板活性系数降低，血浆中第 V、Ⅷ因子储存后活性大大降低，可引起弥漫性渗血。此外，溶栓及抗凝药物使用不当或对该药物有过敏体质、低温麻醉、肝脏疾病、维生素 K 缺乏和弥散性血管内凝血病等，也可引起弥漫性渗血。手术后发生原因不明出血时，应测定凝血功能是否正常，如部分凝血活酶时间延长，提示内源性凝血系统异常；凝血酶原时间延长表示外源系统不正常；如二者均延长，则表明肝功能异常或维生素 K 缺乏。血小板数大于 $50 \times 10^9/L$，而功能正常者，表示血液能凝集。服用阿司匹林、抗组胺制剂、右旋糖酐和某些麻醉药等，均可影响血小板的功能。查明原因后，应采取治疗措施。

3. 抗凝溶栓药物出血治疗对策 对出血事件的控制，首先必须寻找出血的原因，其次是降低抗凝溶栓效应强度。出血的危险性与抗凝溶栓效应的强度密切相关，对那些持续出血的患者应尽量将凝血指标（INR、Fg 等）维持在治疗范围的低限，并增加监测次数，根据药物的不同特点进行针对性的干预，治疗前充分的出血风险的评估尤为重要（表 1－1、表 1－2）。

对于正在使用口服抗凝剂（华法林）的患者，如判断确是因 INR 升高引起的出血，立即予以停药，停药 2d 后凝血功能可恢复。如出现皮肤出血、鼻出血、牙龈出血，可口服维生素 K（3～5mg），INR 将在 24～48h 内降低，必要时可重复使用；有严重出血（胃肠道出血）者，可静脉输注维生素 K（10mg），使用新鲜冰冻血浆（FFP）15ml/kg，或凝血酶原复合物（PCC）50mg/kg，6h 后监测 INR，无下降者可继续给予维生素 K。每 12h 可重复给予维生素 K；危及生命的出血（大量出血、脑出血），稳定生命体征的同时立即给予凝血酶原复合物（PCC），可同时给予维生素 K，6h 后监测 INR，无下降可继续给予维生素 K。笔者在长期的临床实践中发现国人对华法林的敏感程度较国外高，因此不能简单地按照国外的抗凝标准应用华法林，应剂量个体化，国人 INR 维持在

1.5~2.5 之间可降低有临床意义的出血的发生率。

表1-1　门诊患者出血风险指数

危险因素	分值
≥65 岁	1
中风病史	1
胃肠出血病史	1
新近发生的心肌梗死、重度贫血、糖尿病、肾功能受损	1

表1-2　Shireman 出血风险评估表

危险因素	分值
贫血	86
嗜烟或嗜酒	71
新近发生出血	62
既往出血病史	58
≥70 岁	49
女性	32
使用抗血小板药物［如阿司匹林、氯吡格雷（波立维）等］	32
糖尿病	27

　　肝素引起的局部部位瘀点、瘀斑，血小板减少等，一般不需要特殊处理，减量即可，严重者可用拮抗剂鱼精蛋白中和。硫酸鱼精蛋白是一种强碱，能与强酸性肝素钠或肝素钙形成稳定的盐而使肝素失去抗凝作用。静脉给药 5min 内即发生中和肝素的作用。中和 1U 不同来源的肝素所需鱼精蛋白量略有不同，1mg 硫酸鱼精蛋白可中和 90U 自牛肺制备的肝素钠或 115U 自猪肠黏膜制备的肝素钠，或 100U 自猪肠制备的肝素钙。由于肝素在体内降解迅速，在注射肝素后 30min，每 100U 肝素，只需用鱼精蛋白 0.5mg；每次用量不超过 50mg，需要时可重复给予。

　　溶栓药物主要引起 Fg 的降低，提示溶栓治疗的出血指标有：①治疗开始数小时后，纤维蛋白原含量低于 1g/L。②治疗 3d 后，血小板低于 100×10^9/L。③APTT 延长 70s 以上。一般认为 Fg 大于 10g/L，凝血酶时间（TT）是正常对照的 1.5~2.5 倍和纤维蛋白（原）降解产物 FDP 为 300~400mg/L 较为安全，很少引起出血。一旦患者在溶栓过程中发生出血，应立即停药，对于出血严重的患者可给予输注纤维蛋白原进行纠正，每补充 4g 外源性纤维蛋白原，体内 Fg 可升高 1g，必要时同时输注新鲜血浆。

三、颅脑缺血性损害

在施行颈动脉瘤或颈动脉体瘤切除血管移植、颈动脉内膜剥除，以及主动脉弓置换或支架植入等涉及颈总或颈内动脉手术，术后可产生抽搐、偏瘫、失语、昏迷，甚至死亡等严重脑缺血性损害的并发症，发生率为 5.1%～29.0%。

脑缺血性损害与术中颈内动脉阻断时间过长，或者术后颈动脉血栓形成脱落有关。Meyer（1972）指出，老年高血压患者常有脑动脉硬化，虽然阻断血流时间不长，仍难免发生脑细胞损害，甚至死亡。此外，脑血管严重痉挛也是原因之一。

颅外颈动脉术前、术中均可采用一些措施避免脑缺血性损害，如：①术前做眶上动脉血流流速描记，作为了解脑侧支循环情况参考。②术前做颅内、外动脉 MRA 或两侧颈动脉和椎动脉造影，以了解颅脑血液供应和侧支循环情况。③术前做患侧颈总动脉压迫锻炼（Matas），每次加压时间延长至 20～30min，如不出现脑缺血症状时，则可认为患侧脑内侧循环已建立，手术成功率高。④颈动脉阻断试验，手术时先在颈丛阻滞麻醉下显露颈总动脉，阻断颈动脉 20～30min，观察脑供血情况，如无脑缺血表现，只要病情需要，可改用全身麻醉。⑤手术操作应精细而迅速，尽量缩短阻断颈总动脉或颈内动脉时间。⑥测定颅外段颈内动脉反流压力，估计通向大脑半球的侧支血流是否充足，如反流压力大于 9.3kPa（70mmHg）时，可不做内转流，术后发生脑缺血损害也较少。⑦在阻断颈内动脉前，向其中注入肝素 10mg，以防脑动脉继发血栓形成。⑧在施行颈内动脉吻合移植时，要求麻醉医师协助提高血压 1.3～2.7kPa（10～20mmHg），以增加脑血流量。

颈动脉暂时性内转流是保护脑组织的可靠方法之一。近年来，对颈动脉血栓内膜剥除术是否常规采用转流法仍存在分歧。Imparato（1988）报道 2 882 例颈动脉内膜剥除不用内转流，因严重脑细胞损害病死率为 0%～3.1%，而常规采用内转流的 3 316 例颈动脉内膜剥除术，病死率为 0.4%～5.1%。因此认为，对侧颈动脉有阻塞性病变，以及颈内动脉端反流压力低于 6.7kPa（50mmHg）者，术中应采用内转流。

术后一旦发生脑缺血症状，首先应立即检查颈动脉手术区有无血栓形成或阻塞，如有可疑，应立即手术探查或溶栓疗法予以纠正。另一方面保证呼吸道畅通和吸氧，应用脱水疗法减轻脑水肿。头部置冰袋，降低脑代谢，同时给予静脉滴注抗生素预防感染。

四、缺血性结肠炎

左半结肠缺血是腹主动脉重建或者腹主动脉瘤内支架术后的一种严重并发

症。发生率为 0.2% ~10.0%。引起此并发症的主要原因是术中肠系膜下和两侧髂内动脉均被结扎，缺血坏死多位于乙状结肠，而降结肠与直肠则很少累及。其他原因有低血容量休克时使用缩血管药物不当、肠系膜上动脉血栓形成或栓塞等。临床表现因肠袢缺血的程度和范围而有不同。轻型：仅为黏膜缺血，病变表浅，黏膜水肿、充血、糜烂。表现为腹胀、腹痛、腹泻或便血。中型：缺血进一步加重，病变累及肌层，有溃疡及假膜形成，症状加剧。结果是瘢痕及纤维组织增生导致肠腔狭窄，应相应处理。重型：缺血严重，病变累及肠壁全层，引起肠壁坏死、穿孔，产生粪汁性腹膜炎、脓毒症、酸中毒及心血管系统功能紊乱以致衰竭，预后严重，病死率高。诊断较困难，关键在于警惕有无产生本病的可能。只有早期诊断，及时采取有效措施，方可奏效。本病可于术后第 1d 至 2 周内发生。纤维结肠镜检查是诊断的可靠依据，但有引起肠穿孔的危险。钡剂灌肠和动脉造影对诊断无帮助。治疗时一般先采用保守疗法，包括禁食、胃肠或肛管减压、补充营养；维持水、电解质平衡；应用广谱抗生素；静脉滴注低分子右旋糖酐、丹参注射液等改善微循环药物。治疗过程中需严密观察病情，如疑肠坏死或穿孔，应立即剖腹探查并行相应手术。

左半结肠缺血性肠炎病死率达 40% ~70%，必须采取切实可行的预防措施。肠系膜下动脉正确结扎部位是在主动脉与分支之前。对每一结扎肠系膜下动脉的患者，术中应先做暂时阻断，观察乙状结肠的血运情况后，再决定结扎或移植，术中需保留一侧髂内动脉，无法保留者，应予以重建。关闭腹腔前需再次检查乙状结肠血供情况。此外，也有人提出，术中以多普勒超声仪测定结扎远端动脉血供情况，以及时发现问题。肠系膜下动脉残端压力测定，即在结扎远侧动脉置入导管进行测压，如残端压力大于 5.3kPa（40mmHg）者，方可安全结扎。

五、感染

人造血管移植后并发感染是一种严重并发症。文献报道，其发生率为 0.25% ~6%，截肢率和病死率均高达 75%。

1. 感染的因素　血管移植后发生感染最常见的原因是手术污染。主要感染来自皮肤，例如股动脉或腘动脉人造血管移植接近皮肤，更易发生感染。另一常见的感染原因是已有感染的淋巴结或淋巴管，如腹股沟区极易发生感染。此外，腹腔显露时间过长，肠壁水肿通透性增加，肠腔内细菌渗入腹腔也可发生感染。如同时进行胃肠或胆囊切除术，移植的人造血管更易发生感染。

感染也可来自血源。动物实验证明，腹主动脉人造血管移植术后，静脉内注入 107/ml 金黄色葡萄球菌，可使所有动物发生人造血管感染。因此，手术后患者如并发泌尿系统或肺部感染，均可导致移植人造血管感染。移植血管感染可在术后几天到几周发生，但也可延迟到术后 5 ~ 7 年，这与人造血管移植后其管壁形成假内膜是否完整有关。如生长完整就可防止感染发生。假内膜不完整患者，可在拔牙等小手术涉及黏膜时，使细菌在血液中播散，可招致移植血管后期感染。

2. 临床表现　感染多发生在四肢或颈部，尤其是腹股沟区，局部红肿、压痛、体温升高，并可形成感染性血栓，阻塞管腔或脱落向肢体远侧栓塞，引起肢体坏疽，并发败血症。感染灶如位于血管缝合处，则吻合口破裂出血或形成感染性吻合口假性动脉瘤。感染发生在腹部移植人造血管时，常出现发热、腹胀、腹痛等症状，移植人造血管远侧搏动减弱或消失，严重的可并发腹主动脉小肠瘘，引起消化道出血及败血症。

3. 预防　术前控制局部或全身的感染灶。麻醉开始时，静脉推注头孢类抗生素或其他广谱抗生素，术中严格掌握无菌技术，操作细致，术野彻底止血，避免创口渗血或积液。术后应用抗生素 3 ~ 5d，密切观察病情。

4. 治疗　感染尚未累及移植人造血管时，继续应用抗生素，局部充分引流，以控制感染。如感染已累及人造血管，并发裂漏、出血，应急症手术。

移植人造血管一旦发生感染，处理非常棘手，腹部人造血管感染，更令人生畏。术前要准备足量的血，经静脉应用广谱抗生素。阻断移植血管近、远端动脉，取除移植人造血管；必须在正常动脉处结扎和缝扎。近端腹主动脉在距离残端 2cm 处做褥式缝合关闭，并利用大网膜或周围无感染组织包绕。感染人造血管取出后，如远端肢体侧支循环较好，肢体可存活。待感染控制、伤口愈合后，再考虑动脉重建术；如侧支循环不良，则需做非解剖部位旁路手术。手术方法较多，常用的有经胸腹皮下隧道腋 - 股动脉旁路移植、经耻骨上皮下隧道股 - 股动脉移植、经闭孔途径髂 - 股动脉旁路，或者经腹股沟外侧髂 - 股动脉旁路移植等。

六、吻合口动脉瘤

吻合口动脉瘤是血管移植术后所引起的严重并发症之一，发生率为 1.58% ~ 24.00%。吻合口全部或部分裂开后，血液外渗，逐渐被周围纤维组织包裹形成假性动脉瘤。其原因可分为感染性及非感染性两类。

感染性吻合口动脉瘤常由无菌原则被疏忽或手术操作不细致，如局部血肿、渗血、积液、吻合针距不当所造成。吻合口一旦部分感染，影响愈合，吻合口裂开。因此，该类吻合口动脉瘤称为医源性动脉瘤。它的特点是发生的时间较早，一般在人造血管移植后 2 个月左右。

关于非感染性吻合口动脉瘤的确切病因，各家意见有分歧。其中可能的因素之一是移植血管存在张力，吻合口有机械应力和震动力。特别是将移植血管安置在跨越关节等部位时，关节活动使吻合口部位不断产生张力，同时还产生一种剪力作用于近心端的吻合口。所以，将人造血管移植在髂－股动脉时，较易并发吻合口假性动脉瘤。动脉本身原有病变的严重程度、累及范围及其病变进展情况，是产生吻合口假性动脉瘤的另一主要原因。如吻合口动脉粥样硬化病变，或者原有大动脉炎病变继续进展并波及吻合口时，均可影响吻合口愈合。此外，吻合口周围缺乏支持组织，吻合口被血流长期冲击所致的震颤性损伤、人造血管纤维化、长期高血压以及术后抗凝剂应用等也可促使本病发生。普遍认为缝合材料与吻合口动脉瘤发生无关。非感染性吻合口动脉瘤发生的时间较晚，一般在术后 6 个月至 14 年，平均 5.4 年。

吻合口动脉瘤临床表现随动脉瘤部位而不同。四肢或颈部的吻合口动脉瘤，有局部疼痛且可扪及搏动性包块，有无缺血表现则取决于动脉瘤远侧动脉管腔是否狭窄或阻塞。位于胸、腹腔内的吻合口动脉瘤可无任何症状，破裂后方发生大量内出血和休克。腹内的吻合口动脉瘤一般可扪及搏动性肿块，有时伴收缩期杂音，若破入小肠或十二指肠，则引起消化道出血。B 型超声、CT、MRA 或动脉造影不仅可明确诊断，并可了解动脉远侧输出道通畅情况，有助于手术方案的拟订。

选择在动脉病变稳定期（如大动脉炎），以及在较正常的血管壁施行人造血管移植，采用各种方式加固吻合口，如残留动脉瘤壁、吻合口周围健康组织或大网膜等，必要时可用涤纶片做袖套式包绕术，控制高血压及治疗原有的动脉病变等，均为预防吻合口动脉瘤的重要措施。

吻合口动脉瘤随时可发生破裂引起致命性出血，一旦确诊、应尽早手术。手术方式可根据吻合口瘤及其附近动脉壁情况而定。如瘘口小且动脉壁健全，可做修补术，外加自体静脉片或人造血管片加固。反之，则需重新换置人造血管或非解剖部位旁路术。远侧已有丰富侧支循环、重建动脉有困难者，可取出移植物后做近、远端动脉结扎。

七、内漏

随着微创技术及支架材料的发展，绝大多数的患者愿意采用支架来修复腹主动脉瘤，随之伴发的内漏等并发症也一直受到血管外科学者的重视。

第二章 血管手术的基本操作和手术入路

第一节 血管手术的基本操作

1889 年，Jassinowsky 首先成功地修复了损伤的动脉。20 世纪初，Carrel 和 Guthrie 确立了现代血管吻合术的原则和技术，即将包括内膜在内的血管壁做全层缝合。以后经过不断改进，血管缝合技术先后在临床上被应用于动脉和动脉、静脉和静脉及动脉和静脉的吻合。随着新的缝线和血管材料的问世，以及血管缝合技术的发展，血管外科取得了巨大进展。

一、血管吻合

目前均采用无损伤缝针和不吸收缝线。缝线一般由合成纤维制成，对血管壁损伤极小，其中三种较为常用：①单纤材料如聚丙烯。②编织材料外层包裹聚酯。③PTFE（聚四氟乙烯）缝线。血管缝合时须取去吻合口部位过多的外膜组织，以避免其嵌入血管腔内导致血栓形成；此外，缝合时缝线必须贯穿血管壁全层，并保证内膜外翻。手术过程中操作应仔细、轻柔，避免损伤血管。

1. 血管吻合技术 包括连续缝合和间断缝合两种，每种又分别分为褥式缝合和贯穿缝合两种。血管缝合时每针间距和与缝合边缘之间的距离均分别为 1mm，而在缝合大血管、厚壁或病变血管时，其间距可增加到 2mm。中、小血管可采用间断缝合；大血管可行连续缝合，从吻合口最深部位开始缝合，避免吻合口"收口袋"样作用造成狭窄。当血管位置比较固定，如较大血管的分叉部位，可用双针单线缝合，双针从吻合口后壁中点开始，由腔内向腔外出针，再从腔外向腔内进针，缝完后壁后再缝合至前壁。对于主动脉瘤开放性手术需行人造血管间置或旁路转流术时，可采用嵌入缝合的方法，即瘤颈后壁不完全游离，纵行切开瘤体前壁，用双针将移植物后部中点与瘤颈后壁做水平褥式缝合数针，每针均应贯穿移植物和瘤颈后壁全层，缝完后壁后拉紧缝线，并完成前壁的连续缝合。当吻合口部位显露不佳时，可采用"降落伞"缝合法，即在吻合口两侧缘双针连续缝合数针，然后拉紧缝线使血管整齐对合。在缝合粥样硬化或钙化动脉时，缝针应从腔内向腔外出针，然后从腔外向腔内进针，穿过病变的斑块组织。当动脉内膜有部分游离时，可用双针一针从腔内经游离内膜穿透血管壁全层向腔外进针，另一针从其旁部位或经内膜剥脱部分向腔外进针，最后在腔外打结。缝合管壁脆弱的血管时，可在外壁包绕涤纶（Dacron）血管补片，或采用小动脉、筋膜等组织做支撑缝合，这类方法被称为 Buttressing 缝合法。

2. 血管吻合方法

（1）端－端吻合：可做连续褥式缝合或贯穿缝合。常用二定点连续缝合，在两对端做水平褥式外翻缝合并打结，然后分别向中点连续贯穿缝合，完成前壁缝合打结后，将血管翻转180°，用同样的方法完成后壁缝合。当血管断端不易移动时，则先在腔内缝合后壁后，再在腔外行前壁缝合（图2－1）。此外，也可采用 Carrel 三点法缝合血管，第一点定位于吻合口后壁中央或最深部位，另两点定位于其两侧，三点将周长分为相等的三部分，在此三点之间，分别做外翻褥式缝合或单纯缝合。如血管管径大小不一致，可将其斜行修剪成喇叭口状，或者做两对端斜行吻合口缝合，可避免小血管因垂直的端－端缝合而引起吻合口狭窄；同时，小血管端－端吻合建议间断缝合，以避免连续缝合带来的吻合口狭窄。

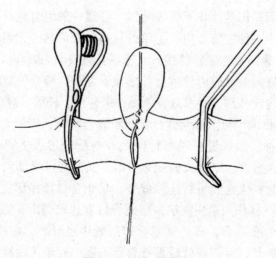

图2－1　端－端吻合

（2）端－侧吻合：临床上广泛应用于旁路转流术。当移植物为中等口径血管时，可在受体血管做椭圆形切口；如受体血管口径较小时，可纵行切开管壁，其长度至少是移植血管管径的2倍。移植血管吻合口可修剪成药匙状，与受体血管之间的夹角呈30°~45°或更小，以降低血液湍流。缝合时从吻合口的"足跟部"开始，做二定点褥式缝合后，连续贯穿缝合至另一端打结，然后翻转移植物，显露吻合口另一侧做同法缝合（图2-2）。也可从两端向中间缝合，在中点打结。当无法翻转血管时，可先在吻合口后壁做腔内缝合，然后在前壁做腔外缝合。

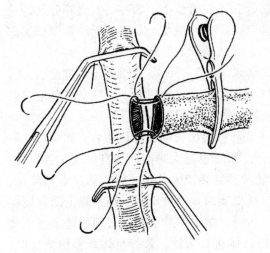
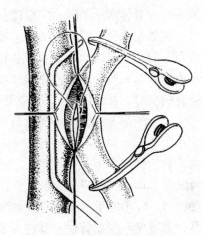

图2-2 端-侧吻合　　　　　　　图2-3 侧-侧吻合

（3）侧-侧吻合：多用于门-腔静脉分流术。先在吻合口两对角缝合固定两针，后壁从上角开始做腔内缝合至下角打结，然后从下角起腔外缝合前壁（图2-3）。

二、动脉重建术

1. 单纯缝合　纵行切开大、中动脉做Fogarty导管取栓术或内膜剥脱术后，动脉切口可行单纯缝合。

2. 补片血管成形术　补片血管成形术不但可作为独立手术，而且更常联合应用于其他血管重建，如动脉内膜剥脱术或旁路转流术等，可避免因动脉纵行切开缝合后造成的管腔狭窄和血栓形成。1962年，DeBakey等报道了应用此术式治疗各类动脉闭塞性病变和动脉瘤的临床经验。

当动脉管径小于4mm（如腘动脉）或有管壁缺损时，单纯缝合可能导致管腔狭窄时，可采用补片血管成形术；此术式也适用于因病变引起狭窄的中等口径血管，如股深动脉。对于补片材料，中、小血管血管重建时可采用自体静脉补片；而在较大血管，则可选用合成材料（如Dacron或PTFE）补片。补片形态以卵圆形或矩形为佳，椭圆形易在两端造成狭窄。补片必须具备一定张力，以便与宿主血管对合良好；但同时也需限制补片宽度，以免发生术后瘤样扩张。

补片与血管缝合时，在动脉切口两端和每一侧中点先缝合固定，使补片对合良好，缝合方向应从移植物缝向宿主血管。

补片血管成形术最适用于动脉短段病变者，当病变长度超过 8cm 时，其远期疗效不佳。髂总、股总、颈内、椎、肾、腘和腋动脉最适宜做补片修复，修补时补片两端应超过病变部位，并缝合在正常管壁上。如在较大血管分叉部位采用补片血管成形术时，应根据具体情况。如在股总、股浅和股深动脉分叉部位，可选用三种不同的方法：①股总、股浅动脉病变而股深动脉完好时，补片可附于股总 – 股浅动脉，并越过股浅动脉开口 3～5cm。②股浅动脉完好者，补片附于股总 – 股深动脉，并越过股深动脉第一分支开口处。③三支动脉汇合处均有病变时，补片以"Y"形附于股总、股浅和股深动脉之间。

3. 动脉移植物间置和旁路转流术　动脉损伤或动脉瘤切除后，如两断端间距小于 2.5cm 时多可直接行对端吻合；如间距过大时需间置自体或人造血管；当动脉长段或多节段病变时，需行动脉旁路转流术。胸、腹主动脉瘤切除后，可间置 Dacron 或 PTFE 人造血管；当病变同时累及肾动脉、肠系膜上动脉或髂动脉时，应考虑手术重建这些动脉。当炎性腹主动脉瘤累及肾周或肾上腹主动脉，需重建脏器血管时，移植材料以自体血管为佳，若行自体肾移植至盆腔，则由髂血管供血。股总动脉瘤切除时，需根据股浅动脉通畅情况选择适当的重建方法：①当股浅动脉通畅时，切除动脉瘤后间置短段移植物，注意保护腹壁浅和旋髂浅动脉。②当股浅动脉闭塞时，可行股 – 腘或股 – 小腿动脉旁路转流术。③如病变累及股深动脉，而股浅动脉通畅者，在近端股总动脉和股浅动脉间置人造血管，并在股深动脉开口至人造血管间再间置血管移植物；而对于股浅动脉闭塞者，则在股总 – 股深动脉之间间置移植血管，若仍有肢体缺血，可将间置的血管作为旁路转流的流入道。动脉闭塞症常用的手术方法还包括颈 – 锁骨下动脉、腋 – 肱、尺或桡动脉、主 – 股动脉、髂 – 股动脉、股 – 腘或小腿动脉旁路转流术。解剖外途径血管重建术包括腋 – 腋动脉、腋 – 股动脉、股 – 股动脉转流术等。

三、静脉重建术

上肢静脉阻塞时常做颈 – 肱或腋静脉旁路转流术，移植材料可选择自体静脉或 PTFE 人造血管，在颈内 – 腋或肱静脉间做端 – 侧吻合。上腔静脉阻塞时，可行颈静脉 – 心房旁路转流术，将右心房作为减压的流出道，移植材料多选择带环 PTFE 人造血管，首先在颈内静脉行端 – 端吻合，然后将另一端吻合于心房。

下肢静脉阻塞的常用手术为大隐静脉交叉转流术和大隐静脉原位转流术两

种。前者由 Palma 和 Dale 所创用，手术适应证为单侧髂 - 股静脉闭塞；后者由 Husni 首先报道，指征为股浅静脉闭塞症。二者当时均采用自体大隐静脉作为移植材料，选用的条件为大隐静脉管壁结构正常，管径大于 3mm。耻骨上大隐静脉交叉转流术适用于单侧肢体病变而对侧深静脉通畅者，皮下隧道取耻骨上部位，以防止转流桥在隐 - 股联合处扭曲，大隐静脉与对侧股浅静脉做端 - 侧吻合。大隐静脉原位转流术适用于髂 - 股和腘静脉通畅者，大隐静脉在膝部离断后，其近侧端与腘静脉做端侧吻合。施行这两种手术时，如自体静脉不符合条件，可选择带环人造血管。也有学者主张在吻合口远端建立暂时性动静脉瘘，以提高术后长期通畅率。

腔静脉血栓形成时，除肾母细胞瘤或腔静脉原发性肿瘤如平滑肌肉瘤侵入腔静脉需手术治疗，一般极少行旁路转流术。移植材料取管径相匹配的带环 PTFE 人造血管，如肾静脉被累及，应与 PTFE 人造血管端 - 侧吻合重建血管。

静脉瘤手术切除后，可根据断端间距的长短分别采用直接吻合或间置血管移植物。深静脉瓣膜功能不全有倒流性病变者，可行股浅静脉瓣膜修复术（腔内或管壁外修复）、自体带瓣静脉段股浅静脉移植术和瓣膜移位术等。

第二节　血管外科常用手术入路

血管外科手术操作必须轻柔，解剖时应注意不要太靠近管壁，以免撕脱分支血管。由于正常血管和病变血管都很脆弱，操作粗暴将导致血管损伤，并影响手术疗效。术前双功彩超、MRA、CTA 和血管造影等辅助检查可帮助手术医师了解血管变异情况并选择合适的手术切口。

一、颈部血管手术解剖

（一）颈部血管解剖学

颈动脉位于颈部外侧，其外为胸锁乳突肌，上为乳突，下为锁骨和胸骨上缘。胸锁关节至下颌角和乳突尖连线的中点为颈总动脉和颈外动脉起始段的体表投影。

在颈部浅筋膜内，有颈阔肌、颈外静脉和颈丛的表浅分支。将胸锁乳突肌向外侧牵开，于手术区域上半部分可见到颈内静脉和沿静脉排列的颈深上淋巴结。颈动脉鞘是颈深筋膜的管形结构，包裹颈总动脉、颈内动脉、颈内静脉和迷走神经，鞘的前面有舌下神经袢及其分支跨过。颈总动脉上段的鞘膜组织较薄弱，其后壁与椎前筋膜相连，前壁来自气管前筋膜。颈动脉鞘覆盖颈内静脉的部分较薄，但覆盖颈总动脉部分比较致密。颈总动脉下段前方有胸锁乳突肌、舌骨下肌群覆盖，但其上段在颈动脉三角仅有颈深筋膜浅层、颈浅筋膜及颈阔肌覆盖，位置较表浅。

右颈总动脉起自无名干，左侧直接发自主动脉弓，在胸锁关节后方，沿气管和喉外侧上升，在甲状软骨上缘水平分出颈内动脉和颈外动脉，颈内动脉起始部膨大呈壶腹状，为颈动脉窦。颈总动脉后方有交感神经节及其神经链、椎前筋膜及其深面的肌肉和横突前缘。前方在其起始部2/3处有颈部疏松结缔组织，余1/3为气管前筋膜。颈内动脉位于颈外动脉后外侧，以后转向后内侧，垂直上升达颅底，经颈动脉管进入颅中窝。颈内动脉在颈部无分支。颈外动脉最初在颈内动脉前内侧，继而在其前方绕至外侧，经二腹肌后腹和茎突舌骨肌深面上行进入下颌后窝，穿行于腮腺内，于下颌颈平面分为颞浅动脉和上颌动脉两个终支。颈外动脉在颈三角内，舌下神经和面静脉横过其表面。颈外动脉在颈部的分支有甲状腺上动脉、舌动脉和面动脉。颈外动脉的分支供应颈上部、面部和颅外软组织、颅骨和硬脑膜。

颈内静脉是颈部最粗大的静脉主干，起自颈静脉孔处的乙状窦，其上段位置较深，术中很难见到。颈内静脉沿颈动脉鞘下行，最初在颈内动脉背侧，后达其外侧，并沿颈总动脉外侧下行，与迷走神经一起包裹于颈动脉鞘内，在胸锁关节外侧与锁骨下静脉汇合成无名静脉。面总静脉是颈内静脉最重要的属支，在下颌角后方由面前和面后静脉前根汇合而成，向后下在舌骨平面进入颈动脉鞘汇入颈内静脉。

迷走神经位于颈动脉鞘内，走行于颈总动脉和颈内静脉间后方达颈根部。舌下神经是支配舌的运动神经，由颈内动、静脉深面穿出，前行至舌骨舌肌浅层，在舌神经和下颌下腺导管下方穿颏舌肌入舌。

（二）手术入路

患者取仰卧位，肩部垫枕，头部向健侧偏45°，轻度过伸。

切口沿胸锁乳突肌前缘，从乳突至胸锁关节，如需暴显露颈总动脉及其分叉部位，可取此切口中上部分。沿颈前皮纹的横切口不能显露颈动脉远端。

沿胸锁乳突肌前缘逐层切开皮肤、浅筋膜和颈阔肌，游离结扎颈外静脉，切开深筋膜，将胸锁乳突肌向外侧牵拉，显露颈动脉鞘，注意保护面神经的下颌支。打开颈动脉鞘，仔细解剖颈总动脉，颈动脉分叉处丰富的血管组织一般不予解剖，以免引起出血。解剖过程中注意保护颈内静脉，游离并缝扎横跨在颈动脉分叉处的面总静脉，以更好地显露其下的颈总动脉，根据手术需要决定是否离断肩胛舌骨肌。将颈内静脉和舌下神经牵向外侧，游离颈总动脉分叉部位下方2~3cm，将其与颈内静脉和迷走神经分离，然后用硅胶带或橡皮筋环绕保护。用1%利多卡因浸润麻醉颈动脉窦神经，以避免解剖这一部位时可能引起的心动过缓和血压降低。注意保护横跨在分叉上方颈内动脉和颈外动脉浅面的舌下神经，以免影响舌的运动。舌下神经发出舌下神经祥，当需要充分显露颈内动脉时，可进行分离。迷走神经位于颈内静脉和颈总动脉之间，解剖时要避免损伤。牵起甲状腺上动脉和颈外动脉可更好地显露颈内动脉。从颈外动脉起始部发出甲状腺上动脉，并有甲状腺上静脉横跨颈总动脉前方，为使手术野清晰显露，可结扎这两支血管，注意不损伤喉上神经及其分支。如需显露长段颈内动脉，可切开茎突舌骨肌；若切开二腹肌肌腱，则可更好地显露颈内动脉（图2-4）。

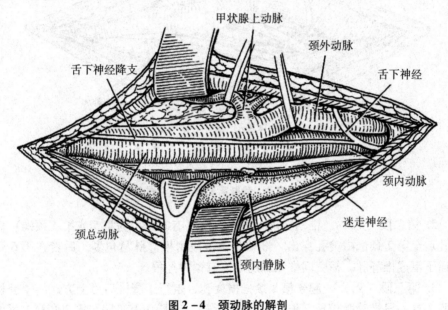

图2-4　颈动脉的解剖

如需显露主动脉弓部颈动脉，则需切开胸骨或做左胸廓开胸术。

二、椎血管手术解剖

（一）椎血管解剖学

椎动脉在前斜角肌和颈长肌之间上行，穿第6~1颈椎横突孔，绕寰椎侧块上关节面后方转向后内，经椎动脉沟，穿寰枕后膜和硬脊膜，经枕骨大孔经入颅腔。传统上将椎动脉分为四段。

1. 第一段（V_1）　常起源于锁骨下动脉第1段后内侧，7%的左椎动脉直接起自主动脉弓，右椎动脉可起自无名动脉或颈总动脉，极少情况下起自食管后右锁骨下动脉。如左椎动脉直接起自主动脉弓，它常在第6颈椎以上1~2个锥体平面进入横突孔。椎动脉起于锁骨下动脉后与颈下神经节或星状神经节密切相邻，并由颈中神经节和颈下神经节或星状神经节间的细支包绕。椎动脉第一段上方有椎静脉伴行，达第6颈椎横突前，椎动脉走行在颈长肌肌腱下方（图2-5）。

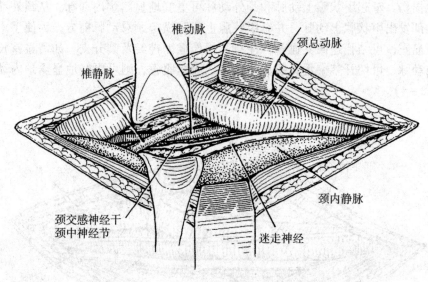

颈动脉
椎静脉
颈总动脉
颈内静脉
颈交感神经干
颈中神经节
迷走神经

图2-5 椎动、静脉第1段（V_1）的解剖

2. 第二段（V_2） 椎动脉进入第6颈椎（有时也可为第5或第4颈椎）横突孔后至第2颈椎横突孔穿出。椎动脉颈椎段由椎静脉丛包裹，后者在第6颈椎以下汇成椎静脉。横突间椎动脉的后方有颈神经根。

3. 第三段（V_3） 起于第2颈椎横突孔，走行于寰椎后弓上方，终于寰枕后膜，这一段椎动脉较长，被称为"安全段"。动脉由其外膜与第2和第1颈椎横突的骨膜包裹，后者为颈部转动提供弓状支架。此部位的椎动脉可能因颈部过伸或旋转，而易受寰椎或枕骨压迫，如交通意外或坠落伤时，V_3段最易损伤。第1和第2颈椎间的椎动脉较长，容易解剖，也易行动脉吻合。在罕见情况下，椎动脉绕第1颈椎横突而不进入横突孔（图2-6）。

4. 第四段（V_4） 椎动脉硬膜内部分，从寰枕膜至与对侧椎动脉连接形成基底动脉。V_4段发出两支主要分支：①脊髓前动脉，与对侧椎动脉的脊髓前动脉分支汇合成单支，为脊柱前半部分供血。②小脑后下动脉。硬膜内椎动脉管壁较薄，无外膜，仅有内弹力膜，因此，在此处行球囊扩张等手术时极易引起血管破裂。

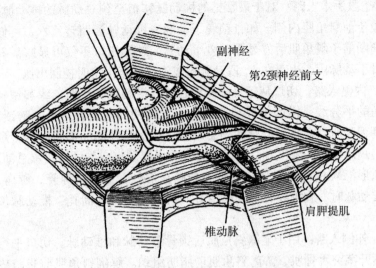

图2-6 椎动脉第3段（V₃）的解剖

（二）椎动脉手术入路

椎动脉手术较常涉及 V₁ 和 V₃ 段，如因刀伤或枪击伤需控制出血时，常需解剖 V₂ 段（图2-7A、B）。

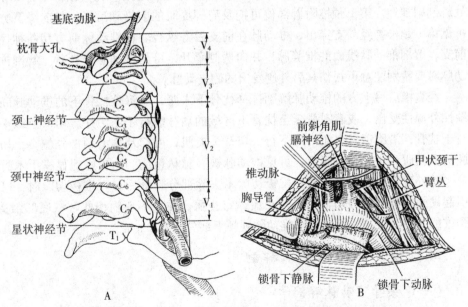

图2-7 椎动脉的分段（A）和左侧椎动脉第1段（V₁）起始部的解剖（B）

1. V₁ 段手术入路　对于最常见的椎动脉移植至颈总动脉的椎动脉重建术，切口多位于前斜角肌内侧。如行锁骨下动脉－椎动脉旁路转流术，可做外侧切口，在离断前于斜角肌后方显露锁骨下动脉。外侧切口不仅可显露前斜角肌后方的锁骨下动脉段，也可在 V₁ 段动脉瘤或动静脉瘘手术时控制出血。

（1）内侧入路：切口从锁骨头向后外侧，沿胸锁乳突肌前缘和锁骨上缘所构成夹角的平分线，沿胸锁乳突肌两个头之间的间隙斜行。牵开胸锁乳突肌，分离肩胛舌骨肌，显露颈静脉和颈总动脉，解剖其外侧的迷走神经、颈内静脉和内侧的颈总动脉。解剖颈总动脉，将其与纵隔游离。胸导管在颈总动脉后方，向外侧弧形汇入左颈内静脉和锁骨下静脉交汇处，解剖胸导管，游离并结扎。解剖右椎动脉时，胸副导管要同时结扎。解剖椎静脉并断扎，椎动脉位于椎静脉下方。

（2）外侧入路：用于显露斜角肌后锁骨下动脉和椎动脉。切口平行于锁骨上缘，断开茎突舌骨肌，游离斜角肌前脂肪组织。解剖斜角肌前脂肪垫内的肩胛横动、静脉，辨认在前斜角肌浅面由外向内呈对角线下行的膈神经，游离膈神经，完全显露前斜角肌，并在下方切断肌肉，显露锁骨下动脉。可见到甲状颈干及内侧的椎静脉，断扎椎静脉，显露椎动脉。

2. V₃ 段解剖入路　在第 2 至第 1 颈椎间解剖椎动脉。患者体位同颈动脉手术，向后牵开胸锁乳突肌，在颈内静脉和胸锁乳突肌之间、乳突顶部下方 3cm 处解剖副神经。第 1 颈椎附着部位可扪及肩胛提肌的前缘和后缘，其前缘下方可见第 1 颈椎神经前支穿出，椎动脉在前支后方纵行。在椎动脉前方切断神经前支，解剖椎动脉浅面的椎静脉，并向两侧牵开，可见椎动脉呈襻状。解剖椎动脉时要特别注意不损伤其后外侧发出的侧支动脉。

经寰椎后弓上方的椎动脉解剖选择枕骨下入路，可解除枕骨下的椎动脉间歇性外源性受压，或者对蔓延至枕骨下区域的动脉瘤行手术治疗。切口上缘平行于枕骨，沿胸锁乳突肌后缘下行，切开头夹肌，可扪及第 1 颈椎外侧突，切断头上斜肌和头外侧直肌后，可见椎动脉被静脉丛包绕。为更好地显露手术野或去除外源性压迫因素，需行椎板切除术去除部分寰椎后弓。椎板切除时，可引起硬膜外静脉丛的出血，需用止血纱布止血。注意不要损伤此区域底部第 2 颈椎的颈神经根，也不要解剖椎动脉硬膜下部分。

三、锁骨下动脉手术解剖

（一）锁骨下动脉解剖学

锁骨下动脉和臂丛神经干位于锁骨上区底部，在前斜角肌和中斜角肌之间外行。锁骨下静脉位于前斜角肌、锁骨和第 1 肋骨上缘锁骨下静脉沟之间。

　　右锁骨下动脉起于无名动脉，位于胸锁关节深面；左侧直接起自主动脉弓，较右侧长，在胸腔内于气管左侧行走。在颈部，左锁骨下动脉的位置较右侧深，在左颈内静脉和锁骨下静脉交汇部，有胸导管注入。左、右锁骨下动脉分别沿两肺尖内侧，斜越胸膜顶前面，经胸廓上口到颈部，弓形向外侧进入斜角肌间隙。根据其与前斜角肌的解剖关系，锁骨下动脉可分为三段：由起点至前斜角肌内侧为第一段；前斜角肌后方为第二段；至第 1 肋外侧缘为第三段。第一、二段后下方紧贴胸膜顶和肺尖；第二、三段外上方邻近臂丛。与颈总动脉不同，锁骨下动脉发出许多分支动脉，包括椎动脉、胸廓内动脉、甲状颈干和颈横动脉等。

　　锁骨下静脉是腋静脉的延续，自第 1 肋外缘至胸锁关节后方，与颈内静脉汇合成无名静脉。其前方有锁骨及锁骨下肌，后上有锁骨下动脉，以前斜角肌和膈神经为间隔，下为第 1 肋及胸膜（图 2 - 8、图 2 - 9）。

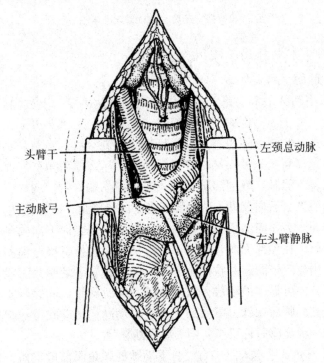

图 2 - 8　主动脉弓及头臂动脉的解剖

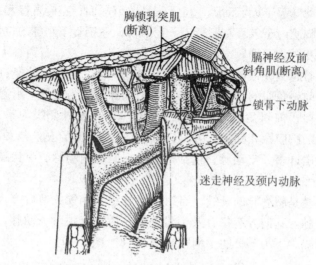

胸锁乳突肌
(断离)

膈神经及前
斜角肌(断离)

锁骨下动脉

迷走神经及颈内动脉

图2－9　升主动脉、主动脉弓及其分支

（二）锁骨下动脉的手术入路

锁骨下动脉的手术入路分下列几种：

1. 左锁骨下动脉手术入路　患者体位同颈动脉手术，上肢内收靠近躯干。切口位于锁骨上方1cm，自胸锁关节平行于锁骨向外长8～10cm，打开浅筋膜和颈阔肌，结扎外侧的颈外静脉。内侧可见胸锁乳突肌，横断其锁骨头端。如需向内解剖，则离断其胸骨头端。打开深筋膜，显露前斜角肌。前斜角肌前方有脂肪垫和锁骨下静脉，解剖静脉时注意避免损伤胸导管。胸导管从颈内静脉和锁骨下静脉后方自后向前进入两静脉汇合处的静脉角，一旦损伤，必须结扎，以免造成淋巴漏。为显露斜角肌后锁骨下动脉，可轻轻向下向内侧牵开锁骨下静脉和颈内静脉，在颈部无血管区下方，近第1肋起始部横断前斜角肌，注意保护膈神经，用硅胶带圈起并拉向上外侧，显露锁骨下动脉第三段。游离锁骨下动脉内侧部分，可显露椎动脉，横断胸锁乳突肌胸骨头和锁骨头，可解剖锁骨下动脉的分支肩胛后动脉、甲状颈干和乳内动脉，用硅胶带圈起有利于控制出血。如需进一步显露邻近组织，则需要切断锁骨。

2. 右锁骨下动脉手术入路　右锁骨下动脉的斜角肌前段很短，头臂干分叉部位于胸锁关节后方。经颈部切口通常都能完全显露右锁骨下动脉，如需显露其起始段，则需做颈胸联合切口。于锁骨下动脉斜角肌前段，可见椎动脉和乳内动脉分支。

3. 锁骨切除锁骨下动脉手术入路　锁骨下动脉和腋动脉手术时，需切除锁骨清晰显露锁骨下动脉。翻开皮瓣，切断锁骨内侧2/3，肩胛上动、静脉走经锁骨后方，如骨膜层撕裂，则很容易引起损伤出血。切口的胸骨侧可显露无名血管和颈血管，外侧可显露锁骨下血管和臂丛。横断前斜角肌，可显露锁骨下动脉第2段及椎动脉和甲状颈干开口部。如需显露腋动脉，切口应延长至腋窝。切除部分锁骨不影响肩部运动，不需做锁骨重建。

4. 其他手术入路　在第3、4肋间隙行左胸廓切开术，可显露左锁骨下动脉胸腔段和左颈总动脉。胸骨正中切开可解剖无名动脉和颈总动脉胸腔段。

四、腋动脉手术解剖

（一）腋动脉解剖学

腋动脉在第1肋骨外缘续于锁骨下动脉，行走于腋窝内，至大圆肌下缘移行为肱动脉。根据其与胸小肌的解剖关系，将腋动脉分为三段：起点至胸小肌上缘为第一段；胸小肌覆盖部分为第二段；胸小肌下缘至大圆肌下缘为第三段。腋动脉被臂丛各束及其主要分支包绕，内侧有腋静脉伴行。腋动脉的分支包括胸最上动脉、胸肩峰动脉、胸外侧动脉、肩胛下动脉、旋肱前动脉和旋肱后动脉。腋血管与神经干有腋鞘包裹，是椎前筋膜的延续。

腋静脉由贵要静脉和两支肱静脉汇合而成，主要属支有头静脉，经三角胸大肌间沟穿过深筋膜，注入锁骨下静脉或腋静脉。

臂丛的三个束包裹腋动脉第三段，分别位于腋动脉的外侧、内侧和后侧。正中神经由内、外侧两根形成，夹持腋动脉，其内、外侧根分别发自臂丛的内、外侧束。前臂内侧皮神经与尺神经均起自内侧束，在起点处位于腋静脉浅面，尺神经较粗，位置偏后。桡神经更粗大，是后束的直接延续，位于后方。

（二）腋动脉手术入路

手术可经腋窝前壁或底部进入。

1. 前侧入路　可显露腋动脉起始部或腋窝顶至腋窝底部腋动脉全长。

2. 锁骨下手术入路　平行锁骨下方中1/3切口长8～10cm，横断胸大肌显露胸锁腋筋膜，打开前鞘，沿锁骨下肌断开肌肉。向近端牵开锁骨下肌，打开筋膜后鞘。动脉表面有至胸大肌的神经经过。打开深筋膜，可见到胸肩峰动脉的分支穿过，这些分支的上、下方有胸大肌。结扎至锁骨、喙突的分支后游离胸大肌，在深部锐性分离可解剖出腋动脉。此切口可显露腋动脉中上段，适合血管损伤时做血管结扎，而不适宜做血管重建手术。

3. 三角肌胸肌手术入路　患者取仰卧位。上肢轻度外展外旋，从锁骨中部三角肌胸大肌肌间沟向下至胸大肌和三角肌做切口，解剖腋动脉下段。三角肌胸肌肌间沟有头静脉，需游离并保护。向内侧牵开胸大肌，显露胸小肌和胸锁腋筋膜，在喙突近喙肱肌内侧缘纵行切开胸锁腋筋膜，横断胸小肌肌腱，向内侧牵开，可见被脂肪组织包绕的血管神经束。腋动脉发出许多分支，静脉位于动脉内侧，臂丛分为各终末支。此切口可显露腋窝区所有的血管、神经组织，但肌肉牵开较困难。如果血管病变广泛，可延长切口。

4. 胸－角－锁骨下联合手术入路　手术联合锁骨下和三角肌胸肌两种切口，呈曲棍球棒形，在锁骨下方横断胸大肌后，其余解剖同3。

5. 经胸手术入路　患者取仰卧位，肩部轻度抬高，上肢水平放置与身体呈90°。切口从锁骨中部至腋窝顶部腋前线，在肱骨胸大肌附着点沿肌纤维方向分离，在近喙突胸小肌附着点分离胸小肌以显露血管。

6. 经胸－腋手术入路　可显露腋动脉远侧段，延长切口还可显露肱动脉，此切口不需分离胸小肌。

患者取仰卧位，肩部轻度抬高，前臂外展90°。沿胸大肌下缘切口长 8～10cm。胸大肌向上、内侧牵拉，切开喙肱肌鞘内侧缘，将肌肉向外侧牵拉，显露正中神经，注意保护。可见到腋动脉，其浅面为伴行静脉发出的属支静脉，臂丛各支位于其后外侧。此切口手术操作简便、损伤小，几乎不需要分离组织。此切口主要用于在近端控制肱动脉血流，通常不作为腋血管手术的常规切口。

五、肱动脉手术解剖

（一）肱动脉解剖学

肱动脉是上臂的主要动脉，在大圆肌下缘续于腋动脉，沿喙肱肌和肱二头肌内侧下降，从上臂尺侧转至肘关节前方，在桡骨颈平面分为桡动脉和尺动脉。肱动脉分为三段，近段 1/3 位于深筋膜下方，外邻喙肱肌，部分被正中神经、前臂内侧皮神经覆盖，贵要静脉将其与尺神经分隔；中段 1/3 逐渐走向前外方，被二头肌内侧缘覆盖，前方有正中神经斜行；远段 1/3 沿肱二头肌内侧缘下行，近终末时被肱二头肌腱膜覆盖，内侧为正中神经。肱动脉的分支有肱深动脉、滋养动脉、尺侧上副动脉、尺侧下副动脉和肌支等。肱静脉与肱动脉伴行。正中神经在臂上部位于肱动脉外侧，至臂中部稍下方经动脉前方转到其内侧（图2－10）。

（二）肱动脉手术入路

1. 上段肱动脉手术入路　患者取仰卧位，上肢外展、轻度外旋。沿肱二头肌肌内侧沟纵向切口长 6～8cm，打开筋膜，将肱二头肌和肱三头肌分别牵向外侧和后方。肘轻度屈曲，在筋膜鞘下方可见血管神经束，打开鞘膜可显露位于肱动脉前方的正中神经，应注意保护，用硅胶带圈起轻轻牵向外侧即可显露动脉，有时在此处可见到肱动脉分叉，肌间隔将尺神经与动脉分开。肱动脉被两条伴行静脉及其交通支环绕，贵要静脉在肱静脉近端注入一条肱静脉。

2. 远端肱动脉及其分叉部位手术入路　患者仰卧，上肢外展90°，前臂伸直，不做肘窝部正中纵切口，而做"S"形或"Z"形切口，保护浅静脉和神经分支。向外侧牵开贵要静脉或在筋膜外结扎、离断肱二头肌腱膜可显露肱、尺、桡动脉。术后不需重建肱二头肌腱膜。同肱动脉上段一样，其远端也由两条伴行静脉和交通支环绕。正中神经位于血管束内侧，需用硅胶带圈起保护，并向内侧牵开。切口远端可见尺动脉和桡动脉，桡动脉沿肱动脉行径，而尺动脉在正中神经和旋前圆肌下方走向尺侧深面。

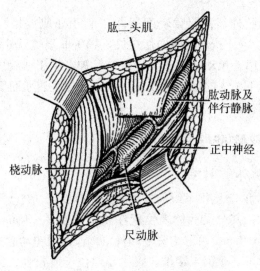

肱二头肌

肱动脉及伴行静脉

正中神经

桡动脉

尺动脉

图 2 - 10　肱动脉及其分支的解剖

六、桡、尺动脉手术解剖

（一）桡、尺动脉解剖学

桡动脉在肘窝深处于桡骨颈平面从肱动脉分出，在前臂走向较直，与桡骨平行下降，经肱桡肌与旋前圆肌之间，至桡侧腕屈肌和肱桡肌之间，在腕部分出掌浅支后，斜行于拇长展肌和拇短伸肌肌腱深面至手背，穿过第1掌骨间隙至手掌，分出拇主要动脉后，其末端与尺动脉掌深支吻合，形成掌深弓。桡动脉在前臂远侧段较表浅，仅覆以皮肤和筋膜。桡动脉有两条同名静脉伴行，近侧段有桡神经的浅支伴行。

尺动脉较粗大，自肱动脉发出后，在前臂深、浅屈肌之间向下内方斜行，至尺侧腕屈肌深面下降，在腕部位于豌豆骨桡侧，经腕掌侧韧带和腕横韧带之间到达手掌，发出掌深支与桡动脉末端吻合成掌深弓。尺动脉末端与桡动脉掌浅支吻合形成掌浅弓。

尺动脉有两条同名静脉伴行，尺神经位于动脉内侧。

（二）桡动脉手术入路

患者仰卧，前臂伸直，掌心朝上。沿旋前圆肌和肱桡肌肌间沟纵向切口，于肘下前臂上部或腕上部打切开深筋膜，将上述二肌分别向内、外侧牵开，打开血管神经束鞘膜，游离动脉并将其与伴行静脉分离。桡动脉下 1/3 段更为表浅，在筋膜下位于桡侧腕屈肌外侧。

（三）足动脉手术入路

患者仰卧，上肢外展，前臂轻度屈曲"利于屈肌放松"，手背屈、外展。于肱骨内上髁下方 3～4 指起做纵向切口长 8～10cm 至豌豆骨外侧缘，打开深筋膜，显露尺侧腕屈肌，尺动脉位于其桡侧，尺神经位于血管内侧，动脉由两支尺静脉伴行。前臂下 1/3 的尺动脉较表浅，在尺侧腕屈肌肌腱和指浅屈肌肌腱之可，可显露血管和神经。

七、腹主动脉和髂动脉解剖

（一）腹主动脉解剖学

腹主动脉起自第 12 胸椎下缘前方膈肌主动脉裂孔，终于第 4 腰椎下缘并分出左、右髂总动脉，其分叉的体表位置在脐下偏左 2～3cm。腹主动脉全长约 13cm，直径 2.5～4.0cm，可分为肾上和肾下两段。腹主动脉及其主要分支变异少见，其分叉有时可高于第 4 腰椎。腹主动脉位于后腹膜，胸导管在主动脉裂孔或稍下方与腹主动脉密切相邻，位于腹主动脉的右侧或后方。腹主动脉周围有腹腔淋巴结和神经丛；前方有小网膜、胃和腹腔干；下方有脾静脉、胰、左肾静脉和十二指肠下部；后方有前纵韧带和左腰静脉；右上方有奇静脉、乳糜池、胸导管和膈肌右脚，后者将腹主动脉与下腔静脉上部和右腹腔神经节隔开。右下方腹主动脉与下腔静脉紧密相邻，左侧有膈肌左脚、腹腔神经节、十二指肠升部和小肠曲。小肠系膜根部上端在胰和十二指肠前方横过中线。在十二指肠水平以下切开壁腹膜，很容易显露腹主动脉。腹主动脉发出成对的壁支及成对和不成对的脏支。

1. 壁支

（1）膈下动脉：由腹主动脉上端或腹腔干发出，左右各一，位于膈下。

（2）腰动脉：通常有 4 对，起自腹主动脉后壁，向外横过第 1～4 腰椎体前面和侧面，经腰大肌和腰方肌深面，于腰方肌外侧向前进入腹肌。

（3）骶正中动脉：起自腹主动脉分叉部背侧，沿第 5 腰椎及骶骨前面下行。

2. 成对脏支

（1）肾上腺中动脉：于胰后方第1腰椎平面起自腹主动脉侧壁，向外行至肾上腺，与肾上腺上、下动脉吻合。

（2）肾动脉：于第2腰椎平面起自腹主动脉，横行向外，经肾静脉后方至肾门入肾。由于腹主动脉位置偏左，右肾动脉较左侧稍长，右肾动脉横过下腔静脉、胰头和十二指肠降部后方，左肾动脉前方为胰体、脾静脉和肠系膜下静脉。

（3）睾丸动脉或卵巢动脉：在肾动脉稍下方起自腹主动脉前壁，沿腰大肌前面斜行向外下方，在第4腰椎平面与输尿管交叉，并经髂血管前方至腹股沟环或卵巢。

3. 不成对脏支

（1）腹腔干：于第12胸椎平面膈主动脉裂孔稍下方起自腹主动脉前壁，长1～2cm，向前上方至胰上缘，发出胃左动脉、肝总动脉和脾动脉三支。腹腔干根部下缘与肠系膜上动脉根部上缘相距0.1～0.6cm（图2-11、图2-12）。

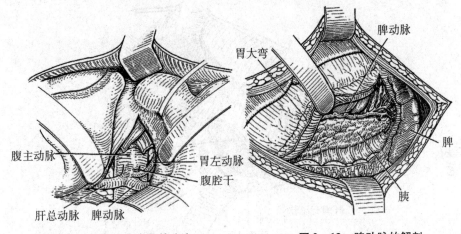

图2-11 腹腔动脉及其分支　　　　图2-12 脾动脉的解剖

（2）肠系膜上动脉：于第1腰椎中部或下缘平面起自腹主动脉前壁，经脾静脉和胰颈后方下行至胰体前方，经胰下缘和十二指肠下部之间进入小肠系膜根部，呈稍突向左侧的弓状，其全程有同名静脉在右侧伴行。肠系膜上动脉根部下缘至肠系膜下动脉根部上缘的距离为7.0～7.5cm（图2-13、图2-14）。

（3）肠系膜下动脉：于第3腰椎平面在十二指肠下部下缘处起自腹主动脉前壁，沿后壁腹膜深面行向左下方，至左髂窝越过左髂总血管前面进入乙状结肠系膜根部，下降至骨盆即为直肠上动脉。肠系膜下动脉根部下缘至腹主动脉分叉距离为3～5cm。

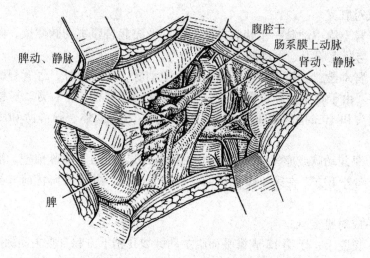

图 2 – 13　肠系膜上动脉根部的解剖

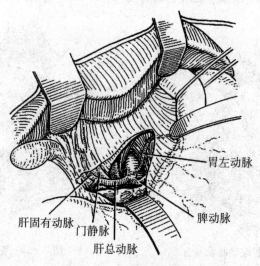

图 2 – 14　肝动脉的解剖

下腔静脉及其属支与腹主动脉关系最密切。下腔静脉起自第 4、5 腰椎平面右侧，由左、右髂总静脉汇合而成，沿主动脉右侧上行，经肝的髂静脉窝，穿过膈肌腔静脉孔达胸腔注入右心房。除去门静脉血液回流，下腔静脉还接受来自下肢、腹腔和盆腔的血液回流，是人体最大的静脉。其后方有右腰动脉和右肾动脉，前方有小肠系膜、十二指肠降部、胰、肠系膜上动脉和门静脉，外侧有右输尿管、右肾和右肾上腺。下腔静脉畸形罕见，主要有双下腔静脉、左位下腔静脉、双下腔静脉伴左肾静脉位于腹主动脉后方、下腔静脉正常但髂静脉位于腹主动脉前方、双左肾静脉环绕腹主动脉等（图2－15～图2－17）。

从腹股沟韧带至膈肌的腹膜后有丰富的淋巴组织，主动脉腰淋巴结数量最多，位于主动脉和下腔静脉沟的浅面和深面，接受肠及其系膜的淋巴回流。

腹膜后腰交感神经位于腰椎体前外侧和腰大肌内侧，左侧与腹主动脉外侧毗邻，右侧被下腔静脉覆盖。

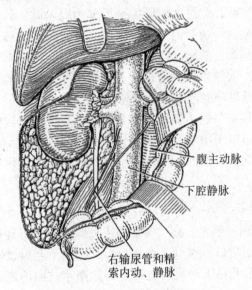

图 2－15　下腔静脉的解剖

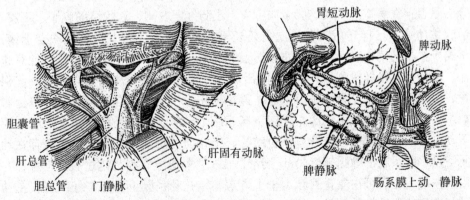

图 2－16　门静脉（肝十二指肠韧带内）的解剖　　　　图 2－17　脾静脉的解剖

（二）髂血管解剖学

左、右髂总动脉在第4腰椎平面由腹主动脉发出，沿腰大肌内侧向外下方斜行，至骶髂关节前方分为髂外和髂内动脉。右髂总动脉常较左侧长，斜行经过第 5 腰椎体前面，其前方有腹膜、小肠和右输尿管；后方有左髂总静脉和下腔静脉连接部；外上方为下腔静脉和右髂总静脉，外下方为腰大肌；内上方为左髂静脉。左髂总动脉前方是乙状结肠及其系膜、直肠上动脉和左输尿管；左髂总静脉位于其内侧和后方；外侧是腰大肌。

髂外动脉在骶髂关节前方自髂总动脉发出，沿腰大肌内侧缘斜行向外下方，于腹股沟韧带中点深面，穿过血管腔隙至股部为股动脉。其前内倒是腹膜和腹膜下脂肪组织；右侧髂外动脉前为回肠末端，左侧髂外动脉前为乙状结肠。髂筋膜薄层包裹两侧髂动、静脉。髂血管前方和内侧有许多淋巴管和淋巴结。除一些小分支外，髂外动脉在腹股沟韧带上方发出两支较大的动脉，即腹壁下动脉和旋髂深动脉。髂外静脉起初位于髂外动脉内侧，继而转向其后方。

髂内动脉在骶髂关节处由髂总动脉发出，长约 4cm，较髂外动脉细。它沿骨盆壁在腹膜后脂肪组织中下行，至坐骨大孔上缘分为前干和后干。髂内动脉供应盆腔壁、盆腔脏器、臀部、生殖器官和大腿内侧血液供应。髂内静脉位于同名动脉的后上方。

（三）腹主动脉手术入路

1. 经腹腔腹主动脉手术入路　肾下腹主动脉手术最好经腹腔入路，取腹部正中切口或左旁正中切口。腹部正中切口，从剑突下至耻骨联合上缘，绕开脐部。左旁正中切口取肋弓下至耻骨连线，将肌肉牵拉向两侧以保护腹直肌的神经；还可从剑突外下方的正中线旁 2～4cm 垂直向下至耻骨做纵向切口。

手术进腹显露腹主动脉前需先探查腹腔脏器，解剖腹主动脉时要检查主要分支是否存在病变。将横结肠牵向上方，小肠推向右侧，乙状结肠置于左下腹，沿腹主动脉纵行打开后腹膜，向上延长至 Treitz 韧带，向下至耻骨联合上缘，游离十二指肠第 4 段，打开腹主动脉前鞘，解剖左肾静脉，手术操作时注意止血。明确睾丸静脉或卵巢静脉的起始部位及行径后，左肾静脉用硅胶带圈起保护，左肾动脉位于左肾静脉后上方。避免损伤腹主动脉前自主神经丛，以免影响术后性功能。于腹主动脉左侧解剖肠系膜下动脉，腹主动脉瘤患者的肠系膜下动脉必须在近腹主动脉开口部位结扎，结扎前注意其远端和近端是否存在动脉搏动。肠系膜下静脉邻近 Treiz 韧带，在左肾静脉下方斜行越过腹主动脉，并沿其左侧下行，可在左肾静脉水平上方游离结扎肠系膜下静脉。仔细将腹主动脉与右侧的下腔静脉分开，避免损伤腹主动脉后的腰静脉，解剖肾下腹主动脉。如要解剖髂内和髂外动脉分叉部位时，应注意此区域的输尿管和位于结缔组织内的腹下神经丛。术中应注意可能遇到的解剖变异，如左位下腔静脉或腹主动脉后下腔静脉、马蹄肾和低位肾动脉等。在近端将左肾静脉牵开可显露肠系膜上动脉和肾上脏器，向远端延长切口可显露髂动脉和股动脉。

肾上腹主动脉段的显露较困难,可取胸腹联合切口。进腹后切开小网膜,将胃拉向下方,解剖腹主动脉前面的结缔组织,切开膈肌主动脉裂孔的右侧和左侧部分以显露腹主动脉,然后沿腹主动脉向下解剖以显露腹主动脉各主要分支。解剖脾动脉和肠系膜上动脉时,可将其前方的胃左静脉切断、结扎。

2. 腹膜后肾下腹主动脉手术入路 右侧斜卧位,左胸抬高45°~60°,左上肢向前上方悬吊,髋关节伸直。左肋下切口,于脐孔至耻骨联合中点腹直肌鞘边缘,至第12肋尖。切断腹内、外斜肌和左腹直肌,分离腹横肌纤维,注意不要损伤其背侧血管神经束的第11、12支,以免腹壁肌肉失去神经营养导致术后肌肉萎缩。断开第12肋骨,钝性分离腹膜,向上至肋软骨,向下至髂前上棘,显露腰支后找到左肾动脉,腰支部位相当恒定,可作为左肾动脉开口的标志。游离和结扎左肾静脉腰支后,肾下腹主动脉即完全显露。必要时可将腹膜推向右侧,沿左结肠前和左肾、输尿管后之间的平面,将左结肠游离并推向右侧,将左肾和输尿管向前内侧牵拉,显露左肾静脉。可在左肾动脉至主动脉分叉平面解剖腹主动脉,也可沿腹膜游离肾脏 Gerota 囊,在其后方找到左肾动脉,经肾后平面入路解剖腹主动脉。解剖腹主动脉分叉部和下腔静脉时,要避免损伤静脉。腹主动脉瘤累及右髂动脉是腹膜后入路的相对禁忌证。

3. 腹膜后肾上腹主动脉手术入路 近肾和肾上腹主动脉手术常取腹膜后入路,与经腹腔的手术不同,左肾静脉和胰头不影响手术显露。较大的近肾腹主动脉瘤伴髂动脉广泛累及时,或者当右肾动脉需手术重建时,需联合经腹腔和腹膜后入路,经腹腔手术有利于右髂动脉和右肾动脉的解剖,而腹膜后入路有利于解剖肾上腹主动脉。

患者体位同经腹腔腹主动脉手术,切口相同,至第9或10肋间隙,长15~20cm,可完全显露肠系膜上腹主动脉。如需显露肾下腹主动脉时,则左胸抬高75°。切口至第8肋间隙和胸腹联合切口可显露腹主动脉腹腔干段。经第10肋间进入腹膜后间隙,钝性分离牵开后腹膜,将腹膜推向前内侧,显露膈肌,放射状切开部分膈肌,以利于动脉近端解剖。解剖膈肌脚,缝扎肠系膜上动脉开口周围疏松结缔组织,以免术后淋巴漏。游离膈肌脚后锐性分离,在左肾动脉近端1~2cm解剖肠系膜上动脉。如需阻断腹腔干上方腹主动脉,可解剖其近侧段2~4cm。肾上、肠系膜上或腹腔干上腹主动脉闭塞时仅需在其前、后方游离一小段可放置阻断钳即可,不需行腹主动脉环行解剖,

4. 左肾血管手术入路 患者体位同腹膜后腹主动脉手术,脐上横切口,延长至第12肋骨尖,将腹膜推向右侧,确认输尿管和髂腰肌,在腹膜后于左结肠和肾脏之间解剖睾丸静脉(或卵巢静脉)和左肾静脉。游离左肾静脉,在肾动脉和肠系膜下动脉平面之间控制肾下腹主动脉。不游离肾脏或将肾脏从 Gerota

囊移出，以保护侧支血供。将左肾静脉向上牵拉，显露其下方的左肾动脉，分离结扎睾丸静脉（或卵巢静脉），以利于手术显露。解剖过程中注意保护左肾静脉上方的左肾上腺静脉（图2－18）。

5. 右肾血管手术入路　中线至右脐上横切口，将十二指肠和右结肠推向中部，显露右肾静脉和下腔静脉，避免损伤下腔静脉前的右睾丸静脉（或卵巢静脉）。游离右肾静脉和下腔静脉右侧，右肾动脉位于右肾静脉后上方，游离解剖后硅胶带环绕套起。解剖下腔静脉，使之与肾下腹主动脉分开，注意不损伤输尿管和右肾动脉起始部上方的右膈下动脉（图2－19）。

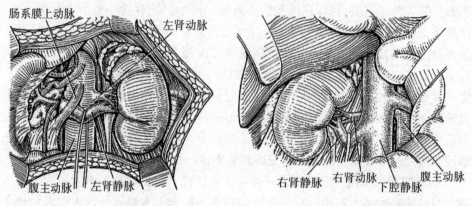

图2－18　左肾血管的解剖　　　　　图2－19　右肾血管的解剖

（四）髂动脉手术入路

1. 经腹腔髂动脉手术入路

（1）右髂动脉手术入路：腹部正中切口，在右髂窝将盲肠和末端回肠推向上方，沿髂动脉行径打开后腹膜。髂外动脉有腹壁下和旋髂深两条分支动脉。游离髂动脉向近端可至髂总动脉分叉部位，注意不损伤输尿管。

（2）左髂动脉手术入路：腹部正中切口，向内上方牵开降结肠和乙状结肠，显露髂窝。手术方法同右髂动脉解剖。

2. 腹膜后髂动脉手术入路　患者仰卧，臀部垫沙袋抬高10°～15°，切口从腹股沟韧带内1/3处上方1cm左右，至髂前上棘和耻骨联合连线，向近端呈轻度弧形。平行于腹股沟韧带切开腹外斜肌、腹内斜肌和腹横肌腱膜，向上、向内牵开，再打开腹横筋膜，推开脂肪组织，进入腹膜后间隙。打开血管鞘膜显露髂外动脉，其前面有2支伴行静脉的属支（图2－20）。

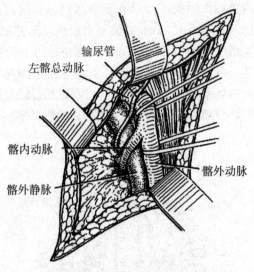

输尿管
左髂总动脉
髂内动脉
髂外静脉
髂外动脉

图 2 - 20　髂外动、静脉的解剖

八、股动脉手术解剖

（一）股动脉解剖学

股动脉在腹股沟韧带中点深面续于髂外动脉，经股三角进入收肌管，在股前部转至股内侧，然后出收肌管裂孔至腘窝，续为腘动脉。股动脉在股三角位置较浅，内侧伴有股静脉，外侧为股神经及其分支隐神经。在收肌管内，股静脉最初居动脉外侧，到股三角位于动脉后方，到达股三角上部时转向动脉内侧。股动脉远端位置较深。股动脉共有 5 条分支，分别是腹壁浅、旋髂浅、阴部外、股深和膝最上动脉，其中股深动脉是股动脉的最大分支，在腹股沟韧带下方 2～5cm 处自股动脉后壁或后外侧壁发出，其起始部发出的旋股内侧、旋股外侧和穿动脉第 1 穿支参与髋关节周围和膝关节动脉网（图 2 - 21）。临床上以股深动脉起始部为界，将股动脉分为股总动脉和股浅动脉两段。

收肌管位于大腿中部，是股内肌和大收肌间的间隙，收肌管内包括股血管和隐神经。股动脉在其终末端发出膝最上动脉，隐神经走行于股动脉前方，与膝最上动脉一同穿收肌管前壁后下行，其神经分支分布于膝关节、小腿内侧和内踝部。

（二）股动脉手术入路

1. 股三角处股动脉手术入路　患者取仰卧位，大腿外展、轻度外旋。从腹股沟股动脉搏动点至股骨内上髁连线做斜行切口，沿缝匠肌内侧缘牵开皮肤，避免损伤腹股沟区淋巴管和淋巴结，必要时结扎以免淋巴漏。于缝匠肌内侧打开深筋膜，股血管位于股内侧肌和长收肌之间。沿血管轴打开动脉鞘，解剖近端股总动脉时，要避免损伤腹壁下动脉和旋髂深动脉。解剖出股动脉后用硅胶带圈起，在股深动脉开口下方 1～2cm 处解剖出股浅动脉并用硅胶带圈起，轻轻牵拉这两支动脉，显露股深动脉开口，其开口部位前方有纤维束和股深静脉属支，后者需予以结扎，股深动脉及其主要分支用硅胶带圈起。解剖过程中深筋膜和淋巴脂肪组织向内侧牵开，并注意保护其他从股总或股浅动脉发出的分支。如取大隐静脉作为旁路移植材料，则切口应偏向内侧（图 2－22）。

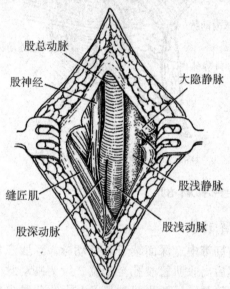

图 2－21　股动、静脉与股神经的解剖

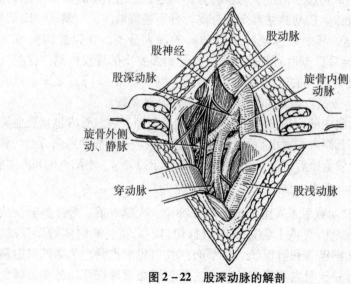

图 2－22　股深动脉的解剖

2. 收肌管部位股浅动脉手术入路　患者仰卧，大腿外旋外展，膝关节屈曲。切口从股三角顶部至收肌结节，打开浅筋膜，将大隐静脉牵向内侧。游离缝匠肌并向后牵开，打开大收肌腱板进入收肌管，显露股血管时可见隐神经位于血管前方，保护隐神经并将其牵向内侧。这一部位股浅动脉常被小静脉网包绕，不利于手术解剖，注意保护股浅动脉发出的肌支及其下方的最高膝上动脉分支。如打开远端的收肌管裂孔，可更好地显露股浅动脉和腘动脉移行部。

如需显露整个股动脉，切口必须从腹股沟区至收肌结节。

九、腘动脉手术解剖

（一）腘动脉解剖学

腘动脉位于膝关节后方，在收肌管裂孔处续于股动脉。腘动脉在腘窝近端沿半腱肌深面向外斜行，至腘窝中部即垂直下行，在腘肌下缘分为胫前和胫腓干动脉。腘动脉全程位置较深，与膝关节后方的韧带邻近。腘动脉在三个水平面发出3对分支动脉参与膝关节动脉网的组成：膝上外侧和膝上内侧动脉起自股骨内、外侧髁水平；膝下外侧和膝下内侧动脉各分支在膝关节前方互相吻合，参加膝关节网；膝中动脉穿过腘斜韧带至膝关节囊。

腘静脉由胫前静脉和胫腓干静脉汇合而成，位于腘动脉浅面和胫神经的深面。小隐静脉在腘窝下部穿入深筋膜，分为2支，分别汇入腘静脉和大隐静脉。腘动脉全程或部分有2支腘静脉伴行，其被结缔组织紧密包绕，容易同时受损或形成动静脉瘘。

腘窝上角可见坐骨神经，它分出胫神经和腓总神经。胫神经沿腘血管走行，先位于动脉外侧，继经其后方至其内侧，中间隔以腘静脉。腓总神经沿股二头肌内侧下行。

（二）腘动脉手术入路

腘动脉手术有内侧入路、后侧入路和联合内、后侧入路三种。

1. 内侧入路解剖近端腘动脉　患者取仰卧位，大腿轻度外旋外展，膝关节下垫枕，屈曲30°。切口位于大腿下1/3沿缝匠肌前缘，注意不要损伤大隐静脉。打开深筋膜，将缝匠肌和股内侧肌牵开，可见到大收肌腱板覆盖收肌管处的股浅动脉和腘动脉移行部，此部位有膝最上动脉发出，应注意保护。打开腱板分离股骨大收肌附着点以显露腘血管，纵行打开血管鞘，可见2条伴行静脉位于动脉的外侧和后侧，它们通常形成许多相互沟通的属支，需解剖并予以结扎。腘静脉壁较薄，与动脉紧密结合并黏附于周围组织，解剖较困难。解剖腘动脉时要注意保护隐神经。

内侧入路的优点是患者取仰卧位有利于手术显露，便于大隐静脉取材，手术创伤相对较小。

2. 内侧入路解剖全长腘动脉　患者体位同上。大腿下 1/3 沿缝匠肌前缘弧形切口经膝关节至胫骨内后缘，在缝匠肌前缘打开深筋膜，于大收肌肌腱下方进入腘窝，横断缝匠肌、半膜肌、股薄肌和半腱肌胫骨附着点，在近股骨内侧髁部位分离腓肠肌内侧头，显露腘动脉全长。腘血管神经束的排列由内至外为腘动脉、腘静脉、胫神经和腓总神经，由前到后为腘动脉、腘静脉和神经。打开血管鞘后，可见动脉周围有静脉丛包绕，解剖并结扎。腘动脉远端不能完全解剖时，需打开比目鱼肌以便于解剖动脉分叉部位。手术完成后，需缝合修复肌肉和肌腱组织，尤其是腓肠肌内侧头的重建。

3. 内侧入路解剖远端腘动脉　患者体位同前。切口起自股骨内侧髁后缘下 1cm 至胫骨内侧髁后方 1cm 处，长 8～10cm，注意不要损伤大隐静脉。在半腱肌和股薄肌肌腱下方打开深筋膜，将腓肠肌内侧头推向内后方，显露比目鱼肌和血管神经束，打开血管鞘，解剖并结扎包绕腘动脉的静脉属支，切开覆盖腘动脉分叉部位的比目鱼肌腱弓，解剖腘动脉远端。解剖过程中注意保护血管后方的胫神经，避免牵拉损伤。远端腘动脉解剖的优点是这一部位通常没有从腘动脉、胫前动脉和胫腓干发出的重要侧支。

4. 后侧手术入路解剖腘动脉　这是经典的解剖入路，由于血管神经束位置较表浅，所以通常不需要切开肌肉。如手术仅限于腘动脉，常取此入路。

患者取俯卧位，膝关节过伸，根据是否显露近端腘动脉或腘动脉全长来选择手术切口。需显露腘动脉近端时，可于腘横纹上做纵向切口；需显露腘动脉远端时，切口起自腘横纹中点垂直向下在腓肠肌内外侧头之间；腘动脉全长显露则需做横 "S"形切口。钝性分离翻开皮瓣，在中线部位纵行打开深筋膜，可见小隐静脉和股后侧皮神经穿深筋膜，注意不要损伤外侧的腓总神经。纵行打开血管鞘，腘静脉位于最内侧、最深部位（图 2－23）。

远端腘动脉常被腘静脉的属支静脉包裹，解剖时需牵开腓肠肌内、外侧头。打开比目鱼肌可清晰显露腘血管分叉、胫前、胫腓干、胫后和腓血管（图 2－24～图 2－27）。

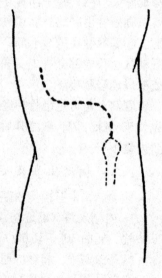

图 2－23　腘动脉手术的切口

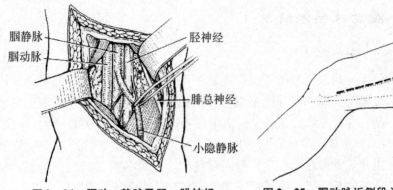

图 2 - 24　腘动、静脉及胫、腓神经　　　　图 2 - 25　腘动脉近侧段入路切口

胫神经

腘静脉
腘动脉

腓总神经

小隐静脉

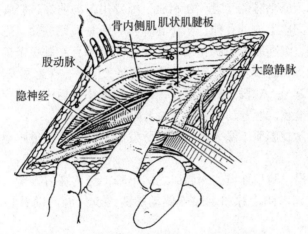

骨内侧肌　肌状肌腱板

股动脉

隐神经

大隐静脉

图 2 - 26　切开股腘管，显露股 - 腘动脉延续段

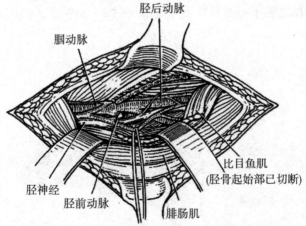

胫后动脉

腘动脉

比目鱼肌
(胫骨起始部已切断)

胫神经　胫前动脉　腓肠肌

图 2 - 27　腘动脉及其分支（胫前、后动脉及腓动脉）

十、小腿动脉手术解剖

（一）小腿动脉解剖学

小腿动脉位于小腿胫骨粗隆平面至内踝平面之间，包括胫前、胫腓干、胫后和腓动脉，位于深筋膜和肌间隔组成的不同肌室中。小腿有四个肌室，分别为前室、外侧室、后浅室和后深室。前室包括胫骨前肌、趾长伸肌、踇长伸肌、胫前血管和胫前神经（腓深神经）；外侧室最小，包括腓总神经终末支、腓浅神经、腓骨长肌和腓骨短肌；后浅室包括腓肠肌、比目鱼肌和跖肌；后深室肌肉起自胫腓骨之间的骨间膜，包括踇长屈肌、胫骨后肌和趾长屈肌。

胫前动脉为腘动脉的终支，在腘肌下缘发出，向前穿过胫骨后肌二起始头之间和小腿骨间膜上方的孔隙，至小腿伸侧，沿骨间膜前面，先在胫骨前肌和趾长伸肌之间，继在胫骨前肌和踇长伸肌之间下降，在踝关节前方延续为足背动脉。胫前动脉在近端发出胫前返动脉参与膝关节网，在远端发出内、外踝支。它分为两段：其上 1/3 段又称弓形段，位于腓骨小头后内侧，穿过骨间膜；其下段经胫前室全程。胫前动脉有两条同名静脉伴行。

胫腓干动脉在腘肌下缘平面由腘动脉发出，其向下发出腓动脉后延续为胫后动脉。

胫后动脉沿小腿后面浅、深屈肌之间下降，经内踝后方转入足底，至踇展肌深面分为足底内侧动脉和足底外侧动脉两终支。胫后动脉有两条同名静脉伴行。

腓动脉自胫腓干发出后，经胫骨后肌浅面斜向外下，再沿腓骨内侧于胫骨后肌和踇长屈肌之间下行至外踝上方浅出（图 2 - 28 ~ 图 2 - 30）。

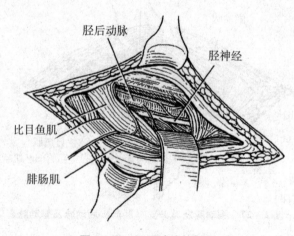

图 2 - 28　胫后动脉的解剖

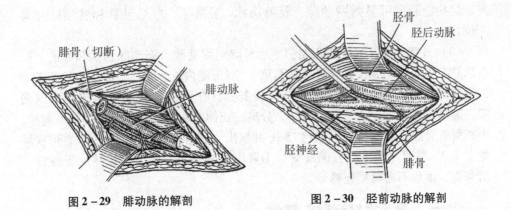

图 2 – 29　腓动脉的解剖　　　　　图 2 – 30　胫前动脉的解剖

（二）小腿动脉手术入路

1. 胫后动脉手术入路　解剖近段胫后动脉时，膝关节轻度屈曲，大腿外旋、外展。做胫骨后内侧小腿中段 10cm 长切口，大隐静脉位于切口后方，打开深筋膜，向后侧牵开腓肠肌，腘血管远端和比目鱼肌之间用手指钝性分离，断开比目鱼肌胫骨附着处，行深部血管分离，显露胫后血管，游离动脉、包绕的静脉丛和伴行静脉，注意在解剖动脉时不要损伤胫后神经。术后将比目鱼肌缝合固定在胫骨骨膜上。后侧入路见远端腘动脉手术入路。

于内踝上方、胫骨后缘和小腿下 1/3 可解剖胫后动脉远侧段。打开浅筋膜后显露跟腱，解剖并将其拉向后方，打开深筋膜，显露胫后血管，趾长屈肌和踇长屈肌位于其深面。游离结扎两支胫后静脉间的交通支后，解剖胫后动脉。胫后神经在小腿下 1/3 位于血管后方，术中应避免损伤。

2. 胫前动脉手术入路　胫前动脉近段手术时，患者取仰卧位，膝关节轻度屈曲，足轻度内旋，腓骨小头内侧起纵向切口至小腿中段胫骨前肌肌腱外侧，长 8～10cm，于胫骨前肌外缘纵行打开小腿筋膜，胫骨前肌和趾长伸肌之间用手指做钝性分离，直至骨间膜前的血管神经束，轻轻拉开肌肉，显露血管神经束。胫前静脉在动脉两侧伴行，腓浅神经位于其前外方。

胫前动脉下段手术入路切口同上，需向下延伸 6～8cm，打开小腿筋膜，将胫骨前肌肌腱向内侧牵拉，踇长伸肌向外侧牵拉，血管神经束位于深面。胫前动脉有两条伴行静脉，胫前神经位于其内侧。在小腿下方，胫前动脉的位置较表浅。向远端切开踝部伸肌支持带可达足背动脉。

3. 腘动脉远端及其分叉部位手术入路　经内侧径路可显露腘动脉远端和胫后、腓动脉。有时腓动脉手术显露较困难，需做外侧手术径路。

（1）内侧手术入路：切口同腘动脉远端手术入路，向远端延长，显露比目鱼肌，切断比目鱼肌胫骨附着点，向外侧牵拉，将伴行静脉和胫神经分离，游离、结扎静脉即可显露腘动脉、胫前动脉、胫腓干、胫后动脉和腓动脉分叉部位。

（2）外侧或经腓骨手术入路：手术易解剖腓动脉、腘动脉远端和胫前、胫后动脉。患者取仰卧位，膝关节屈曲90°，尽可能内旋。切口自股二头肌肌腱下方沿腓骨至膝下，长12~15cm，打开浅筋膜，在股二头肌肌腱内侧打开深筋膜，显露绕过腓骨小头的腓总神经，分离趾长伸肌和腓长伸肌，达腓骨外侧缘，剥离腓骨骨膜，离断腓骨近端约15cm并取出。显露腘动脉远端及分叉，可在腓骨上1/3、腓骨小头下方打断腓骨，不取出腓骨小头，腓动、静脉位于胫骨后肌深面，术后不需要重建腓骨。

十一、足背动脉手术解剖

（一）足背动脉的解剖学

足背动脉是胫前动脉的延续，在踝关节前方经姆长伸肌腱和趾长伸肌腱之间，越过距骨、舟骨和中间楔骨背面前行，至第1跖骨间隙近侧分为第1跖背动脉和足底深动脉。足背动脉由皮肤、筋膜和十字韧带覆盖，两条同名静脉伴行。

足背动脉内侧分支常与胫后动脉的足底分支沟通，外侧分支较粗。跗内侧动脉从足内侧发出，参与内踝动脉网的组成；跗外侧动脉弓形向外，供应趾短伸肌和跗关节。弓形动脉在第1、2跗趾关节附近自足背动脉发出，弓形弯曲经趾长、趾短伸肌深面外行，其末端与跗外侧动脉分支吻合。弓的凸侧发出第2~4跖背动脉，第1跖背动脉是足背动脉的终末支，经第1骨间隙上方到第1、2跖骨小头附近分两支，一支经姆长伸肌肌腱深面至姆趾背面内侧，另一支分两条趾背动脉至姆趾和第2趾的相对缘。足底深动脉穿过第1骨间背侧肌两头之间，在足底与足底外侧动脉终末段连接构成足底弓。

（二）足背动脉手术入路

足背动脉手术入路近踝部切口，沿足背动脉行径切开皮肤、皮下组织、筋膜和十字韧带，足背动脉与两条伴行静脉和胫前神经终末支伴行。在解剖足背动脉时应避免损伤其侧支，它们不仅为足背供血，而且在胫后动脉病变时是足底动脉的主要供血动脉。动脉重建术时，充分判断足部动脉，包括足背动脉和足底动脉的通畅度是很重要的。

十二、足底动脉的手术解剖

（一）足底动脉解剖学

胫后动脉在姆展肌深面分出足底内侧和足底外侧动脉，足底内侧动脉较外侧动脉细，经踇展肌和趾短屈肌之间前行，在第 1 跖骨底走经第 1 趾内侧缘，与第 1 跖背动脉吻合。足底外侧动脉较粗，经踇展肌深面，沿趾短屈肌和跖方肌之间至第 5 跖骨底附近绕向内侧，它连接足背动脉的足底深支，形成足底弓。

（二）胫后动脉远端和足底动脉起始部手术入路

切断足底腱膜，在足根和足底连接间显露血管和神经。胫后动脉完全闭塞时，可通过足背动脉重建行间接足底皮瓣重建。

第三章　动脉硬化闭塞症

第一节　概论

　　动脉硬化闭塞症是一种常见病、多发病。自从1891年Von Mantenfel首次发现动脉硬化性闭塞可导致患肢坏死后，引起医学界更多的关注。现代血管外科学从20世纪50年代早期诞生以来，不断取得新的内容和知识。目前，数字化血管造影技术、CTA和MRI血管影像技术的应用，为临床提供了先进的诊疗手段，以其准确性、敏感性、可重复性和操作简便，以及经济、实用等优点，而在临床广泛采用。许多新的诊治手段不断问世，大大提高了本症的处理水平。

　　动脉硬化闭塞症是一种退行性疾病，多发生于大中动脉。它的病理变化主要是细胞、纤维基质、脂质和组织碎片的异常沉积，导致动脉内膜或中层发生增生。近年来，我们已认识到，这是一种渐进性的发展过程，有时其病情可突然发生变化，出现明显的临床表现。本症好发于某些大、中型动脉，如腹主动脉下段、髂动脉、股动脉、腘动脉和锁骨下动脉第一段、颈动脉分叉等处，上肢动脉很少累及。病变的动脉主要表现为管壁增厚、变硬、伴有粥样斑块和钙化，以后可继发血栓形成，以致发生动脉管腔狭窄或闭塞，使肢体发生缺血症状。患肢有发冷、麻木、疼痛、间歇性跛行，以及趾或足发生溃疡或坏死等临床表现。有时狭窄或闭塞性病变可呈节段性和多平面性，好发于动脉分叉起始部和管腔后壁部，动脉主干弯曲部也较常累及，病变远侧往往有通畅的流出道存在。

　　随着社会的发展，人民生活水平的不断提高，人的寿命延长，人口老龄化的进程，以及血管外科诊疗水平的不断发展，动脉硬化闭塞症的发生率在我国有增加趋势。

一、病因和发病机制

　　动脉硬化闭塞症的确切病因尚不十分明了，但是随着研究的不断深入，逐步注入新的科学内容。目前已知的发病危险因素，包括吸烟、高脂蛋白血症、高密度脂蛋白低下、运动量减少、情绪紧张、基因病变，以及年龄和性别等因素；另外，局部血流动力和动脉壁的结构与性能，也可能是致病重要因素之一。因此，动脉粥样硬化可能是多种因素共同作用的复杂病变过程，主要几种学说如下：

1. 内膜损伤　在一般的情况下，内皮细胞表面受到不同程度的损伤而破裂，局部内膜裸露后一般可很快被修复。但在损伤较广泛的情况下，愈合过程可以伴随平滑肌细胞增殖、迁移和内膜增厚等一系列的反应。内膜损伤或内皮下间隙炎症性脂质滞留，是动脉粥样硬化性发病机制的最初阶段。按照内膜损伤的起源假说，机械力（管壁的剪切力升高）、高血压、代谢性中间产物、免疫反应和血管活性物质，均可引起内膜的损伤和剥脱。内膜剥脱后内膜下组织显露于血液循环中，刺激血小板聚集、释放血小板获得性生长因子，使平滑肌细胞由收缩型向增殖型转变，细胞外基质积聚，甚至脂质沉积、纤维帽和斑块形成。

2. 脂质浸润　脂质条纹是局部扁平黄色的斑块或者线性条纹，能够在动脉管腔的表面看到。据文献报道，脂质条纹可能是在内膜积聚的吞噬脂质的泡沫细胞。这说明动脉粥样硬化与高脂血症有着非常密切的关系。虽然动脉壁具有一定的脂质合成能力，但是动脉硬化病变中的脂质，主要是由血浆脂蛋白浸润而来的。血浆脂质是脂肪和类脂质的总称，脂质以蛋白质的形式存在于血浆中，即脂蛋白，是脂质和蛋白质的复合体。凡脂蛋白中脂肪含量越多，其密度越低。根据密度的不同，又分为高密度脂蛋白、低密度脂蛋白、极低密度脂蛋白和乳糜微粒为主的四种。在浸润动脉壁的各种脂蛋白中，与动脉粥样硬化病变有关的主要是低密度脂蛋白，它与高密度脂蛋白之间的平衡影响胆固醇的代谢。近年来，他汀类药物的应用和降低胆固醇水平能减少心血管事件的发生，再次证实脂质在动脉粥样硬化发病机制中的重要作用。

3. 平滑肌细胞增生　动脉管壁的中膜主要由平滑肌细胞、弹性和胶原纤维组成。平滑肌细胞层是由一组类似的定向细胞组成，与密切相连交织成网的Ⅲ型胶原纤维紧密排列。无论是内膜损伤还是脂质代谢紊乱，都可促进动脉平滑肌细胞由收缩型向增殖型转变。中膜代谢状况改变和平滑肌细胞增殖在动脉硬化病变的病理变化过程中起着重要的作用。动脉粥样硬化时，内膜中增殖的平滑肌细胞可能是从动脉壁中层通过细胞移行和增殖而来的。

4. 近期的研究热点　包括下列 8 个方面。

(1) 趋化因子及其受体：目前认为 AS（Arteriosclerosis）是脂代谢和免疫调节紊乱引起的动脉壁慢性炎症反应，表现为内皮细胞功能障碍、脂蛋白沉积和炎性细胞（白细胞：单核细胞、T 细胞、中性粒细胞等）浸润，其中炎性细胞浸润是 AS 的核心环节，而趋化因子及其受体调控炎性细胞浸润过程，是 AS 实验研究的热点之一。

目前已知的趋化因子有 50 多种，分 CC、CXC、XC 和 CX3C 四类；19 种趋化因子受体，分 CCR、CXCR、XCR 和 CX3CR 四类。趋化因子特异性调节白细胞的浸润过程，如活化的内皮细胞分泌 CXCL1，停留在内皮细胞表面，捕获单核细胞黏附于血管壁；分泌 CCL2，促使黏附的单核细胞向内膜下迁移。趋化因子受体也分工协作，如激活的 CCR1，可以捕获并牢固黏附 CD45RO（＋）记忆性 T 细胞，而激活的 CCR5 诱导其向内膜下迁移。值得注意的是，CCL5 是 CCR1 和 CCR5 的配体，提示单一趋化因子有可能诱导白细胞整个迁移过程，因此，拮抗单一趋化因子可能影响抑制 AS 过程。

血管内膜和活化的血小板是趋化因子的主要来源。炎症时，血液及组织液中的可溶性趋化因子形成浓度梯度，趋化白细胞定向游走；血管壁内的趋化因子诱导白细胞迁移，阻断此过程，能有效抑制斑块形成及内膜增生。如将 CX3CL1 的氨基端修饰后，设计出 CX3XL1 的拮抗剂，目前处于治疗 AS 的动物实验阶段；CCL2 的拮抗剂 PA508 能明显减少小鼠新生内膜的形成；Millenium 公司研发的 CCR2 拮抗剂 MLN1202 已进入临床试验二期，能降低 AS 患者血液中 C 反应蛋白水平，抑制炎症反应，可能成为类似他汀类降脂药的药物；还有大量针对趋化因子及受体拮抗剂的研究，正处于实验研究阶段。这对药物治疗 AS 提供过程漫长的先驱性探索研究。

（2）MicroRNA：微小 RNA（MicroRNA，miR）是一种长 19～23 个核苷酸的 RNA 分子，抑制 mRNA 翻译，调控基因表达。与组织中 miR 不同，血液中 miR 具有稳定性，是一些特殊疾病诊断和病程判断的重要生物标记物。

miR 调节平滑肌细胞（SMC）的功能，在 AS 及内膜增生中发挥重要作用。研究发现，血管损伤后，miR－21 诱导 SMC 表型转化，并抑制其凋亡，促进内膜增生，是血管再狭窄的重要机制；同时 miR－21 在 AS 及脑梗死的发病过程中也起重要作用。具有类似作用的还有 miR－221 和 miR－222，以及 SMC 自身特异性分泌的 miR－145、miR－143 和 miR－1 等。

miR 调节内皮细胞（EC）的功能，在 AS 中发挥作用。如 miR－126 抑制 EC 表达细胞黏附分子－1，降低单核细胞和 T 细胞的黏附及迁移，抑制 AS 进展。miR 除调节 SMC 和 EC 之外，还作用于斑块中的单核－巨噬细胞、T 细胞、树突状细胞、中性粒细胞，发挥广泛的作用。目前，miR 是 AS 研究的新领域，可能成为 AS 预防和治疗的新靶点；动物实验应用 miR 拮抗剂治疗 AS，取得了一定成效，但仍需要深入探索。

（3）巨噬细胞移动抑制因子（macrophage migration inhibitory factor，MIF）：

MIF 是一类结构独特的细胞因子，在炎症、肿瘤和心血管疾病中起重要作用。与其字面意思不同，MIF 趋化炎性细胞，促进炎症反应。在 AS 中，MIF 通过与趋化因子受体 CXCR2 和 CXCR4 结合，抑制白细胞离开炎症部位，诱导其迁移，影响 AS 斑块形成及稳定性。ox - LDL 刺激内皮细胞分泌 MIF，趋化白细胞，促进斑块形成；此外，MIF 还具有趋化内皮祖细胞的作用，促进局部损伤修复和血管生成。利用 LDL 基因缺陷型小鼠（AS 模型小鼠），敲除其 MIF 基因，明显抑制 AS 斑块形成及内膜厚度；给 LDL 基因缺陷型小鼠注射 MIF 抗体（拮抗MIF 的作用），明显抑制内膜增生，表现为浸润的炎性细胞数减少。这些研究提示 MIF 在 AS 中具有重要作用。

（4）单核细胞及巨噬细胞：单核 - 巨噬细胞和平滑肌细胞（SMC）是 AS斑块中两大细胞组分。小鼠单核细胞分 $Ly6c^{high}$（前炎症型）单核细胞，向斑块迁移，进而分化成 M_1 型巨噬细胞和泡沫细胞；另一类 $Ly6C^{low}$（游走型）单核细胞，向斑块迁移较慢，分化成 M_2 型巨噬细胞或者树突状细胞。M_2 型巨噬胞主要出现在早期斑块中，含有少量的脂质，分泌 IL - 10，抑制斑块形成，起保护作用；但是，在 ox - LDL 刺激下，M_2 型巨噬细胞容易凋亡：在 C 反应蛋白的刺激下，M_2 型巨噬细胞向 M_1 型转化，促进斑块形成。M_1 型巨噬细胞内聚集大量的脂质，分化成泡沫细胞，主要出现在斑块晚期，分泌的 TNF - α、IL - 6和基质金属蛋白酶（MMPs）加剧斑块形成及不稳定。人单核细胞分经典型（$CD_{14}^+ + CD_{16}^-$）、中间型（$CD_{14}^+ + CD_{16}^+$）和非经典型（$CD_{14}^+CD_{16}^+$）三类，其中经典型单核细胞是斑块中主要的单核细胞亚群。人单核细胞分化成 M_1 和 M_2 型巨噬细胞，但各自的功能尚不明确，需要血管外科实验加以研究。

（5）中性粒细胞（PMN）：PMN 因存活时间短，在斑块中检测到的数量少，而被忽略。但是，PMN 及释放的炎性因子是目前 AS 研究的热点。研究发现，PMN 被 ox - LDL 激活后，在选择素、细胞黏附分子及趋化园子介导下，向血管壁黏附和迁移，并释放颗粒蛋白和活性氧等，参与炎症反应。其中 P - 选择素、β_2 整合素和细胞间黏附分子 - 1（ICAM - 1）等对 PMN 黏附和聚集有重要作用；趋化因子及受体如 CXC 家族 CXCL1、2、3、5 及受体 CXCR2 和 CXCL6 - 8及受体 CXCR1/2 等对 PMN 的迁移有重要作用。目前，针对 PMN 趋化因子及受体的拮抗剂用于治疗炎性疾病，已经进入临床实验阶段。

PMN 沿血管壁"巡逻"、吞噬细菌及释放氧自由基、向血管壁迁移等，参与炎症反应，是传统的功能认识。目前发现，PMN 释放的颗粒蛋白，如 IL - 37、α - 防御素、CAP37、丝氨酸蛋白酶（弹性蛋白酶、cathepsin G、蛋白酶 - 3）等，激活 EC、巨噬细胞和 DCs，在 AS 斑块中起重要作用；PMN 释放大量活性氧（ROS），导致内皮细胞功能异常，促进 ICAM - 1 和 VCAM - 1 等黏附分子表达，氧化 LDL 变成 ox - LDL，参与 AS 整个病变过程。因此，针对 PMN 在 AS 中的研究，具有潜在的重要意义。

（6）T 细胞：目前认为 AS 是多种 T 细胞参与的自身免疫紊乱（自然免疫和获得性免疫）导致的慢性炎症过程。针对 T 细胞（尤其调节性 T 细胞、regulalory T cell、Treg）的研究，也是目前 AS 的研究热点。

Th1 T 细胞分泌 IFN - γ 促进 AS 发展及导致斑块不稳定；Treg 分泌 IL - 10 和转化生长因子 β（TGF - B），抑制 AS 形成。TGF - β 来源于多种细胞，但 Treg 是其主要来源，并且只要在 Treg 功能正常的情况下，才发挥抑制其他类 T 细胞的作用。IL - 10 来源于 Th2 T 细胞和 Treg，通过免疫调节作用（如诱导 Tr - 1 细胞），调节斑块中细胞组分及胶原含量，抑制 AS 形成。这些内源性免疫调节因子为解释 T 细胞在 AS 中的作用奠定了分子基础。

（7）肥大细胞（Mast Cell，MC）：以往认为，肥大细胞广泛分布于皮肤和黏膜的微血管周围，通过释放炎性介质，如组胺、花生四烯酸代谢产物、活性氧及 MC 特有的糜蛋白酶（chymases）和类胰蛋白酶（Lryptases）等，参与急性超敏反应。目前，MC 在 AS 中的作用引起关注。半个世纪前，Cairns 和 Constantinides 首次发现 MC 在 AS 斑块中；在过去的 25 年间，Lindstedt 和 Kovanen 对 MC 在 AS 中的作用展开了研究。人 AS 斑块中，针对 tryptase 的免疫荧光抗体特异性标记 MC，发现 MC 分布于斑块肩部，极少出现在纤维帽和斑块核心，与急性心肌梗死患者斑块的破裂有关，同时参与斑块内出血、巨噬细胞和内皮细胞凋亡、血管通透性及 CXCR2 和整合蛋白很晚抗原（Very Late Antigen，VLA）- 4 介导的白细胞向斑块的募集过程。目前尚未发现明确的细胞或分子在 MC 迁移中起作用，但是，MC 与斑块稳定性有关，需要血管外科实验加以明确。

（8）血小板：目前，血小板在 AS 中的研究取得了可喜成果。临床应用血小板抑制剂降低心血管事件发生率也取得了疗效，但具体分子机制仍需深入研究。

血小板对 AS 起始及维持慢性炎症过程具有重要作用，通过膜蛋白和释放炎性介质，介导血小板、内皮细胞、炎性细胞之间的相互作用，起桥梁作用。血小板在 AS 中的功能体现在三个方面：首先，血小板被激活后释放大量细胞因子、趋化因子和生长因子，如 CCL5、IL - 1β、CCL2、CXCL4 等，调控白细胞迁移。研究发现，CXCL4 和 CCL5 诱导单核细胞向 AS 斑块的黏附和迁移，两者结合形成异构体，能增强趋化单核细胞的能力，促进 AS。其次，活化的血小板表达多种膜受体，如 P - 选择素、糖蛋白 GP I bα、CD40L 等，有利于血小板与白细胞或内皮细胞的相互作用。P - 选择素和 GPI bα 介导血小板在内皮细胞表面的滚动，糖蛋白 αⅡbβ3 和 αVβ3 介导其紧密连接。再次，血液中的血小板与白细胞结合，如血小板－单核细胞结合体（Platelet－Monocyte Complexes, PMCs），相互之间发生信号传递，刺激白细胞转化成更易黏附和迁移的表型，并释放炎性因子，反作用于血小板。目前，PMCs 是实验研究的亮点，但在 AS 中的意义还有待进一步明确。

炎性细胞游走、黏附、聚集及跨内膜迁移是 AS 实验研究的热点。基因缺陷型小鼠模型应用最多，结合单个或多个基因操作，是实验研究的重要工具，使错综复杂的 DNA、RNA 和蛋白质生物信息网络简单化，有利于揭示 AS 发病机制，将解释更多的临床问题。但是，动物实验无法完全复制人 AS 自然过程，仍需要大量临床实验加以验证。基础研究和临床研究的相互转化与借鉴，是未来血管外科研究的发展方向，相信 AS 的发病机制会更加明晰。

随着病变的不断进展，动脉硬化斑块中央，炎症细胞浸润，促使局部胶原和纤维帽形成，钙化使动脉管壁质地坚硬，失去弹性。由于病变发展，部分纤维帽或斑块逐步突入管腔，使管腔面积减少，称为管腔狭窄。当影响大部分管腔时，有效血流将显著减少，血流缓慢。再加上有时纤维帽或斑块可溃破，其粗糙表面容易形成附壁血栓，血栓可上下蔓延，可完全阻塞管腔，加重动脉硬化性闭塞的程度和范围，造成严重的临床后果。

二、临床表现

动脉粥样硬化患者的临床表现主要取决于肢体缺血的发展速度和程度。肢体主要动脉闭塞后，引起灌注压降低、外周阻力升高使肢体血流量进一步减少。这时，由大、中动脉发出的分支可发展成为侧支循环，向病变的远侧段供血。目前对侧支开放的促成因素尚不明确通常认为这是由于主干动脉闭塞后侧支循环两端的压力差增加，而引起通过远端中心侧支的血液反流，侧支的血流量增加，可引起血管扩张。侧支循环的形成并不是新生血管。短段的动脉闭塞，侧支循环的代偿性开放，一般可以对缺血组织提供足够的血液，避免发生坏死，在不存在机械性阻塞的情况下，侧支循环的血液供应也会圆心排血量的减少、血液黏滞度增加、脱水等因素而减少。当远端腹主动脉闭塞后，血液就会在肋间动脉、腰动脉与髂腰动脉、臀部动脉、旋髂深动脉和臀上动脉之间形成侧支循环。另外，肠系膜下动脉的左结肠支经直肠动脉丛与腹壁下动脉之间形成侧支循环。当髂内动脉和股总动脉闭塞时，在腹壁下动脉及臀支动脉与股深动脉的旋股动脉之间形成侧支，这样的侧支循环通路也被称为"十字吻合"。这些侧支循环的存在也可解释，为什么有些患者在行主动脉－髂动脉旁路手术后，因破坏了这些侧支通路而造成肠缺血或肠坏死的严重后果。当股浅动脉发生阻塞时，在股深动脉的穿通支与腘动脉发生闭塞时，在膝部动脉与胫动脉之间形成旁路，当胫前动脉和胫后动脉闭塞时，腘动脉与踝部远端之间大量的侧支循环开放以满足血液供应的需要。

闭塞性病变的范围无论怎样广泛，只要动脉阻塞的病变发展速度较慢，侧支循环可有效地建立，分支血流可相应地增加，血液供应得以补偿。可使组织缺氧的程度缓和，甚至没有出现明显的临床表现。如果病变发展较快，侧支循环建立不完全，代偿有限，患者即出现明显的间歇性跛行和肢体疼痛症状。

根据患者症状的严重程度，按 Fontaine 分期，一般将临床表现分为四期。第一期，轻微主诉期：患者仅感觉到患肢皮温降低，怕冷，或轻度麻木，活动后易疲劳，肢端足癣易发生感染而不易控制。第二期，间歇性跛行期：当患者在行走时，由于缺血和缺氧，较常见的部位是小腿的肌肉产生痉挛、疼痛及疲乏无力，必须停止行走，休息片刻后，症状有所缓解，才能继续活动，如再行走一段距离后，症状又重复出现。小腿的间歇性跛行是下肢缺血性病变最常见的症状。第三期，静息痛期：当病变进一步发展，而侧支循环建立严重不足，使患肢处于相当严重的缺血状态，即使在休息时也感到疼痛、麻木和感觉异常。疼痛一般以肢端为主。第四期，组织坏死期：主要指病变继续发展至闭塞期，侧支循环十分有限，出现营养障碍症状。在发生溃疡或坏疽以前，皮肤温度降低，色泽为暗紫色。早期坏疽和溃疡往往发生在足趾部，随着病变的进展，感染、坏疽可逐渐向上发展至足部、踝部或者小腿，严重者可出现全身中毒症状。

三、诊断

由于动脉硬化病变是一种全身性疾病，病变可能不只局限于下肢。大多数动脉硬化闭塞症患者，可根据病史和体格检查做出诊断。详细地询问病史，仔细的体格检查，例如肢体动脉的脉搏触诊及腹部和股－腘动脉的听诊都是诊断所必需的。根据脉搏的强弱或消失和杂音的出现，可还根据静息痛、感觉异常或麻木等症状，以及肢体组织营养障碍、溃疡或坏疽等，可初步做出动脉硬化闭塞症的诊断。

除一些实验室检查以外，为了进一步了解病变的部位和程度，有必要做一些特殊的检查。

1. 多普勒超声血流检查　由于操作简便、无损伤性和可重复性，目前已经广泛开展应用。多普勒超声检查既能够测定动脉搏动的强度，又能测量肢体各部位动脉的压力。踝部动脉血压通常应等于或高于臂部的肱动脉血压，两者之间的比值称踝/肱指数（ABI），应该大于或等于1。当 ABI 小于0.8或0.75，则提示下肢存在缺血；如果小于0.5，表示肢体有严重的缺血。结合运动试验，更能够准确地评价肢体的动脉血供。还可以应用节段性动脉测压，来初步确定病变的部位。

2. 彩色超声探测　彩色超声系统为超声血管成像系统与超声多普勒方向性血流仪的有机组合。可同时提供血管外科的解剖和生理两种重要信息。血管彩色超声多普勒包括超声双功仪（Duplex）和超声三功仪（Triplex）。双功仪利用二维成像技术显示血管的大体形态声学图像，属解剖学诊断，同时它也可以利用频谱多普勒技术测取血管的血流动力学参数，进行血流动力学诊断。三功仪则在双功仪的基础上采用彩色编码技术获得以黑或白二维图像为底的血管分布彩色显示，在上述显示下可以方便地应用频谱多普勒技术精确地测取血流动力学参数，这样三种功能结合，使应用更加方便，诊断更加精确。彩色超声多普勒诊断下肢动脉狭窄的标准：①正常：三相波形，无频带增宽。②直径减少1%～19%：三相波形，频谱增宽与邻近的正常动脉部位比较，收缩期血流峰值速度增加小于30%。③直径减少20%～49%：三相或单相波形，反向血流减少或消失，频谱增宽，收缩窗消失，与邻近的正常动脉比较，收缩期血流峰值速度增加30%～100%。④直径减少50%～99%：反向血流消失，单相波形，频谱明显增宽，与邻近的正常动脉部位比较，收缩期血流峰值速度增加>100%，即收缩期血流峰值速度变化率大于2。⑤闭塞：无彩色血流信号，闭塞远端血流速度明显降低，闭塞的近端可闻及"重搏音"。目前的研究表明，彩色超声多普勒诊断下肢动脉闭塞性病变与动脉造影检查具有很好的一致性，行动脉内膜剥除及动脉球囊扩张的患者，术前无需动脉造影，单凭彩色超声多普勒检查即可为手术提供较充分的信息。此外，在近端动脉严重狭窄或闭塞的患者，探测远端动脉有无合适的流出道动脉，彩色超声多普勒较动脉造影检查更为敏感。

3. 肢体 X 线摄片检查　X 线平片如发现有动脉钙化阴影，在诊断上具有特殊价值。典型的动脉硬化性钙化，在下肢动脉走行部位显示有不规则斑点分布。整个动脉出现弥散而均匀的钙化或齿状阴影，则提示动脉中层钙化迹象。骨质疏松也可间接提示患肢缺血程度。

4. 动脉造影（或数字减影血管显像，DSA）　动脉造影对于手术适应证和手术方法的选择具有特别重要的意义。它不但能够显示出动脉闭塞或狭窄的部位和侧支循环，而且能够了解病变近、远侧血管流入道和流出道的情况，特别是流出道的条件。造影可显示动脉闭塞的部位及受累范围，并可了解病变近、远端血管直径的大小、远端血管床的情况、侧支循环的情况等信息，对手术适应证和治疗方法的选择提供有价值的资料。具体表现为：①不完全闭塞：动脉管径不规则，管壁呈虫蚀样改变，伴有不同程度的管腔狭窄征象。②完全闭塞：动脉中断，断面清晰可见，闭塞近端或远端的动脉管壁呈虫蚀样改变或有管腔存在。③闭塞和狭窄段周围，可见有不同程度的侧支循环形成。这里需要提出的问题是，有时动脉造影所示病变程度尚可，但手术探查时所发现的病变常常比造影片所示更为严重，必须有所预见。对于肾功能不全者，要特别引起重视或全面评估利弊。由于影像学技术的飞速发展，现代医学 DSA 检查并不是首选筛查项目，主要是治疗或特殊检查时应用为主。

5. X 线计算机体层摄影术或成像（CT 或 CTA）　无论是常规的 CT 还是近年来推出的 16 层、64 层、128 层、256 层等 CT，尽管功能各异，扫描速度差异很大，但其基本结构都由扫描系统、计算机系统和外围设备构成。目前临床比较常用的是多层螺旋 CT 血管成像（MSC‐TA），作为一种新的非损伤性血管成像技术，正在广泛地应用于临床。MSCTA 因 Z 轴覆盖范围大、扫描速度快、损伤小等优点已广泛应用于下肢动脉检查，可以准确地检测下肢动脉节段性狭窄和闭塞。准确而及时地了解病变的情况，对于临床手术或介入治疗起着重要作用。下肢动脉包括肾动脉以下的腹主动脉、髂动脉、股动脉、腘动脉及胫腓动脉。一次扫描完成所有上述动脉的检查是 MSCTA 的优势所在。目前的 64 层螺旋 CT 一次扫描最大覆盖长度可达 1 600mm，基本上满足下肢动脉的检查。还可应用 CT 的仿真内镜技术，主要优点：①图像清晰。②三维空间关系明确。③图像可任意角度旋转。④可以从各种方向和角度显示腔内的状态。⑤可以观察到纤维内镜无法看到的血管腔内情况。⑥原始图像可以反复处理。⑦创伤小。

6. 磁共振血管成像（MRA 或 MRI）　磁共振是一种接受原子核在磁场内共振所产生的信号，并将其重建成像的技术，具有无损伤检查的特点。目前比较常用是时间飞跃法（Time Of Flight，TOF），它采用了快速扫描技术，利用饱和效应，增强静止组织与流动血液的对比度而成像。近年来动态对比增强 MRA（DCEMRA）具有较好的应用趋势，特别是 3DCEMRA，图像质量高清晰度，极快的成像速度优于 2DTOF‐MRA。但它不能显示血管壁钙化而具有一定的局限性。对于年老体弱、高危患者、肾功能不全、造影剂过敏和动脉造影有困难者，具有较大的选择性。

四、鉴别诊断

1. 血栓闭塞性脉管炎　本病多见于青壮年，年龄范围在 20～50 岁。它是一种全身性中、小动脉闭塞性疾病，主要累及下肢的足背动脉、胫后动脉、腘动脉或股浅动脉等。血栓闭塞性脉管炎常有吸烟史，还有反复发作的游走性浅静脉炎和肢端溃疡或坏疽同时存在。而动脉硬化性闭塞症则以老年患者居多，追问病史大多数具有间歇性跛行现象，且并发糖尿病者则发病较早，以大、中动脉为主，常伴有冠心病、高血压发，血胆固醇和脂类也可能增高，这些都有助于鉴别诊断。

2. 急性动脉栓塞　血栓栓子主要来源于左心房、心脏瓣膜置换术后，或者大动脉病变等。尤其以二尖瓣狭窄和冠心病伴有心房颤动者最为多见。典型的症状表现为，以肢体动脉栓塞以远的部位缺血病变为例，有的作者描述为"5P"症状，即肢体疼痛（pain）、皮肤感觉异常（paresthesia）、运动麻痹（paralysis）、肢端不能扪及脉搏（pulselessness）和皮肤苍白（pallor）。对侧肢体往往脉搏正常，短暂病史和突然起病的模式都有助于急性动脉栓塞的诊断。有时与动脉硬化闭塞合并急性血栓形成的鉴别较为困难。

3. 多发性大动脉炎　多发性大动脉炎的病因尚未明了。多见于年轻女性，病变部位可为多发性，主要累及胸腹主动脉及其分支，可出现颅脑或上、下肢的缺血症状。如果病变累及肾动脉，可因肾动脉狭窄而出现肾性高血压。病变活动期常有发热、血沉增快和免疫学指标异常等现象。

第二节　主－髂、主－股和髂－股动脉硬化闭塞症

肾下腹主动脉和髂动脉是慢性动脉硬化闭塞症最常见的发病部位，好发于主动脉分叉周围，导致不同程度的下肢动脉缺血性症状，严重者需要考虑通过手术方法重建血流。多平面的病变时，如果能成功地纠正主－髂动脉病变，通常也能缓解缺血症状。此外，行腹股沟韧带以下部位动脉重建的患者需仔细地评估动脉流出道情况，对保持成功和持久的效果非常重要。

Leriche 于 1923 年首先提出用手术治疗方式缓解继发于主－髂动脉病变的缺血症状。他观察到一组男性患者的症状，包括双侧下肢间歇性跛行、股动脉搏动减弱或消失、性功能障碍等，后来这组症状被称为 Leriche 综合征。他同时也认为，应用动脉移植物重建动脉的连续性是治疗该综合征最理想的方法。

Dos Santos 于 1947 年最先实施动脉粥样硬化内膜剥脱术。1952 年，Wylie 把这种方法应用于治疗主－髂动脉段病变。Gross 是应用同种动脉移植物的先驱者。同样在 1952 年，Voothees 引进了纤维动脉移植物，人造血管替换和旁路移植的手术正式开始。自此以后这一领域内发生了巨大的变化。

一、临床表现

患者的临床症状和体征主要由病变部位及范围决定（图 3 - 1）。病变局限于主－髂部位者（Ⅰ型，即病变位于腹主动脉远端及髂总动脉），仅占手术患者的 5% ~ 10%，如果其远侧动脉无病变，这类患者很少产生威胁肢体存活的缺血症状。主动脉闭塞的患者，在主－髂动脉之间潜在的侧支循环血流量是巨

大的，侧支循环包括内脏和腹壁两种途径。主要有名动脉间的侧支循环有：①乳内动脉与腹壁下动脉之间的侧支循环。②肋间动脉和腰动脉与旋髂动脉和股深动脉之间的侧支循环。③腹壁下动脉和臀动脉的分支与股总动脉和股深动脉之间的侧支循环。④肠系膜上动脉和肠系膜下动脉与直肠上动脉之间的侧支循环。

主－髂动脉病变典型的症状是不同程度的间歇性跛行，最常发生于大腿的近端、腹部和臀部。双下肢有时可同时出现症状，通常一侧肢体会比较严重。近端动脉出现动脉血栓形成（约30%）时，症状会比较严重。男性患者可出现阳痿，占比高达30%~59%。Ⅰ型患者通常较年轻，发生高血压和糖尿病的较少，但有较高的高脂血症发生率。妇女发病率仅占1/5，近年来有上升趋势，这与妇女吸烟增加的趋势相一致。部分女性患者动脉造影可显示主动脉、髂动脉、股动脉管径变细，主动脉分叉位置较高，病变通常位于主动脉远侧及主动脉分叉处，称为"主动脉发育不良综合征"。许多患者病史中有因子宫切除、放疗等因素引起的人工闭经。另外需要指出的是，女性70岁以后，由于雌激素的保护作用逐渐减弱，男女之间发病的比例逐渐接近。

90%以上的有症状患者，病变广泛，程度非常严重。约25%的病变局限于腹部（Ⅱ型），65%的病变累及到腹股沟韧带以下（Ⅲ型），病变通常多部位，患者年龄较大，男性多发，有较高的高血压、糖尿病及脑部血管、冠状动脉、内脏动脉、颈动脉等硬化的发生率。

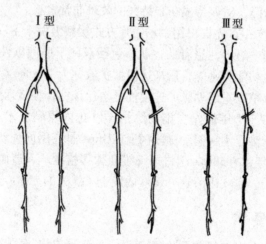

图3-1 下肢动脉硬化闭塞症的部位

Ⅰ型：动脉粥样硬化局限于腹主动脉远侧端和髂动脉；Ⅱ型：腹主动脉、髂动脉广泛性病变，Ⅲ型：多平面、多节段动脉硬化性病变

二、诊断

大部分患者通过详尽的病史和仔细的体格检查，一般能得到确诊。对于下肢间歇性跛行、男性性功能减退、股动脉搏动减弱或消失者要考虑 Leriche 综合征。多平面病变者可出现静息痛及足趾坏死。对某些病变者，应做好鉴别诊断，如椎间盘突出、椎管狭窄、糖尿病性神经炎和其他神经肌肉病变等。使用无创伤检查可以提高诊断的精确性，而且可以生理定量病变的严重程度，节段性动脉测压和运动前后搏动性定量记录，也有诊断价值。双功彩超已广泛地用来评判主髂动脉闭塞性病变，可以建立诊断、病变定位及评估动脉的血流动力学变化。近年来，影像学 CTA 或 MRA 检查的广泛应用，给诊断带来更多的信息和直观的依据。

1. 影像学检查　根据患者的症状及体征，并通过彩超、CTA 或 MRA 等无损伤性血管影像学检查，一般可做出明确的诊断。动脉造影已不作为常规诊断工具，在一些特殊情况下，仍需要动脉造影来最终决定本症需要采取哪一种治疗方法。此外，仔细查阅影像学资料，可以明确主－髂动脉段及其远端动脉病变确切的解剖情况。例如，解剖变异、累及肾动脉、内脏动脉的闭塞性病变及远端流出道等。扩张、增粗的左结肠动脉通常预示肠系膜上动脉闭塞，而左结肠动脉只有在侧位的情况下可清晰显示，没有认识这种情况，在行主动脉重建时，结扎肠系膜下动脉可能发生灾难性的肠缺血或肠坏死。

对大部分患者而言，应通过影像学资料仔细检查从腹主动脉到腹股沟以下的远端动脉流出道情况。仅做近端动脉手术者，也有必要了解远端流出道的情况，通过动脉搏动来判断近端动脉手术的效果，有益于纠正可能出现的手术失败。流出道的显像一般至少应包括大腿中、下段。准备行腘动脉远端动脉旁路移植者，需了解小腿三支动脉的显像，甚至还要包括足部动脉的流出道情况。有些多平面动脉闭塞者，造影剂到达下肢远端动脉时已明显稀释，这时动脉造影辅助数字减影（DSA）可增强显像效果。

2. 多平面病变的血流动力学评估　通过临床及影像学检查，可准确地评估大部分下肢动脉闭塞性病变。但是在一些多平面动脉闭塞性患者，则评估有一定的困难。准确评估每个动脉段的血流动力学变化，对选择一个合适的重建方式非常关键。许多动脉硬化病变仅在影像学上有明显的形态改变，而仅仅有很小甚至没有血流动力学变化，这种情况下，单纯的近端动脉重建并不能缓解患者的症状。因此，对近端动脉病变同时合并有远端动脉病变者，必须同时纠正这两个动脉节段病变才能改善肢体缺血症状。尽管已有较多非创伤性血管检查方法，但目前尚无一种方法能完全精确判断主－髂动脉病变，特别是并发多平面病变者。有些作者推荐用双功彩超来评估主－髂动脉及以远动脉闭塞的情况，但这种方法需要花费一定的时间，而且需要熟练而有经验的检查者。

三、手术适应证

静息痛、缺血性坏死被认为是动脉重建的绝对适应证。年龄较大、身体虚弱，伴有其他脏器严重性疾病者，如果不能做开放性血管重建术，则可选择腔内血管外科技术来重建血流通道。

对于仅有间歇性跛行者是否需要手术，各家看法仍不一致。手术应根据患者的个体情况加以考虑，如年龄、合并症、工作需要和生活方式等。已危及患者生活的严重间歇性跛行，若无显著手术风险，可选择手术治疗。大多数学者认为主-髂动脉重建术可以取得较好的长期疗效。此外，少数因近端动脉溃疡斑块脱落，引起肢体远端动脉栓塞的患者，也是做主-髂动脉重建的手术适应证。这类患者很少有间歇性跛行病史，需进行影像学检查来发现近端动脉是否有硬化性病变。反复发作的远端动脉栓塞，最终可能导致截肢。主-髂动脉闭塞性病变尚无真正有效的药物，非手术治疗的目的仅是延缓病变的进展、增加侧支循环的形成、防止局部组织损伤和脚趾感染，以及改善男性患者的性功能。近年来，腔内血管成形技术越发成熟，对于这种类型的病变，大多数可通过此技术来完成血供重建。

四、动脉内膜剥脱术

病变仅限于髂动脉分叉处时，可行动脉内膜剥脱术。横行或纵行动脉切开均可行，关键是内膜剥脱厚度要包括外弹力层，并且要达到内膜剥脱的终点（部分需要对远端动脉行内膜片固定），一般可以直接关闭动脉切口，部分需要用补片修复动脉切口，以避免管腔狭窄。只要患者选择合适，外加精确和仔细的手术操作，主-髂动脉内膜剥脱术都可取得较好的持久效果。

有些患者不适宜做本手术：①动脉瘤样扩张性病变，因为在内膜剥脱处可继续发生瘤样退行性变。②主动脉完全闭塞并已达到肾动脉水平者，行简单动脉切开，血栓切除，肾动脉以下移植物转流，在技术上更简单，并且更有效。③累及髂外动脉及其远段动脉（Ⅱ及Ⅲ型）的患者，完全内膜切除非常困难（因为髂外动脉管径变小、长度增加，显露困难），手术后有较高的血栓发生率及再狭窄发生率。因此，扩大的主-股动脉内膜切除术已不再提倡，多由旁路移植术替代。动脉旁路移植术对于病变广泛的患者，是简单而有效的方法，并有较高的远期通畅率。此外，主-髂动脉内膜剥脱术比动脉移植术的技术要求更高，如果外科医师没有足够的主-髂动脉内膜剥脱术经验，即使是局限性的动脉病变，也不妨行动脉旁路移植术，或者行腔内血管成形术。

五、主 – 股动脉旁路移植

虽然腔内技术已经得到认可，但传统的治疗方法仍然需要介绍。从肾下腹主动脉到腹股沟区的股动脉人造血管旁路移植术，已成为重建主 – 髂动脉闭塞性疾病传统的标准式式，以往占主髂动脉闭塞性疾病手术的 90% 以上。主 – 股动脉移植是血管重建手术中最确切、持久及有效的术式。尽管主 – 股动脉旁路转流术已经达成共识和标准化，但是方法上仍有一些不同，并存在一些争论。近端主动脉的血管吻合，既可用端 – 端吻合，也可做端 – 侧吻合。端 – 端吻合通常适用于合并瘤样病变或腹主动脉完全闭塞已累及到肾动脉水平的患者，大多数血管外科医师常规使用这种方法。这种方式符合血流动力学的生理基础，没有湍流，许多研究报道此种术式具有较好的长期通畅率，而用血管钳部分阻断血管进行端 – 侧吻合易导致血栓或碎片脱落，可危及髂部及下肢的血液循环。使用分叉人造血管进行端 – 端血管吻合，使得人造血管可直接放置于被切开的腹主动脉部位，用腹膜覆盖，这样潜在性地降低了手术后腹主动脉肠瘘形成的可能性。

端 – 侧吻合在一些特定的病理解剖上有潜在的优点。例如异常的肾动脉起源于腹主动脉下端或髂动脉，部分患者肠系膜下动脉仍通畅，在近端腹主动脉的端 – 侧吻合可以保存这些血管。另一种可选择的方法是在端端吻合时，把这些血管再移植到人造血管上。当髂外动脉闭塞时，行肾下腹主动脉与股动脉人造血管端 – 端吻合术可明显影响髂部血液循环，将大大地增加男性患者性功能不全的发生率。并增加手术后结肠缺血、臀部严重缺血，甚至增加脊髓缺血瘫痪的发生率，尽管股部及远端的动脉搏动良好，但臀部间歇性跛行仍然困扰着患者，最终当术后人造血管闭塞时，肢体的缺血症状更加严重，即使行膝上截肢，伤口也很难愈合，并且也无条件进一步行血管重建。因此，在上述病变情况下，外科医师最好选用腹主动脉人造血管端 – 侧吻合。

尽管远端的吻合口可重建在髂外动脉，但一般重建在股总动脉平面，因为在股部暴露血管较简便，并且血管吻合也相对容易，人员充足时双侧股动脉吻合可同时进行，最重要的是吻合口建立在股总动脉平面可确保足够的血流进入股深动脉。研究表明，主 – 髂动脉移植后，南于正确的皮肤准备，围手术期抗生素预防性应用，腹股沟区移植物的感染发生率并不很高（图 3 – 2 ~ 图 3 – 5）。

选择合适管径的移植物是非常重要的，如果选择的移植物的口径与流出道的管径相比较大，这样会引起移植物内血流缓慢，假性内膜广泛性地形成，形成的假性内膜有断裂及脱落的倾向，因此可导致一侧或双侧移植物阻塞。对于闭塞性病变，最常使用分叉型 16mm ×8mm 规格的移植物。特殊情况时，许多患者可以使用 14mm ×7mm 规格或更小规格的移植物，分叉型的移植物管径应与有闭塞性病变的股动脉相匹配。许多涤纶移植物在动脉压力下可扩张 10% ~ 20%，因此使用时其管径应选择小一些。

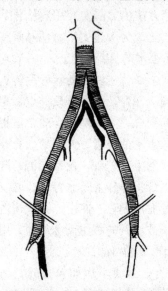

图 3 - 2　腹主动脉 - 股动脉旁路转流术
近侧端 - 端吻合，远侧端 - 侧吻合

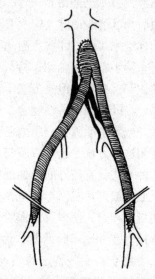

图 3 - 3　腹主动脉股动脉旁路转流术
近侧端 - 侧吻合，远侧端 - 侧吻合

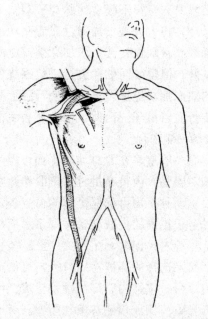

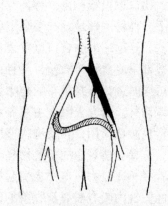

图 3 - 4　腋动脉 - 股动脉解剖外途径转流术　图 3 - 5　股动脉 - 股动脉解剖外途径转流术

大多数外科医师继续选用标准的涤纶移植物行主动脉重建。涤纶移植物因为采用编织工艺，更适宜手术处理，缺点是需要预凝，而且移植后有扩张趋势。现在由于生产技术的不断改进，一些涤纶移植物除了保持良好的弹性，已不需预凝处理，术中可直接进行血管重建缝合而不会渗血。另外一些生物移植物也被频繁地使用，这种移植物使用时很少有针孔出血，也不需要预凝，但是它们的价格较高。PTFE 移植物因不渗漏而不需预凝。一些研究者认为，它具有较强的抗感染力，较少的血小板积聚，电较易行血栓切除术。保持移植物较高的长期通畅率仍然是血管外科医师追求的目标。患者本身的病变进展和吻合口部位内膜增生而影响远期通畅率的问题迄今没有解决，其发生原因复杂且有较多的影响因素。

六、手术操作

手术当天术中预防性应用抗生素，广谱抗生素的术中应用在人造血管移植时是非常有用的。当患者到达手术室之后，应建立合适的静脉通道及麻醉监测，血管手术的麻醉医师了解患者的总体情况是非常重要的，特别是那些合并冠状动脉、颈动脉及肾动脉病变影响手术管理的患者。桡动脉穿刺直接动脉测压将被常规使用，其他特殊的处理，麻醉医师应根据患者的具体情况而定。

患者仰卧位，处在单侧的主－髂动脉闭塞性病变，手术消毒区不超过大腿外，大部分患者手术消毒应到术侧的足踝部，乃至整条肢体，这样的消毒区域考虑到万一手术效果不满意或技术失败，可做更远端动脉的探查或重建，手术中还可应用术中超声探头检测或术中造影检查手术效果。

双侧股动脉可同时探查显露，股总动脉的显露从腹股沟韧带下方 1~2cm 到其分叉处，要分别控制双侧股浅动脉、股深动脉及其分支，此外外科医师可仔细触摸动脉，并与动脉造影相比较，特别注意探查股深动脉开口及其近侧有无病变，这对股浅动脉已完全闭塞的患者特别重要。必要时部分切断腹股沟韧带为移植物通过留下合适的空间，旋髂外侧静脉通过髂外动脉的前方被显露，并予以结扎。在行腹部移植物隧道时，股部的伤口应用湿的纱布覆盖，自动撑开器也应移去。

腹部通常采用从剑突到耻骨联合的腹中线切口，充分显露腹腔手术野，将横结肠移出伤口外，这样小肠被聚积在一起，用湿纱布覆盖，放在右上方、外侧或内侧的腹腔内，使用大而合适的自动撑开器，可有利于手术区的显露，手术切口的选择及良好的显露对于整个手术是非常重要的。

后腹膜在肾动脉以下的腹主动脉前方被打开（在十二指肠与肠系膜下静脉之间），这样肠系膜下动脉的开口通常被显露，解剖继续向右，沿着腹主动脉壁的前面直到左肾静脉，远侧后腹膜被打开，从腹主动脉的右侧到腹主动脉的分叉部位，允许后腹膜的隧道能到双侧腹股沟的切口，在这个部位的解剖应小心，避免损伤自主神经纤维（自主神经纤维跨越主动脉及近端髂血管）。

从腹膜后至每侧腹股沟切口的通道，由手指钝性分离后形成，最容易完成的通道应位于髂总动脉的前面及其外侧。为了减少压迫输尿管的机会，人造血管应位于输尿管的后方，用一把长血管钳通过腹股沟切口与做钝性分离的手指相会合，并引导血管钳进入腹部。然后将引流条从隧道通过，且将人造血管通过隧道，在左侧因乙状结肠和结肠系膜的存在，使隧道形成比较困难，在少数情况下可做后腹膜左髂窝切口，使隧道的建立更安全和容易。

如果需行辅助性腰交感神经切除术，只需于每侧切除 5~10cm 长的交感神经链。术者可根据前面所述及的标准，决定近端血管吻合是采用端-端或端-侧吻合术。一般是在术中，根据具体情况，才能做出决定。手术中若发现腹主动脉有瘤样改变，或者有更严重的病变，甚至动脉前壁钙化，就因端-侧吻合操作困难而较少采用。如果探查显示必须保存肠系膜下动脉者，可从肾动脉平面以下的腹主动脉起源部开始分离，这样有利于进一步探查。需要保存肠系膜下动脉者，可在肠系膜下动脉的上方做端-侧血管吻合，或者在肠系膜下动脉开口处剪下一块主动脉壁组织，移植到人造血管进行缝合。

在全身肝素化之前，要选择好合适管径的人造血管（如果人造血管需要预凝，则考虑用非肝素化的血液进行预凝）。然后麻醉医师通过静脉途径给予 5 000~7000IU 肝素进行肝素化，系统肝素化几分钟以后，用 Bulldog 钳轻轻阻断股动脉（有条件的手术室，术中定期检测肝素化指标）。在阻断腹主动脉叫，应尽量预防斑块脱落引起远端动脉栓塞，腹主动脉近端阻断应尽可能靠近肾动脉（在左肾静脉骑跨的水平）。有时严重钙化的腹主动脉闭塞性病变扩展到腹主动脉上段者，需要将左肾静脉向头侧牵引，甚至予以结扎，使动脉钳能紧接着肾动脉平面放置，腹主动脉远端可通过一个有角度的血管钳，在腹主动脉分叉部位以上几厘米处进行阻断。

如果选择做端-端吻合，即在血管钳阻断的适当部位切开腹主动脉，后壁的一些腰动脉需缝扎或用金属夹夹住，腹主动脉近段残端通常在动脉阻断钳 1~2cm 以内。远段腹主动脉残端缝扎后，可除去远段阻断的血管钳。近段血管吻合可用 Prolene 缝线。如果腹主动脉病变较严重、质地脆弱，可做间断性缝合。若血管条件尚好，则做连续性缝合。在少数情况下，腹主动脉残端病变较显著，血管壁增厚（即使动脉钳已近肾动脉平面），可做残端动脉内膜切除直至近段动脉钳，动脉壁显著变薄者，需要做间断性血管吻合。当完成近段血管吻合后，即阻断近段人造血管并释放动脉钳，以检查近段血管吻合处有无漏血，并使人造血管进一步预凝。然后重新安放近段动脉钳，人造血管则通过已预先形成的腹膜后隧道，穿过到达置放于每一侧腹股沟内。

如果选择做腹主动脉端－侧吻合，可用血管钳部分阻断腹主动脉，也可用两把血管钳在需要吻合的部位上下端分别完全阻断腹主动脉，一般认为后者阻断方法较好，一方面便于血管吻合，另一方面有利于清除该部位栓塞性物质。

股部的血管一般采用端－侧吻合。当股浅和股深动脉均无明显病变时，可将股总动脉切开2cm做血管吻合。当股浅动脉闭塞，特别是触摸到股深动脉开口有明显病变时，动脉切开可斜向扩展到股深动脉及其近侧，然后将人造血管剪切成斜面与其吻合。如果股深动脉有广泛性病变，则需要另行股深动脉成形术。移植物应确保有合适的长度，张力过高易形成远期吻合口动脉瘤；移植物过长，则可发生扭曲和继发性栓塞。

每个血管吻合完成之前，人造血管内壁首先用顺行的血流冲洗；完成血管吻合时，保留腹主动脉远端的动脉钳，先除去股深动脉的阻断钳，再除去股浅动脉的阻断钳，保证首先是逆向血流灌注。手术中可用一些方法来评判手术的效果，例如触摸吻合口或远段动脉搏动是否有力，或在术中做彩超检查，或者做术中造影观察流出道通畅情况。

接着应关闭人造血管上面的后腹膜，确保人造血管与十二指肠完全分开。腹股沟的切口关闭至少行两层缝合，手术操作必须精细，以促进伤口的愈合，减少移植物的感染。

七、手术并发症

1. 早期并发症　主动脉重建后的早期并发症主要由技术原因引起，所以应由经验丰富的医师进行，精心手术后并发症的发生率并不高。手术后严重出血，需要再次手术者仅占1%～2%，连通常是由于关闭伤口时不充分的止血、粗心的血管吻合、没有中和手术时所用的肝素，或者血液丧失和体液替代所引起的稀释性凝血障碍等引起。

急性主－股动脉移植物闭塞发生率占1%～3%，早期移植物血栓形成大部分是技术失误，最常见于主－股动脉移植，股部的血管吻合。偶然的原因是后腹膜隧道内的移植物扭曲。主－股动脉手术后形成血栓栓塞导致的急性肢体缺血发生率较高，可通过手术和导管取栓得到治疗。术中发生远端动脉栓塞并发症，则很难通过手术达到完全纠正。应尽量避免广泛处理腹主动脉、手术中应完全系统的肝素化、轻柔地放置动脉钳，吻合口关闭及恢复血流前，仔细地检查和冲洗吻合口部位的移植血管，可防止吻合口血栓形成的发生。

选择性手术后，继发于主动脉手术的急性肾衰竭是很少发生的，这主要取决于术中心脏监测和手术后维持充足的血容量。手术后急性肠和脊髓缺血是很难防止的，但其发生率很低。

2. 后期并发症　主要包括下列各项：

（1）移植物闭塞：继发于复发性闭塞性病变的移植物闭塞是最常见的远期并发症，据文献报道，5 年的发生率是 5% ~ 10%，10 年的发生率为 15% ~ 30% 或以上。复发性近端动脉病变导致整个血管重建失败并不常见，除非第一次手术时血管吻合在肾下腹主动脉很低的位置。如果患者情况允许，血管重建失败可重新进行另一次主 - 股动脉移植，或者对那些不适合行再次主 - 股动脉重建的患者行解剖外旁路转流术。有一些病例，如果行肾下腹主动脉重建手术，由于瘢痕或感染等原因无法进行，可取腹腔干以上的腹主动脉、降主动脉甚至升主动脉作为流出道。在大多数情况下，主 - 股动脉移植的一条分叉血管闭塞，另一条可保持通畅，行血栓切除常可恢复已闭塞移植物的血流。同时行股深动脉成形术或股 - 远端动脉移植可保持再次手术的一侧移植物通畅。如果不可能行血栓切除，那么股 - 股动脉转流是最佳选择方法，单侧移植物失败不必做直接腹主动脉手术。

（2）假性动脉瘤：假性动脉瘤的形成发生率为 3% ~ 5%，主要是由于动脉壁进行性退化和血管吻合时没有全层缝合；血管吻合技术不当和移植物紧张度过高，也是假性动脉瘤形成的有关因素，感染也是其中之一，在任何发生血管吻合口的假性动脉瘤患者都因考虑这些因素的可能性。

大多数假性动脉瘤发生在腹股沟移植部，在这个部位诊断是很容易确定的，还可通过动脉造影得以进一步证实。再次手术通常切除病变、用短段移植物移植到原先吻合口的稍远段是很一种简便的术式。

腹部血管吻合口动脉瘤的真正发生率仍不很明确，通常认为发生率很低，并很难检测。其真正的发生率比想象的要高，Edwards 对 157 个患者进行平均随访 12 年发现，其发生率高达 10%。这些数据提示，超声、CT 扫描可作为行主动脉重建的患者后期随访的工具之一。

（3）男性性功能不全：手术前性功能不全是很常见的（主 - 髂闭塞性患者），但手术后医源性阳痿的发生率高达 1/4 以上，尽管勃起和射精的生理过程非常复杂，由于注意到对主要神经的保护，性功能不全的发生率已经大大减少。同时考虑通过各种重建手术保持髂内动脉和盆腔的血液灌流。

（4）移植物感染：后期移植物感染是一个致命的并发症，但在选择性主动脉重建的患者发生率很低，预防性应用抗生素和完善的消毒技术，降低了移植物感染的机会。移植物感染一经诊断，即需去除移植物，血管再次重建需在远端未受感染累及的部位进行。

（5）腹主动脉肠瘘：腹主动脉肠瘘形成是很少发生的，但有着较高的病死率和肢体丧失率。瘘的形成通常累及近端吻合口，甚至十二指肠。小肠与结肠则很少被累及，但大量的胃肠道出血总是发生在这些部位。第一次胃肠道出血的量很小，因此可允许一定的时间进行诊断及治疗，诊断通常具有一定的难度。高度怀疑时可进行手术探查，如果瘘确实存在，治疗原则是去除移植物，缝合肾下腹主动脉残端，关闭胃肠道缺损部位和行解剖外途径血管重建。

八、结论

主 - 髂动脉闭塞性病变是下肢缺血性症状的主要原因之一。在大多数患者，闭塞性病变是多节段和多平面的，包括腹主动脉下端，双侧髂动脉病变常累及腹股沟下动脉主干。对这类患者，一般不做单侧的重建手术，而以主 - 股动脉旁路转流术为宜。在行主动脉重建手术之前，必须认真阅读影像学资料，注意有显著流出道和流入道病变引起的血流动力学变化，通常采用仔细的临床检查和辅助的血流动力学检测。如果仍有怀疑存在，直接的股动脉压力测定是十分有益的。仅有局限性跛行作为唯一症状的患者也可考虑手术。对一小部分患者可行主 - 髂动脉内膜切除术。严重的病变危及肢体生存，能耐受手术的患者，是主动脉重建的适应证。主 - 股动脉旁路术的关键性问题，是近端血管吻合应紧贴于肾动脉下的腹主动脉，以及仔细的远端血管吻合技术，包括是否行股深动脉成形术，以取得足够的血流进入股深动脉。对大部分患者而言，主 - 股动脉旁路转流术目前均可通过腔内技术来完成。

第三节　股 - 腘动脉硬化闭塞性病变

股 - 腘动脉段闭塞性病变是下肢最常见的病变之一，占动脉硬化闭塞性病变的47.0%～65.4%。伴有糖尿病的患者股 - 腘动脉硬化闭塞症发生率更高。目前股 - 腘动脉硬化闭塞症的治疗方法已经有了很大的进展。1948年，Kulin做动脉旁路移植术，直接重建下肢血供。尽管大部分患者通过手术或腔内治疗可改善功能和拯救肢体，但重建血供所取得的结果仍然需要术后长期随访，本章节仅对手术旁路进行叙述，并且分析可能涉及的各种因素，这些因素将决定手术适应证和影响它们的疗效。

一、临床症状和体征

血流动力学和影像学检查是选择股 - 腘动脉闭塞性病变患者进行动脉重建

手术的基本条件。临床表现随动脉闭塞的部位及程度而变化，也与其他相联系的血管病变程度相关，根据临床主要表现的严重程度分为四个等级：①轻微主述期。②间歇性跛行。③静息痛。④溃疡和坏疽。轻微主述期，此期血流动力学影响较少。间歇性跛行，表明仍有相当足够的动脉血供腿部和脚趾肌肉，强度的变化主要取决于动脉累及的程度，轻度的间歇性跛行通常并不认为是动脉重建手术的绝对适应证。典型的阻碍患者行走的间歇性跛行才是手术适应证（特别是间歇性跛行已经妨碍了一个相对年轻患者的生活方式）。无论怎样，对一个高龄较少活动的患者，这种间歇性跛行并没有什么威胁，特别是伴有系统性动脉硬化存在时，这种患者可不考虑采用手术重建的方式来治疗。间歇性跛行的严重程度与动脉病变的程度和范围相关。在动脉硬化的基础上，发生急性节段性闭塞，不仅使得间歇性跛行的症状突然加重，而且可以引起肢端坏疽，甚至导致足或腿部截肢的后果。在这种情况下的间歇性跛行，更是动脉重建术急诊手术的适应证。

静息痛是一种更严重的动脉功能不全的临床表现，动脉血流量不足以供应静止的肢体，临床上静息痛发生在脚趾部和其邻近的区域，特别是在夜间，患者不能入睡，抱膝以减轻疼痛。病变进展时，静息痛变成持续性，其他缺血症状的表现是肢体冰冷、麻木，以及脚趾皮肤颜色改变等。

缺血性溃疡和坏疽者，必须行动脉重建手术。脚趾部损害常常伴有感染，加强局部处理和抗生素的应用，并避免任何损伤。如果局限性感染没有控制，特别是糖尿病患者，坏疽将进一步扩展。

二、诊断与病情评估

当患者进行动脉造影和其他的仪器检测评估之前，体格检查是临床评估动脉病变的最重要部分。肢体皮肤，特别是脚和趾的颜色，能反映患肢的血供情况。在平卧位时，抬高肢体可观察肢端微循环水平的动脉缺血严重程度。在基础条件下检查皮肤的温度，可以提供动脉病变的部位及程度，特别是在两侧肢体有所不同的情况下，单侧脚趾颜色改变或冰冷是严重缺血的表现。在股浅动脉远端或近端、腘动脉中段闭塞的肢体，其膝部比对侧肢体更温暖。这就是所谓"膝部充血征"或"暖膝现象"，它提示在膝周围由膝关节网和股深动脉提供的侧支循环量增加，两侧膝部温度相差 $2 \sim 5$ ℃。

系统地触摸从腹主动脉至足部的动脉搏动，可以首先提示动脉闭塞的程度和部位的信息，从腹主动脉至腘动脉听诊，听到明显收缩期杂音常提示明显的动脉狭窄。

多普勒超声可以提供外周动脉搏动和其振幅的半定量信息。多普勒测定的节段性血压是评估下肢动脉闭塞性病变最有用的方法之一。这些半定量的检测，在一个规定的时间内可以提供下肢动脉循环状态，也可以用来评判介入治疗的效果，如移植物是否通畅、失败或信息进行性降低等。

综合性评判下肢动脉病变，包括从腹主动脉至末梢动脉的全程动脉造影或MRA、CTA检查。这种方法不仅可以提供股-腘动脉病变，而且可以提供主-髂动脉（流入道）和胫与足背动脉（流出道）的信息。①股动脉：股-腘动脉段闭塞性病变根据病变的部位及范围，局限于股-腘动脉部位在非糖尿病患者发生率相对较低，甚至在糖尿病患者也是较低的。非糖尿病患者的资料分析显示，病变可在远端股浅动脉（大约在收肌管）或在股-腘动脉段。糖尿病患者病变容易扩展至整个股浅动脉，闭塞性病变广泛性发生。单纯的股浅动脉近端闭塞很少发生，弥漫性动脉闭塞性病变发生率大约为20%。②腘动脉：孤立的腘动脉闭塞发生率是很低的，糖尿病患者较多见。闭塞的部位有一半位于膝关节以上，腘胫动脉闭塞发生率高于孤立的腘动脉闭塞。有一半以上的患者腘动脉闭塞是大腿部的动脉闭塞性病变的延续，糖尿病患者有着更高的发生率。③胫腓动脉：在股-腘动脉闭塞性病变患者，流出道很少是完整的，常常并发一支、两支或三支动脉闭塞。尽管在糖尿病患者合并胫腓动脉闭塞性病变是很普遍的，在胫前、胫后、腓三支动脉中，腓动脉常常是通畅的（尽管动脉内膜有不同程度的改变）。

三、手术治疗

（一）股-腘动脉旁路术

1. 手术适应证　虽然腔内技术已经得到广泛的临床应用，但传统的治疗方法仍然需要在此介绍。根据临床表现、血流动力学改变和影像学检查来评判动脉功能不全的程度，有以下主要指征的患者通常可考虑行股-腘动脉重建术。

（1）严重的间歇性跛行妨害患者工作，并且通过改变生活模式也不能控制病情，同时患者能接受手术的危险性。

（2）静息痛，中度或重度，不能通过非手术方式缓解。

（3）很难治愈的足跟或脚趾溃疡或坏疽。

2. 手术过程　患者取仰卧位，手术患肢大腿部外旋，膝关节屈曲30°~60°。采用硬脊膜麻醉或全身麻醉的方法。

（1）大腿远端切口：可根据动脉影像学资料所确定的动脉闭塞部位，选择膝关节上或下的手术切口。如膝关节上的切口，与股骨内踝与缝匠肌平行，向上长10~15cm。切开深筋膜，牵开股内侧肌和缝匠肌，显露出血管神经鞘，分离和确认腘动脉、腘筋膜和隐神经，小心保护膝关节周围的侧支，游离腘动脉。

术者用手触摸动脉管壁是否柔软，管腔是否通畅，确认是否可以作为旁路移植术的流出道。如果膝关节以上的腘动脉不适合作为重建手术的流出道，则可做膝关节以下的旁路移植手术。选膝关节下小腿内侧切口，显露腘动脉及其三叉分支部。切口从股骨内髁后 1 指宽处，与胫骨的内缘平行，向远端延长 10cm 左右。注意避免损伤邻近的大隐静脉。切开小腿筋膜，显露半腱肌、股薄肌、半膜肌的肌腱。牵开腓肠肌的内侧缘，将腘筋膜轻轻地拉开，即可找到腘动脉，顺序解剖腘动脉及三叉分支部。必要时向下延长切口，游离胫后动脉的近端。

（2）大腿近端切口：在股动脉搏动处做纵向切口。近端的切口稍弯向外上方向，远端切口沿缝匠肌内侧肌沟方向。切开浅筋膜，钝性分离至股血管处，结扎所分离的淋巴管，以防止术后淋巴漏。切开股血管鞘，游离股总动脉。用手探查管壁情况，选择管壁条件较好的部位准备做血管吻合用。

（3）旁路血管移植术：如果自体大隐静脉具有足够的长度和口径，这是最佳的首选移植材料。其次，人造血管（例如 PTFE）也可作为移植材料，选择 7～8mm 口径的比较常用。吻合血管前、先在股内收肌筋膜前，缝匠肌下钝性分离组织做成隧道，也可以用隧道器完成。分离好隧道后，检查伤口无出血现象，开始做血供吻合。先做腘动脉吻合，一般用 5－0 的 Prolene 线做单层连续或间断外翻缝合。然后，将移植物穿过预先制作的隧道，引入腹股沟切口，用同方法与股动脉做吻合。开放血流后，可检查移植物及流出道的通畅情况。

有时，腘动脉严重狭窄，作为流出道重建血流有困难时，可考虑选择胫前动脉、胫后动脉或腓动脉作为流出道。但值得考虑的是，跨过膝关节的旁路转流术，要保持良好的远期通畅率，最好选择自体大隐静脉作为移植材料。如果自体大隐静脉没有足够的长度和口径，可考虑自体静脉和人工血管拼接成的复合型移植材料，跨越膝部的移植物，以自体材料为佳（图3－6～图3－9）。

（二）股深动脉重建下肢组织血供

当股浅动脉广泛闭塞时，常规的旁路转流术受到严重的挑战，而股深动脉由于其独特的解剖条件和生理功能，为重建下肢血液循环起到重要的作用。1961 年，Leeds 和 Gilfillan 首次报道利用股深动脉重建下肢血供以来，学者们对股深动脉的作用、病理生理和血流动力学研究不断深入。多普勒血流测定（踝肱指数，ABI）、彩超检查、影像学检查等都说明股深动脉是重建下肢血供时可以选用的一条理想的生理通道。

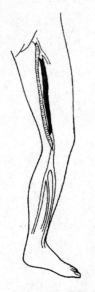 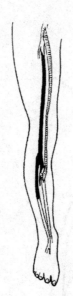 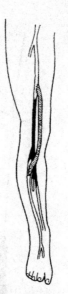 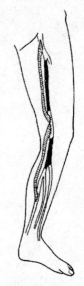

图3-6 股总动 图3-7 股总动 图3-8 股浅动 图3-9 股总动脉-
脉-腘动脉旁路 脉-胫后动脉旁 脉-胫前动脉旁 腘动脉-胫后动脉
转流术 路转流术 路转流术 跳跃式旁路转流术

1. 股深动脉成形术

（1）手术指征：①腘动脉流出道严重病变，或无法施行旁路转流术。②腘动脉范围皮肤和软组织开放性损伤，但又必须做救肢手术。③高危患者，血液循环不能改善，而必须截肢者。④主股总旁路转流术后，需进一步改善流出道：⑤股总动脉真性或假性动脉瘤累及股深动脉开口。

（2）手术方法：于患肢的大腿根部腹股沟韧带下方，沿缝匠肌内侧肌间沟做纵向切口，先解剖股浅动脉近侧段，再向上游离股总动脉远侧段，将股浅动脉向内侧牵开，在股总动脉分叉处的后方找出股深动脉，游离股深动脉第一段。术中探查股浅动脉均呈条索状闭塞，而股总动脉远侧段和股深动脉开口处均有不同程度粥样斑块，股深动脉第一段管壁无病变。阻断股总动脉和股深动脉远侧段血流，同时控制股深动脉的旋股外侧和旋股内侧动脉分支，沿股深动脉纵轴切开管壁全层，完成4～5cm长的侧刀形切口，用含肝素的生理盐水冲洗干净后，发现内膜粥样斑块存在，特别在股深动脉开口呈杯口状狭窄。先做局部内膜剥脱术，然后取4～5mm宽，长度相匹配的自体大隐静脉补片修复。修复后的管径比原先管径稍大一些，但不能太宽，否则会引起湍流，容易引起腔内血凝块聚集。如果没有自体大隐静脉材料，也可以取人造血管片或相邻的股浅动脉管壁进行修复。如果病变累及股深动脉第一段、第二段，必要时可考虑行扩大股深动脉成形术（图3-10）。

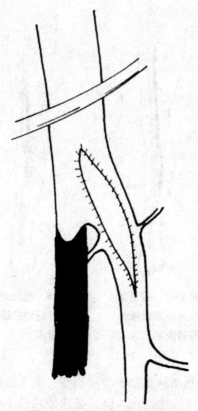

图 3 - 10　股深动脉成形术

2. 腹主 - 股深动脉转流术

（1）手术指征：①腹主 - 髂 - 股浅动脉广泛闭塞症。②髂 - 股浅动脉广泛闭塞症。

（2）手术方法：先做腹部剑突下至耻骨联合正中切口进腹，显露肾动脉以下的腹主动脉段，探查此段腹主动脉有无狭窄、粥样斑块等病变，以便选择适宜的流出道。检查双侧髂总及髂外动脉，证实为主 - 髂动脉硬化性闭塞症。然后于大腿根部腹股沟韧带下方，沿缝匠肌内侧肌间沟做纵切口，先找出股浅动脉并向内侧牵开，再向上游离至股总动脉分叉处。在其外后方找出股深动脉，向远侧游离一段，选择重建流出道的适当部位。如果股深动脉第一段有硬化性病变，可继续向远侧游离出股深动脉的第二段。阻断腹主动脉拟建立吻合口部位的血流，取 6～8mm 内径的分叉型或 8mm 内径直型的人造血管，以 CV - 3 无损伤缝线与腹主动脉做端侧吻合。如果吻合部位有粥样斑块，应先做局部内膜剥脱术，然后将人造血管通过预先建立的腹膜后隧道引至两侧大腿部切口内，用 6 - 0 无损伤缝线将其与股深动脉做端 - 端吻合（图 3 - 11）。

3. 股 - 股深动脉旁路转流术

（1）手术指征：如果患者的全身情况相对较差，不能耐受进腹手术，而健侧的股动脉血流正常或者病变较轻，可考虑做解剖外的转流方式，即股 - 股深动脉旁路转流术。

（2）手术方法：这种手术方式也属于利用股深动脉作为流出道重建。于双侧腹股沟下做直切口，解剖健侧的股总动脉，探查有无病变和能否做转流口之用。再游离患侧的股深动脉，探查能否做流出道转流。用双手的食指或隧道器，于耻骨上皮下横行地做成一个通道，分别到达双侧的手术切口。用自体大隐静脉或 7~8mm 口径的人造血管进行吻合。

4. 股深 - 腘动脉旁路转流术

（1）手术适应证：①以前腹股沟区曾经施行过血管重建术。②腹股沟区感染。③没有合适长度的静脉段作为移植材料。

（2）手术方法：沿股总动脉找到股深动脉，于股浅动脉的外侧，直接暴露股深动脉的第二或第三段。又于膝上大腿内侧做一纵切口，在收肌管下口处解剖腘动脉，尽量找到一段管壁柔软且管腔通畅的腘动脉，取适当长度和管径的自体大隐静脉，倒置后一端与股深动脉做端 - 侧吻合，另一端与腘动脉做端 - 端吻合（图 3 - 12）。

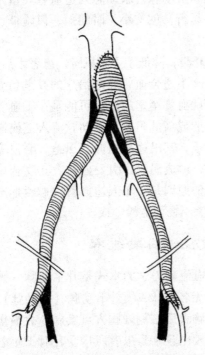

图 3 - 11 腹主股深动脉旁路转流术

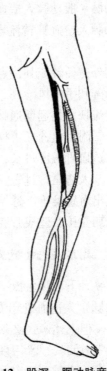

图 3 - 12 股深 - 腘动脉旁路转流术

现代医学飞速发展，腔内治疗技术的广泛应用和发展，使大多数下肢动脉硬化闭塞症患者受益，但传统经典的治疗方法仍然是外科的基础。由于其发病机制尚不清楚，病因没有根本解决，仍然需要各方医学综合治疗，包括控制相关危险因素、延缓动脉硬化的发病进程等。

第四节　解剖外途径动脉转流术治疗肢体缺血

肢体缺血是血管外科的常见疾病。低位腹主动脉、髂动脉和锁骨下动脉起始段是动脉闭塞的好发部位，病变多是由于动脉粥样硬化引起，部分由大动脉炎引起。对于药物治疗效果不明显的病例，需要采用手术治疗的方法。比较符合正常血流动力学情况的解剖途径手术式是腹主动脉 - （双）髂、股动脉人造血管转流术和升主动脉（无名动脉）- （双）锁骨下动脉、腋动脉人造血管转流术，但对于年老、体弱者，特别是全身一般状况较差的，伴有冠心病、高血压、脑动脉硬化、脑梗死等慢性疾病的患者，此类手术创伤较大、时间长、风险高、术后恢复慢，患者难以承受。而腋动脉（双）髂股动脉人造血管转流术、股动脉 - 股动脉人造血管转流术和腋动脉 - 腋动脉人造血管转流术、颈动脉 - 腋动脉人造血管转流术，简单、易行，创伤小、时间短、风险低、术后恢复快。

解剖外途径转流其优点在于避免开腹，降低了手术风险，患者术后恢复快。适合于麻醉和手术风险高，动脉病变又不适合血管腔内治疗的高危患者。解剖外途径转流缺点是远期通畅率低。早期血管堵塞的原因可能是：①血管吻合技术失败。②附壁血栓或粥样斑片脱落造成新的阻塞。③动脉流入道或流出道不畅。④人造血管长度过长，隧道路程长，其沿途易扭曲、压迫、磨损等造成血流不畅。⑤人造血管过短，张力过大，形成涡流，引发血栓。⑥吻合口感染或皮下隧道出血感染等。远期血管阻塞的原因是：①人造血管内血栓形成。②人造血管长期受压，造成管腔狭窄，血流不畅而血栓形成。

一、上肢缺血的解剖外途径动脉转流术

重建锁骨下动脉血流，符合正常血流动力学的术式是升主动脉 - 锁骨下动脉（腋动脉）人造血管转流术，或者无名动脉 - 锁骨下动脉（腋动脉）人造血管转流术。但上述术式必须正中切开胸骨后右侧开胸方可实施，故损伤大、危险高、手术时间长、术后恢复慢，一般比较难为患者所接受，对于年老、体弱的患者，尤为不适合采用上述术式。而采用腋 - 腋动脉人造血管转流术和颈动

脉－腋动脉人造血管转流术，适合于年老、体弱或锁骨下动脉起始部难以显露、分离的患者。

（一）腋－腋动脉人造血管转流术

1971 年，Myers 首先报道采用涤纶血管实施腋－腋动脉转流术，为高危患者重建上肢血液循环。此术式适用于单侧锁骨下动脉起始段闭塞、对侧上肢动脉正常、不适于开胸手术的患者。此术对单侧上肢无脉且年龄较大而脑部 Willis 环功能差者更为适用。手术体位为仰卧位，肩背部垫高 5～10cm，使肩呈后展位，并使上肢向外侧平伸 45°～60°，以利于显露锁骨下动脉。麻醉一般选择全身麻醉。手术采用优质 PTFE 带支持环直型人造血管，直径为 6mm 和 8mm 两种规格。缝合人造血管用进口 PTFE 专用血管缝线。

手术切口取锁骨中点至肩峰（同侧）连线下 3cm（约两横指）做横行切口，于胸大肌肌束间分离并显露胸小肌，结扎、切断胸小肌，显露锁骨下动脉及腋动脉。对于因锁骨下动脉瘤或外伤而使得在上述切口中锁骨下动脉近心端分离、显露困难时，可先将锁骨下动脉之近心端结扎或缝闭后，再行分离、显露。必要时可于颈根部切口切开显露锁骨下动脉起始部套带控制。动脉阻断前，静脉内给予小剂量肝素钠，0.5～1.0mg/kg 体重。吻合口均选择在锁骨下动脉远心段或腋动脉近心段。部分锁骨下动脉因动脉粥样硬化较重而先行局部内膜剥脱术，再行腋－腋动脉人造血管转流术。切口内置橡皮片引流，24h 后拔除。

手术过程中需要注意以下几点。①手术体位：仰卧位，肩背部垫高 5～10cm，使肩部呈后展位，并使上臂向外侧平伸 45°～60°，以利于显露锁骨下动脉及腋动脉。勿将上肢平伸为等于或接近 90°，以免由于肢体过度牵拉而损伤臂丛神经。②皮肤切口的选择：锁骨中点至肩峰（同侧）连线下 3cm（约两横指）做横行切口，切口不宜距锁骨太近，否则不易显露锁骨下动脉。③人造血管与锁骨下动脉（腋动脉）之吻合口位置的选择：锁骨下动脉自锁骨中点以远分出若干分支，如胸肩峰动脉、胸外侧动脉、肩胛下动脉等，且臂丛神经各分支包绕于锁骨下动脉及腋动脉四周，仅于胸肩峰动脉与肩胛下动脉之间有大约 4cm 长的一段锁骨下动脉的前壁暴露于臂丛神经各分支的包绕之外，且该段锁骨下动脉无较粗大分支，故该段锁骨下动脉较易显露。另外，腋动脉起始部也有同样的特点，故建议吻合口选择在这些位置。否则，不仅需花费时间分离、显露锁骨下动脉各个分支，而且，人造血管与锁骨下动脉吻合后，还极易压迫臂丛神经。④两侧上肢动脉压差小于（3.99kPa）30mmHg 的患者最好不做此项转流术，以免影响转流人造血管的通畅率。两侧上肢动脉压差接近（3.99kPa）30mmHg 的患者，如术中发现患肢锁骨下动脉近心端仍有血流来源，可将近心端有意缝窄或缝闭，以保证患肢血液供应及转流人造血管的通畅率。⑤阻断锁骨下动脉前仅给少量肝素（0.5mg/kg 体重）即可，理由是：该手术时间短，相对于每一侧肢体而言只需吻合一个吻合口的时间，且上肢的侧支循环相对较为丰富。

腋 - 腋动脉人造血管转流术方法简单易行、创伤小、风险低、手术时间短、术后恢复快、术后通畅率高。笔者所在科室采用此术式治疗 70 余例患者。术后随访时间为 1 个月 ~10 年，平均随访时间 53 个月，仅有 1 例在术后第 2 年闭塞外，其原因可能为压迫所导致；其余所有患者的转流人造血管均保持通畅。但此术式也存在着一些有待于进一步探讨的问题：人造血管如走行于锁骨下，则存在着预制隧道时易损伤重要血管、神经的危险，特别是易损伤锁骨下静脉造成难以控制的出血。人造血管如走行于皮下组织内，要跨行于部分锁骨前方，使人造血管易受压变形，从而可能会影响其远期通畅率；且对于较瘦的患者，皮下走行的人造血管外观隆起较为明显，影响美观。近期我们采用内支撑环的 Core - Tex，比较满意地解决了这个问题。

（二）颈动脉 - 锁骨下动脉（腋）动脉人造血管转流术

1966 年，Diethrich 等介绍了颈 - 锁骨下动脉旁路后，可以不开胸即可做上肢血运重建手术。此术式适用于单侧锁骨下动脉起始段闭塞、对侧上肢动脉亦有病变而不能行腋腋动脉转流、同侧颈动脉无病变和不适于开胸手术的患者。患者处仰卧位，头偏向对侧。选择全身麻醉，头部置冰帽。转流血管可采用自体大隐静脉或直径 8mm 的带环人造血管。

手术取锁骨上横切口。于胸锁乳突肌在锁骨的附着处予以切断，向上翻起。分离脂肪组织，显露前斜角肌和膈神经。切断前斜角肌，向外牵开膈神经，显露并游离锁骨下动脉并套带控制血流。将颈内静脉向内侧牵开，显露并控制颈总动脉。全身肝素化后，Satinsky 钳部分阻断颈总动脉，取转流血管与其行端 - 侧吻合，完成后将阻断钳移到转流血管上，松开颈总动脉的阻断。完全阻断锁骨下动脉，取转流血管另一端与其行端 - 侧吻合。切口内置引流物，24h 后拔除。

术前需要行颈动脉压迫试验，以备术中颈总动脉完全阻断，或者术中应用颈动脉内转流管来保证颈动脉供血。阻断颈动脉前需要全身肝素化，并适当提高血压。对病因为动脉硬化的患者，术前要了解颈动脉硬化的情况，手术过程中手法要仔细、轻柔，以避免颈动脉硬化斑块脱落造成脑梗死。术中要注意避免出血和损伤胸导管膈神经或导致气胸。

此术式损伤较小，移植血管短，其前方有锁骨和胸锁乳突肌保护，不易受外力损伤或压迫，疗效较满意。但此术式涉及颈动脉，需要进行脑保护，而且对于动脉硬化的患者，有发生脑梗死的危险；此术式切口短而深，动脉显露欠满意，不利于进行吻合操作，一旦发生出血将不易控制；颈肩部运动范围较大，转流血管容易因此而受压或扭曲。

二、下肢缺血的解剖外途径动脉转流术

下肢动脉硬化各部位闭塞或狭窄的手术及介入治疗的适应证的选择及掌握正确的手术方法，对于挽救患者肢体和提高患者生活质量极为重要。首先应判断某患者的全身状况及血管条件是否具有手术及介入指征＋然后确定该患者的手术或介入方式以及移植物的种类，最后还要注意手术操作的细节。只有多方面权衡全身与局部因素以及将来疾病有可能的进展方向，才能选择出适合该患者的、能够最大程度地解决其病痛的最优的治疗方案。

根据我们近20年来的经验表明，选择手术适应证要遵守以下原则：严重的间歇性跛行、静息痛、缺血性坏疽以及长期不愈合的缺血性溃疡，无论是否合并糖尿病，都应争取手术＋挽救肢体。间歇性跛行时进行动脉重建或者腔内治疗的手术适应证是相对的，即严重的、距离100mm以内的间歇性跛行，严重影响生活和工作质量者可考虑手术治疗。对轻度的间跛患者，可根据患者的意愿及流出道的情况考虑是否行手术治疗。足部静息病、坏疽和溃疡预示患者将丧失肢体，手术以挽救肢体为目的，所以手术指征是绝对的。

低位腹主动脉、髂动脉闭塞是血管外科常见的血管闭塞部位之一。比较符合正常血流动力学情况的手术术式是腹主动脉－（双）髂、股动脉人造血管转流术，但对于年老、体弱者特别是全一般状况较差、伴随疾病严重者，该手术创伤较大、时间长、风险高、术后恢复慢，患者难以承受。笔者所在科室总结的267例肾动脉开口水平以下的腹主动脉闭塞（或重度狭窄）及髂动脉闭塞（或重度狭窄）的手术患者，同时并发有冠心病、高血压、糖尿病、脑动脉硬化、脑梗死、肺气肿等慢性疾病者高达218例。9例于围手术期内死亡，均是年龄在67～87岁的高龄患者，死亡原因均为相关的并发症。而腋动脉－（双）髂股动脉人造血管转流术或股动脉－股动脉人造血管转流水，简单、易行、创伤小、时间短、风险低、术后恢复快，是适合此类患者的一种较好的手术方法。但是从随访结果看，腹主动脉－髂股动脉人造血管转流术的远期通畅率较高，而腋动脉－股动脉、股动脉－股动脉人造血管转流术的通畅率相对较低，可能与后者术式为解剖外途径，转流人造血管过长等因素有关。因此，如果患者病情许可，还是应尽量选择解剖途径转流术，以提高远期通畅率；但对危重患者，除了在围手术期对各项伴随疾病进行有效的治疗和积极预防外，同时应选择相对安全的解剖外途径转流术。笔者所在科室依据此原则，近年来此类患者的手术死亡率和围手术期死亡率均降到了零的满意程度。

解剖外途径转流术人造血管过长，通畅率欠佳，更要尽量避免可能导致闭塞的因素，如坚持服用抗凝、祛聚药物，避免转流人造血管局部受压，通过药物等治疗措施尽量延缓自身管病变的进一步加重；出现腹泻、呕吐等易引起脱水的症状时，应及时补充体液，避免因血液浓缩而引起转流人造血管内血栓形成。

（一）耻骨上股动脉－股动脉人造血管转流术

1952 年，Freeman 首先利用股浅动脉通过耻骨上区的皮下隧道，完成股总－股总动脉旁路术挽救了对侧缺血的肢体，被认为是文献上第一个真正的解剖外动脉旁路获得成功的病例。这种手术目前主要用于一侧髂动脉闭塞、不能接受主－髂动脉重建手术的患者；还适用于年老、体弱、严重的心功能和肺功能不全及恶性病变者、有腹部大型手术史或感染史者。手术取仰卧位，采用硬膜外麻醉或局部麻醉。转流血管采用直径 8mm、长 40cm 带环人造血管。

手术时在两侧腹股沟韧带远方各做纵向切口，显露双侧股总动脉及其分支。然后在耻骨联合上方、皮下钝性分离出一条隧道，放置人造血管。先从供血的股动脉侧，行人造血管与股动脉的端－侧吻合。等渗肝素盐水注入人造血管内，将阻断钳移至人造血管的远端，在人造血管吻合口无张力的情况下，与患肢股动脉吻合。若患肢仅股深动脉流出道正常，可吻合在股深动脉上。

分离耻骨联合上方皮下隧道时，要注意勿损伤会阴浅筋膜，以免造成术后皮下隧道和会阴部血肿，同时要注意勿使人造血管扭曲，并保证吻合口无张力。

本手术的特点是手术入路简单，操作容易，5 年通畅率 50%～80%。但应注意当供侧髂动脉有狭窄性病变时，血流将不能满足双下肢的需要，术后将导致供侧肢体发生缺血症状。必要时可在做髂动脉 PTA 或者支架置入术后再进行本术式。

（二）腋动脉－单（双）股动脉人造血管转流术

腋动脉－股动脉旁路手术又可分为腋动脉－单股动脉旁路术及腋动脉－双股动脉旁路术。1963 年，Blaisdele 首先报道腋－股动脉旁路术在临床应用。该术式的主要适应证是：腹主动脉末端及两侧髂动脉闭塞；单侧髂动脉闭塞，而对侧下肢动脉也有病变，而不能行股－股动脉转流术者；还包括年老、体弱不能经受腹部大手术者、严重的心功能和肺功能不全及恶性病变生存期不超过 2 年者；既往有过腹部手术历史，估计腹部手术难以进行者。适合该手术的患者需满足以下几点：

（1）双上肢的动脉搏动和血压正常，锁骨下没有血管杂音。

（2）腋、肱动脉影像学检查基本正常。

（3）手术血管选择：①血管本身受动脉硬化病变累及的程度较轻，有良好的流入道和流出道。②原则上选择下肢缺血症状最严重的同侧腋动脉为流入道。如果缺血相同，则尽量选择右侧腋动脉，因为左侧锁骨下动脉发生狭窄的机会比右侧高。

手术体位为仰卧位，肩背部垫高 5～10cm，并使上肢向外侧平伸 45°～60°。麻醉一般选择全身麻醉。

转流血管采用直径 8mm、长 70cm 带环人造血管或直径 8mm、长 70cm + 40cm "T" 形带环人造血管。

于锁骨下做一横切口，沿肌纤维方向切开胸大肌，切断附于喙突的胸小肌肌腱，解剖显露由臂丛和腋静脉所包绕的腋动脉，绕止血带为吻合做准备。显露股动脉，从锁骨切口处经胸大肌的下方，斜向外侧的腋中线采用钝性分离的方法，游离出 1 条隧道。在胸部中点另做一长 2～3cm 的横切口，使腋窝与股部切口间皮下建成隧道。如需腋动脉－双股动脉人造血管转流术，则要再做耻骨上皮下隧道。先行人造血管与腋动脉的吻合，用 5－0 涤纶线与腋动脉做端－侧吻合。人造血管的另一端经皮下隧道引至股部，摆顺人造血管，然后完成股部的吻合。

术前在了解下肢动脉情况的同时，必须确定手术侧上肢动脉通畅。人造血管行径长，注意勿使其扭曲、受压。

（三）股动脉－腋动脉人造血管转流术

适用于双侧锁骨下动脉和双侧颈动脉均有病变，且不适于开胸手术的患者。手术方法同腋动脉－股动脉人造血管转流术。术前要确定股动脉与锁骨下动脉的压力差远远大于二者之间的静水压。笔者所在科室有 2 例患者行此术式，最长术后随访 5 年，人造血管通畅，血流方向向上，无上肢和脑缺血的症状，尺、桡动脉搏动可触及。

第五节　大隐静脉原位转流术

1959 年，Rob 首先采用大隐静脉原位转流治疗股－腘动脉闭塞，因预后不佳而被放弃。1962 年，Hall 报道大隐静脉原位转流的成功经验，但因手术要求细致，方法复杂而没有被广泛采用。后来经过很多血管外科医师多年的探讨与改进，并采用静脉瓣膜刀来破坏大隐静脉的瓣膜，从而使得手术方法简化而易行，从而使此术式得到广泛的应用。有学者报道，应用血管镜引导，能更为精确和完全地破坏大隐静脉瓣膜，但至今尚无大宗病例报道。大隐静脉原位转流术是治疗股－腘动脉硬化闭塞症的常用手术方法之一，具有静脉利用率高、吻合口管径匹配、静脉损伤小、长期通畅率高等优点。目前血管腔内治疗腹股沟以远下肢动脉的患者越来越多，但尚无大宗病例以及远期随访的报道，尤其是还缺乏较好的血管腔内治疗和手术的随机对照试验，因此就目前阶段而言，自体静脉原位转流手术仍是标准的治疗方法之一。

一、大隐静脉原位转流的优越性

以大隐静脉作为移植物，用于下肢动脉转流手术，可分为大隐静脉原位转流术和翻转大隐静脉转流术。Lemaitre 和 Gruss 报道的自体大隐静脉原位转流术的 5 年通畅率分别为 77% 和 79%，与 Taylor 报道的翻转大隐静脉转流术 5 年通畅率 77% 相似。而且大隐静脉原位转流术的优点明显。首先，大隐静脉近心端管径较粗，与股总动脉和股浅动脉吻合时口径匹配，较细的远心端管径与腘动脉或以远动脉管径相近。其次，原位大隐静脉的远心端可以吻合到胫前、胫后、足背动脉直至踝关节水平，大隐静脉的利用率在 90% 以上，而翻转大隐静脉的利用率仅为 50%~70%；在做翻转大隐静脉转流时，经常因为大隐静脉长度不够而需要添加一段复合静脉，这增加了手术的复杂性和时间。再者，大隐静脉原位转流术不需要破坏静脉血管床，不易引起静脉扭曲和扭转，减少移植血管发生阻塞的概率。

Klinkert 报道的膝上股－腘动脉原位大隐静脉转流术的 2 年和 5 年通畅率分别为 81% 和 69%。ePTFE 人工血管也可以作为股－腘动脉转流手术的移植材料，手术操作较应用自体静脉简便、手术创伤较小，但其长期通畅率比较低，Brewster 报道，股－腘动脉人工血管转流手术的 4 年通畅率：吻合口在膝上腘动脉为 60%，在膝下腘动脉仅为 32%。而且如选用直径 8mm 的人造血管做股－腘动脉转流，与远端动脉血管吻合时直径相差较大，与腘动脉以远的动脉进行吻合很困难、口径不匹配，不能保证良好的通畅率。如应用直径 6mm 人造血管，虽然其直径与远端的自体动脉较为匹配，但由于直径细而通畅率较低。

股－膝上段腘动脉转流在手术适应证以及移植物材料方面的选择，目前还存在许多争议。近期 Berglund 和 Bjorrck 等报道，对于间歇性跛行和危重肢体缺血患者，使用自体大隐静脉均较 ePTFE 移植物具有更好的远期通畅率。因此认为，对仅有可歇性跛行症状的患者，应严格掌握手术指征，并避免使用 ePTFE 移植物。

二、手术适应证

（1）用于下肢动脉长段或节段性闭塞，引起严重的缺血或间歇性跛行逐渐加重者。

（2）动脉流出道情况差，动脉直径较细，而不适于行人工血管转流的下肢缺血的患者。

（3）手术的同侧肢体静脉无病变，大隐静脉的直径大于 3mm（站立位测量）。

（4）无条件购买人工血管时，大隐静脉可作为人造血管的代用品完成股 - 腘动脉转流术。

三、手术禁忌证

（1）静息痛的主要原因为足踝部压力差所造成的患者，即末梢性缺血者，均不适于此种术式。

（2）同侧肢体的大隐静脉有血栓性浅静脉炎病变者，浅静脉的炎性病变将影响移植物的通畅率。

（3）同侧肢体深静脉阻塞或严重的瓣膜功能不全者，术后将加重静脉回流障碍，而导致肢体肿胀加重。

（4）其他同侧肢体静脉病变者。

四、体位和麻醉

患者仰卧，下肢略外展。视病情采用硬膜外麻醉或全麻或静吸复合麻醉。

五、手术方法

在腹股沟韧带下大静脉入股静脉交会处做切口。结扎、切断大隐静脉各分支。沿大隐静脉走向做一长切口或多个小切口。分离、控制邻近的股总、股浅、股深动脉。全身肝素化后，紧贴股静脉根部将大隐静脉切断，缝合股静脉端大隐静脉断端。在直视下剪除大隐静脉第 1 对瓣膜。切开股总动脉，必要时局部做动脉内膜剥脱。用 5 - 0 Prolene 线将大隐静脉与股总动脉做端 - 侧吻合。结扎大隐静脉行径的分支。在膝上或膝下选择适当长度的大隐静脉予以切断，用静脉瓣膜刀顺行插入大隐静脉至近端吻合口处，依次逆行完全破坏各对瓣膜。检查并结扎大隐静脉的分支，确认大隐静脉远端喷血好，行动脉测压。根据阻塞部位选择腘动脉、胫前或胫后动脉与大隐静脉远端做端 - 侧吻合。做胫前动脉吻合时，在膝下胫前和胫后做两个切口，大隐静脉穿骨间膜与胫前动脉做端 - 侧吻合。根据静脉造影或双功彩超测量大隐静脉管径，以及弹性顺应性的结果，选择尺寸和质量合适的移植物。我们选择的大隐静脉远端最小口径是 3mm。

为了保证原位大隐静脉转流血管通畅，需要注意以下几点：

（1）根据患者的 DSA（或 MRA）影像学和 Doppler 资料，选择适当的近、远心端吻合口部位。近心端的股总（浅）动脉应当搏动良好，髂动脉无明显狭窄，股深动脉通畅。如果股总（浅）动脉吻合口处有动脉硬化斑块，吻合前做内膜剥脱，防止吻合口狭窄。远心端吻合口处应该有良好的流出道，血管造影片中至少可以找到一根从腘动脉或胫腓干通向足部的动脉血管，这样才可以保证术后肢体缺血得到良好的改善，并且是保证术后转流血管通畅的关键。

（2）如果患者的流出道较差，在远端吻合口附近应保留 1~2 支比较粗的静脉分支，将有益于移植静脉的通畅。

（3）远端吻合口动脉直径和大隐静脉远端最小口径不应小于 3mm，否则很容易阻塞。

（4）保持移植静脉通畅的另一个重要因素，是必须彻底破坏静脉瓣膜，防止阻塞；完全地结扎分支，可以减少分流，以保障转流血管远心端有足够的血流和良好的灌注压力。在直视下完全破坏大隐静脉第 1 对瓣膜，用瓣膜刀逆行破坏其余的瓣膜。瓣膜刀多具有环形的刀刃，不用转动方向即可破坏静脉瓣膜，有一扩张器，可以保护血管壁及内膜，以避免刀刃对静脉的损伤。从大隐静脉远端插入瓣膜刀，依次破坏全程瓣膜，简化操作，缩短了手术时间。沿大隐静脉行径做多个小切口，结扎大隐静脉的分支，避免动、静脉分流，增加流出道的血流灌注压力。近年有许多作者介绍通过血管镜破坏大隐静脉瓣膜，定位分支经皮结扎，取得了很好的疗效，这样创伤更小。为了预防静脉痉挛造成的血管损坏，手术时先吻合大隐静脉近心端，用 4F FogarLy 导管和肝素盐水扩张静脉，解除痉挛后，再用瓣膜刀破坏静脉瓣膜。当移植静脉远端喷血良好时，将动脉测压管由静脉远端插入，于大隐静脉全程连续测压，依据压力显示判断是否还有未结扎的静脉分支或残留的静脉瓣膜。待静脉近、远端无明显压差后，再行远心端吻合。

（5）如有条件，可在完成吻合后，通过血管造影检查静脉瓣膜的破坏程度和血管通畅情况。术中及术后 Doppler 无创检查也可判断移植血管的通畅情况。

六、术后并发症

大隐静脉原位转流术后常见的并发症有术后出血、早期血栓形成、动静脉瘘。

（1）术后出血的原因一般是结扎的大隐静脉分支出血，或者由于动、静脉吻合口出血。手术中尽量不切断分支，只行双重结扎。

（2）术后早期移植物血栓形成的原因较多，主要的原因有：流入道吻合口处动脉硬化斑块阻塞，手术中发现严重的动脉硬化斑块时要行内膜剥脱，去除斑块。远端吻合口处张力过高，入口角度不正确，静脉扭曲都是造成血栓形成的又一个重要原因，在吻合前要认真检查。第三个因素是手术中大隐静脉瓣膜破坏不完全，多会导致术后48h内转流的静脉阻塞，动脉造影可以发现残留的瓣膜；术中应用测压管于转流大隐静脉全程连续测压，也可以估计瓣膜破坏的情况。术后血液高凝和长时间的低血压状态，也可以造成血栓形成。为了预防术后早期血栓形成，一般通过静脉或者皮下肝素抗凝5~7d，以后服用阿司匹林或其他抗血小板药物治疗。移植静脉口径不足时，容易导致术后转流静脉闭塞，一般认为不能小于3mm。但是 Leather 报道直径2mm 的静脉口径也可能获得成功。

（3）动静脉瘘如果在膝周，大多数口径较小，一般不会导致明显的全身性的血流动力学的变化，不至于导致心功能不全，但是对术前就患有心功能不全者并无经验，因此建议，心脏功能不全的患者，手术中应彻底结扎静脉分支，以避免术后心功能衰竭。术中连续测压或术后 Doppler 检查，证实动静脉瘘分流量大，影响远端动脉灌注压力者，则应结扎瘘管。

近来，学者们根据 Angiosome 的理念，对下肢重症缺血者，做直接或间接腔内血管重建术，有望取得较好的疗效。对于重症肢体缺血，无论是做旁路转流术或是腔内血管成形术，Angiosome 理念的运用对挽救肢体至关重要。只要通过直接或间接腔内血管重建术，给予 Angiosome 相对应的缺血溃疡以直接血供，就可以获得非常高的肢体挽救率。

第六节　下肢动脉硬化闭塞症的治疗

动脉粥样硬化是中、老年的常见病、多发病，主要与高血压、高血脂、高血糖、吸烟、肥胖等因素有关。据调查，在60岁以上人群中，动脉粥样硬化的发病率高达80%。最近 Hanhey 等报道，在发达国家中55岁以上人群 ASO 患病率为20%；在北美和欧洲共有患者2 700万以上。下肢动脉硬化闭塞症（ASO）是动脉粥样硬化在下肢的重要表现，是周围动脉疾病和慢性动脉闭塞性疾病的重要组成部分。ASO 病理变化表现为大、中动脉的退行性病变，主要是细胞、纤维基质、脂质和组织碎片在动脉内膜或中层的异常沉积，可导致继发性血栓形成。随着社会环境的改善，人民饮食结构的变化和人口老龄化的进展，以及血管外科诊治水平的不断提高、下肢 ASO 的患病率在我国有迅速增加的趋势。

一、临床表现和外科治疗指征

根据病变累及动脉的范围，下肢 ASO 可分为3型。Ⅰ型：主 – 髂动脉型，约占 10%。病变累及腹主动脉分叉段及髂总动脉。典型临床表现为 Leriche 征，即间歇性跛行与性功能障碍。Ⅱ型：主 - 髂 - 股动脉型，约占 25%。病变涉及主动脉分叉段、髂总、髂外动脉及股动脉的近侧段，以下肢间歇性跛行为主要症状。通常腘动脉及其远侧动脉仍保持通畅。Ⅲ型：多节段阻塞型，约占 65%。病变自主动脉分叉至股动脉以远，甚至累及小腿动脉，呈现多平面狭窄或闭塞。患者多出现严重的间歇性跛行甚至静息痛，进而引发肢体远端缺血溃疡和坏死，濒于截肢的危险。约半数 ASO 患者无症状，20% 的患者会出现包括间歇性跛行、静息痛、缺血性溃疡及末端肢体坏疽在内的典型症状，其余 30% 的患者可表现为非特异的劳累性下肢症状。间歇性跛行发生后，约 30% 的患者可进展为静息痛和重症肢体缺血（CLI）。资料表明，在确诊后的 10 年内，近 20% 的患者需要接受血管外科干预，其中第 1 年内为 6% ~ 9%，随后每年有 2% ~ 3% 的患者需要进行以血管重建为目的的手术或腔内治疗。

必须强调的是，ASO 患者多合并全身心脑血管疾病或相关危险因素。有数据显示，ASO 患者 5 年及 10 年死于心脑血管疾病的比例分别为 30% 和 40%，而 CLI 患者则高达 70%。因此，对于下肢 ASO 不仅要严格掌握各种治疗方法的应用指征，重视操作技术的提高，更要重视全身伴随疾病的诊治。不能单凭影像检查结果作为选择手术的依据，一定要根据患者的临床症状和全身情况综合考虑，选择合理的治疗措施。

轻度间歇性跛行和无症状的下肢 ASO 患者的治疗，应当以药物治疗为首选。外科治疗的目的是改善药物治疗所无法控制的临床症状，以及挽救严重缺血的肢体，主要适应证包括：重度间歇性跛行、静息痛和缺血性溃疡或坏疽。2007 年，泛大西洋协作组织（TASC）根据大量循证医学研究结果，对于合理选择治疗下肢 ASO 的外科方法提出 TASC Ⅱ 分级。即将主 - 髂动脉和股 - 腘动脉 ASO，按照影像学形态分为 4 级：A 级病变局限，有较好的预期结果，建议通过腔内技术来治疗；B 级病变范围稍有扩展但权衡手术与腔内治疗的危险性和预期通畅情况，仍然以腔内治疗为主；C 级病变通过手术重建有较好的效果，但对于伴有高危因素的患者，可以尝试选择创伤小的腔内技术；D 级病变则应当选择手术治疗。必须指出，TASC Ⅱ 分级并不是指导治疗的唯一标准，最近国内已有多篇关于介入方法成功治疗 TASC C 级和 D 级病变的报道。

二、下肢 ASO 治疗方法

一般包括药物治疗、传统外科手术治疗、微创外科治疗、腔内治疗、手术介入联合治疗和自体外周血干细胞移植治疗等。

（一）传统外科手术治疗

1. 动脉内膜剥脱和成形术　适用于病变范围较为局限的主 - 髂 - 股动脉硬

化闭塞患者。此种术式的优点在于不需要放置支架、人造血管等植入性材料，减轻患者经济负担。手术成功的关键在于，完整切除病变段增生内膜，并切实固定远端内膜以防活瓣形成。Oertli 报道术后 5 年、10 年、15 年的血管通畅率分别为 93.4%、90.4% 和 84.2%。采用内膜剥脱术和动脉旁路术联合的手术方法治疗多发性或长段动脉闭塞，可缩短移植血管长度，增加术后通畅度。

2. 动脉旁路术 Ⅰ 型病例可施行 "Y" 形人造血管主髂动脉旁路术。近端吻合口建议做在肾下腹主动脉处，可行端 - 端或端 - 侧吻合。预期人造血管 5 年通畅率为 85% ~ 90%，10 年通畅率达到 70% ~ 75%。Ⅱ 型病例在远侧流出道通畅的条件下，可采用 "Y" 形人造血管做主 - 股动脉旁路术。Ⅲ 型病例动脉狭窄或闭塞涉及多个节段，形成不同类型，应根据病变范围设计不同平面的节段转流。股 - 腘动脉旁路术移植物尽量采用自体静脉，尤其是跨膝关节者。最新资料显示，选用大隐静脉的 4 年首次通畅率和继发通畅率分别为 73% 和 90%，而 PTFE 为 47% 和 47%；涤纶为 54% 和 60%。值得注意的是，ASO 患者股深动脉常不被累及或仅累及开口处，股深动脉与腘动脉之间有大量侧支沟通。在股浅动脉广泛闭塞时，选择股深动脉成形或作为流出道，是重建患肢血供、简化手术方法的一种有效手段。

3. 解剖外旁路术 手术耐受性不佳的患者，可选择解剖外旁路术，即腋 - 股或股 - 股动脉旁路术，前者适用于 Ⅰ 型病例，后者适用于一侧髂动脉闭塞而股动脉通畅，对侧髂 - 股动脉通畅的病例。Manin 报道腋 - 股动脉旁路术后 1、3、5 年通畅率分别达 86%、72% 和 63%。Mii 等报道股 - 股动脉旁路术后 2、5、10 年首次和二期通畅率分别为 93% 和 97%、83% 和 92%、65% 和 63%。

（二）微创外科治疗

在主 - 髂动脉闭塞性疾病的治疗中，虽然传统的开放性手术具有最佳的远期通畅率，但短期死亡率较高。而腔内治疗主要被用于治疗 TASC A 型和 B 型的主 - 髂动脉闭塞，对于 C 型和 D 型的病变，腔内治疗效果欠佳。随着腹腔镜技术在血管外科的应用、发展，传统的主 - 髂动脉开放性手术已经能够被腹腔镜辅助下主动脉手术所替代。1995 年，Dion 等最先将腹腔镜技术用于主 - 髂动脉疾病的治疗，之后 Coggia 等将此技术进一步完善，形成了目前较为成熟的经腹膜、左结肠后治疗路径，通过联合患者右倒仰卧体位，能够为主动脉的解剖和吻合提供较为充足的操作空间。与传统开放性手术相比较，全腹腔镜下主动脉重建术治疗主髂动脉闭塞具有手术创伤小、患者恢复快、呼吸道并发症少等优点。尽管腹腔镜治疗的初期结果令人鼓舞，但我们必须持十分慎重的态度，只有经过严格训练和操作，才能熟练掌握腔镜下主动脉吻合这项技术。

（三）腔内治疗

1. 经皮腔内血管成形术（PTA）　PTA 是治疗下肢 ASO 中应用最早、最广泛的腔内治疗技术之一，主要适用于 TASC A 型和 B 型的患者，但对于 C 型甚至 D 型病例，近年来也有 PTA 成功治疗的报道。目前，对于髂动脉狭窄、闭塞性病变，PTA 和支架置入术 3～5 年的一期通畅率已经和外科旁路术的通畅率基本相当（80%～85%），因此，PTA 和 stent 已成为髂动脉狭窄、闭塞性病变的首选治疗方式。股–腘动脉狭窄性病变 PTA 的技术成功率高于 90%，但是，股–腘动脉狭窄、闭塞性病变单独做 PTA 后，5 年的累积一期通畅率仅为 38%～58%。对于股–腘动脉病变是否行一期支架植入仍存在争议。目前的一些试验研究证实，股–腘动脉支架植入的远期通畅率并不高于单一 PTA。由于腘动脉邻近的关节活动范围大，易使支架折断，多数学者认为腘动脉病变是支架植入的相对禁忌证，支架植入仅应用于 PTA 无效，以及 PTA 后出现夹层的病例。小腿 PTA 后 6 个月血管通畅率虽仅为 50% 左右，但膝以下动脉球囊扩张后，可迅速恢复远端组织供血，为缺血性溃疡的治愈赢得时间，有利于坏死足趾截除后的伤口愈合，随着狭窄的逐渐形成，肢体的侧支循环随之逐步建立。

2. 内膜下血管成形术（sSIA）　1989 年，Bolia 等首次报道 SIA 成功治疗股–腘动脉闭塞性疾病。随后这种技术在欧洲的一些医学中心被相继采用，并取得了令人鼓舞的结果。目前，SIA 已不仅仅限于股腘动脉的治疗，在外周动脉，尤其是小腿 ASO 的腔内治疗中，发挥着重要的作用。其基本原理是运用介入操作，使导丝经由内膜下通过动脉闭塞段，辅以 PTA 和 stent 等方法开通血流。文献报道 SIA 技术成功率高达 90%（请参阅相关章节）。

3. 机械性装置　目前血管腔内治疗的机械性装置较多，包括激光血管成形术、机械性硬化斑块切除术、超声消融术等。腔内超声消融是通过超声的机械振荡、空化作用以热效应和诱导非内皮细胞依赖的血管平滑肌舒张，使扩张血管等，选择性地将其消融。由于这一技术具有创伤小、术后并发症少及疗效好等优点，在血管闭塞性疾病的治疗中占有一定地位。但是，目前的超声消融导管仍有质地较僵硬、管径较粗、超声探头的扭控性较差等不足，从而限制了本技术在外周迂曲的小动脉中的应用，随着导管制造技术的进步，目前文献中有关报道甚少。

（四）外科手术联合腔内治疗

据统计，70% 的下肢 ASO 为多平面、多节段闭塞，传统术式是分节段或长距离的动脉转流，此种手术要求有合适的移植材料，并且创伤较大，尤其对合并全身严重病变的老年患者，麻醉和手术风险较高。近年来，外科手术联合腔内治疗已经成为治疗多节段 ASO 的重要手段，目前应用较广的为主–髂动脉腔内治疗、联合远端股－腘动脉旁路术或联合股深动脉成形等。联合治疗简化了治疗方法，减少了并发症发生率和降低了死亡率，尤其是为高危患者提供了治疗机会。

近20年来，由于PTA属微创手术，所以颇受患者和医师们的偏爱，因此其应用范围日益扩大，手术效果也不断提高。Hynes等指出，做截肢者人数下降的原因应归功于PTA技术的进展，如导丝、球囊、支架等应用和改进，以及新型溶栓药物的应用等。此外，有关的内科治疗，如抑制素（statins）、抗血小板新药等的临床应用，以及彻底戒烟、影像学检查的进展等，也都发挥了重要的作用。在PTA的应用方面，Rowe等特别推荐动脉内膜下腔内成形术（SIA）的良好疗效。他们还指出，近来临床采用SIA治疗ASO髂－股－腘闭塞的患者后，手术救肢率由过去的42%提高到目前的70%。

（五）基因或自体外周血干细胞移植治疗

20世纪90年代中期，国内外已在临床试用血管内皮细胞生长因子（VECF）等治疗下肢ASO。21世纪初，又开展干细胞移植的临床研究，都已取得初步的成效。

血管新生技术是近年来医学研究的一个热门课题，已发现骨髓、外周血、脐血和胎肝中存在内皮祖细胞（EPC），使干细胞移植术治疗下肢缺血性疾病成为一种崭新的治疗方法。自体外周血干细胞移植的治疗一般可分为自体外周血肝细胞的动员和移植两个步骤。自体外周血于细胞移植治疗后，通过对踝/肱指数（ABI）、末梢血流激光多普勒扫描血流灌注量、间歇性跛行和动脉造影等指标的综合评估，大量病例证实，动员后的外周血干细胞移植能有效地增加ASO患者的下肢血流，改善患肢症状。但是干细胞研究尚有较多问题有待解决，作用机制尚不十分明确，在安全性、能否获取能足够特异分化的干细胞、有效的移植方法、是否联合应用细胞生长因子等方面，仍需做全面、深入的探索。

（六）药物治疗

下肢ASO药物治疗的基本原则是扩张血管、抗凝、祛聚、溶栓和镇痛等。血管扩张药目前临床应用较为广泛，其中包括盐酸罂粟碱、烟酸、5－羟色胺阻断剂（安步乐克）和前列腺素类（前列腺素E_1和凯时）等药物。祛聚性药物如氯吡格雷、西洛他唑等具有抑制血小板聚集种扩张周围动脉的双重作用，能够有效地延缓ASO的发展，预防腔内或手术治疗后动脉的再狭窄。溶栓药物如尿激酶、链激酶等多被用于治疗ASO合并急性动脉血栓形成患者，溶栓药物需尽早使用，并辅以扩张血管和抗凝治疗，方可取得满意的疗效。抗凝药物多用于血管重建围手术期、人造血管重建术后，以及动脉血栓形成的治疗，常用者包括肝素、低分子肝素、华法林等。

其余非手术治疗方法包括控制血压、血糖、血脂，控制体重，戒烟和步行运动锻炼等。

总之，引前对 ASO 的治疗，虽然已取得可喜的进展，但是还没有具备特别良好疗效的规范方法。

第七节　下肢动脉远侧整段内膜切除术重建血液循环

下肢动脉粥样硬化性闭塞症是中、老年男性的多发病。按临床表现的不同，可分为两大类型，即：①间歇性跛行型，多为髂－股动脉段单个短段狭窄或闭塞，患肢病程较长，无急性缺血症状，药物或（和）行走锻炼，可使病情缓解甚至基本消失，患者能保持较好的生活质量和工作能力。②急性缺血型，多为动脉长段闭塞，一般均累及股浅动脉全程，起病急骤，患肢明显缺血，可很快发生坏死，甚至危及生命，必须及时做重建血液循环的搭桥转流术，以挽救患肢和生命。

长期来临床实践表明，下肢动脉长段闭塞做搭桥转流术者，若流出道建在膝关节以下或用人造血管为移植物时，术后远期通畅率低，疗效不满意。20 世纪 90 年代，下肢股浅动脉内膜整段切除术（RSFE）开始在欧洲应用于临床，其优点为操作简单，并发症较少，安全性较高。近年来，美国有的医疗中心已开展本手术，对这种治疗方法积累了一定的临床经验。

一、历史回顾和手术方法

1996 年，Moll 等首先报道做长段内膜切除术，来重建股浅动脉广泛闭塞症的血液循环。具体手术方法：患者做全身麻醉，于腹股沟部做纵行或斜行切口，显露股总、股深和股浅动脉。静脉注入肝素 5 000U，取 21 号穿刺针由闭塞的股浅动脉近端，逆向刺入股深动脉腔内，注入造影剂做患肢动脉造影，以确定内膜粥样斑块硬化性病变的远侧界限，在股浅动脉起始处阻断血液循环，并保持股深动脉的通畅。于股浅动脉近侧段向下做纵向切口切开管腔，在管壁中层与内膜间分离出环形剥离面，并向下方游离 2～4cm。在股浅动脉近端横断呈硬化性病变的内膜，套入环形剥离器，于荧光透视指引下，向远侧一直分离到病变内膜的末端，套入切割器，于病变内膜末端切断内膜，并整段取出。以含肝素的生理盐水将内膜切除段冲洗干净后，再做动脉造影，确定病变内膜已完全取出。用导引钢丝向股浅动脉远侧探测是否能顺利进入腘动脉腔内，如有阻挡，可再用切割器将远端的内膜修剪整齐。然后做股浅动脉段气囊成形术，并于内膜切除的远端置放支架，以保证股浅动脉与腘动脉的通畅，再根据具体病情将管壁切口向股总和股深动脉延长，取出其中硬化性病变内膜。最后以补片修复股动脉上的切口，再做动脉造影以确定手术成功。

髂外动脉全程闭塞时，亦可做整段内膜切除以重建血液循环。术中一般是从健肢股总静脉向患肢髂外静脉插管行动脉造影。切开股总静脉后，逆向做髂外动脉内膜切除。最后在手术区远端腔内置入支架。

二、手术效果

目前对本手术的疗效，尚无大宗病例长期随访的报道。综合 Ho 等、Callant 等、Lermuslanx 等、Teijink 等和 Rossed 等的报道，本手术成功率可达 85% ~ 90%；术后 2 年的再狭窄率为 46% ~ 69%。近几年来，由于手术操作技术和器械的改进，本手术已在美国得到逐步开展。据近期文献报道，术后近期和中期效果尚令人满意。

2006 年，美国 Martin 等报道，2002 年 9 月至 2004 年 9 月 133 例，在文献中患者最多。手术指征为：间歇跛行 57%，急性缺血症 43%。手术成功的有 117 例（88%），16 例失败，改做转流术（12%）。做髂动脉内膜切除者 7 人，股浅动脉内膜切除 105 人，髂和股浅动脉内膜切除 5 人。在髂动脉和股浅动脉切除内膜的平均长度，分别为 12cm 和 26cm。术后第 1 日出院者占 53%，第 2 日为 47%。术后早期并发症包括 24h 内动脉血栓形成 2 人，创口淋巴漏 3 人，无手术死亡者。全组术后平均随访 19 个月，其中 8 人失去随访。术后 30 个月原发通畅率为 70%，辅助原发通畅率为 76%，继发通畅率为 80%：因间歇性跛行做手术者，术后疗效优于急性缺血者。术后复发闭塞的有 19 人，其中 4 人因症状不严重未做处理，髂动脉手术者优于股浅动脉。在随访期做截肢者 7 人，救肢率为 94%。他们认为，本手术治疗髂或（和）浅动脉全程闭塞时，其疗效与转流术（自体静脉作移植段）和腔内手术相等，万一手术失败后，可再做转流术。本手术操作简便，并发症少，死亡率低，是其特有的优越性。他们指出，采用新的 aSpire 带膜支架，明显提高术后远期通畅率。此外，本手术由于未破坏闭塞段的侧支循环，所以术后复发闭塞时，常不发生急性缺血性的严重临床表现，而做人造血管转流术失败者中，需要急诊手术重建血液循环者可达 28%。最后他们提出，本手术有望成为治疗髂、股浅动脉长段闭塞的首选式式。

2010 年，Gisbenz 等首次报道，RSFE 术后 1 年内再狭窄的概率最高可达 83%，术后中、长期疗效不佳。因此，他们在完成 RSFE 后，立刻施行动脉腔内低温成形术（C‒PTA），能使再狭窄的发生率显著减少。他们推荐联合这两种手术，有望大幅度提高手术疗效。

最近，学者们又提出 RSFE 的改良法，命名为"支架辅助下远距离髂动脉内膜剥脱术"，作为治疗髂外动脉与股总动脉联合病变的新选择。

大多数髂动脉闭塞性病变，首选介入手术、PTA 或联合支架进行手术治疗。但如果合并有长段股动脉闭塞，则多选用开放性手术，如主-股动脉旁路转流、髂-股动脉旁路转流或主-髂动脉内膜剥脱术。

Vollmar 倡用圈套器的半闭合式髂动脉内膜剥脱术，可不用开放切口以显露近侧主-髂动脉的流入道，而只需切开远侧股总动脉，在血管壁与动脉硬化性内膜之间，置入圈套器，一直往上推至髂内动脉开口，离断内膜片后，全程取出内膜段。但是仍有可能遗留活瓣组织，可导致远期复发再狭窄，因此在近端内膜片离断处，植入支架以固定活瓣，理论上可预防术后再狭窄。

最近，Sime 报道，采用上述技术，共做 SA-RIEA155 例，术后 1、3、5 年的一期、一期辅助、二期畅通率分别为 80.2%、74.7%、69.3%；84.8%、82.4%、78.2%；86.8%、84.2% 和 79.6%。他们认为，治疗髂外动脉与股总动脉联合闭塞病变，SA-RIEA 在安全性和有效性上都有明显优于开放性手术。

第八节　跖和跗动脉转流重建下肢血液循环

下肢动脉硬化闭塞症是老年男性的常见病，病情严重者可并发肢端坏疽做截肢而致残，因此在发生紧急缺血的临床表现时，必须及时做动脉搭桥转流术，重建血液循环以保全患肢。糖尿病是本症的高危因素之一，并且有其特殊动脉硬化闭塞的病理模式，即病变多广泛地累及小腿部动脉主干，而有些足部的小动脉却仍保持通畅，从而可用来作为动脉转流术的流出道，以重建糖尿病足的血液循环。

一、足动脉转流术的演进

早在 1967 年，Conrad 通过对糖尿病截肢标本的研究指出，在胫动脉和腓动脉均广泛闭塞的患肢中，大多数足部的主要动脉，特别是足背动脉却仍然通畅，从而在病理解剖的基础上，证明做足动脉转流术的可行性后，足动脉转流术即在临床开展。目前以足背动脉和踝部胫后动脉为流出道的动脉重建术，已成为血管外科的一种常规手术方法。2003 年 Pomposelli 等报道做足背动脉转流术 1 000 余例的经验，他们指出，在因动脉硬化闭塞使患者发生严重缺血者中，糖尿病患者约占 90%；通过自体静脉段作为移植物的足背动脉转流常常是唯一可

供选取的有效手术方法，本手术在所有下肢动脉重建术者中约占 30%。Ascer
等指出，在严重缺血的糖尿病足中，如检查发现足背动脉和踝部的胫后动脉也
已闭塞时，他们的分支如跖动脉和跗动脉可能仍保持通畅，可以用作动脉重建
的流出道，使患足能完全或大部分被保全。这种小动脉（管径 1mm 左右）的重
建手术有一定的操作难度，所以至今有关的文献报道较少。

二、手术患者的选择和准备

下肢动脉硬化闭塞症患者，发生严重缺血濒于患肢坏疽，经检查确定只有
患足尚有通畅的动脉主干时，才应考虑做足动脉，特别是跖和跗动脉转流术。
有些学者特别强调手术的指征为，患肢严重缺血即将发生坏死，而又无一般常
规动脉重建术适应证，只能选择截肢者，才考虑争取做足动脉转流术重建血液
循环。术前对溃烂的患足需做相应的清创、切除和引流术，并经静脉滴注足量
的广谱抗生素，以控制感染。手术前常规做 DSA 造影术，检查范围应包括从腹
主动脉、两髂动脉直至足趾部的所有动脉，患足更应做前后位和侧位 X 线摄片，
全面了解足动脉的情况。造影检查时，可经动脉注入血管扩张剂，如硝酸甘油
400μg/ml 或罂粟碱 60～90mg，使足部动脉清晰显示。只有在跖动脉和跗动脉
近侧均无动脉可见的情况下，才做出选取管径较大、病变程度较轻的跖或跗动
脉段作为动脉重建流出道的决定。

三、手术方法

一般选用作为流出道者为外侧跗动脉、内侧跖动脉或外侧跖动脉。显露
外侧跗动脉可在足背动脉做纵切口，首先找出足背动脉，并于足舟骨的平面
识别外侧跗动脉的起始部；此时可将切口稍向外侧延长，充分显露该动脉；
如将趾长伸肌向外侧牵开，并部分切断短伸肌肌腹可使显露更为清晰。若选
择跖动脉作为流出道，即于内踝后方做切口，首先找出胫后动脉终末段；然
后将切口向远侧延长，解剖出屈肌支持带和在其表面越过的几支静脉并均予
以切断，即可显露出跖动脉的分叉部。跖动脉内侧支一般从分叉处沿足底外
侧一直向远侧伸延，解剖并切断展肌，可使其显露更清晰。跖动脉外侧支的
管径较大，位于内侧支稍深的层面，可于其越过足底伸向外侧之前找出适合
做转流的节段。

大多数跖动脉和跗动脉都有不同程度的钙化，有的节段可累及整个周长
范围，因此需将选择做转流术的动脉予以切开，检查管径的大小是否合适。
符合作为流出道的标准是，1mm 不锈钢冠状血管探针，或者 22 号静脉导管能
顺利插入，并有回血可见；10ml 肝素化生理盐水能在无明显阻力的状态下经

该导管注入动脉管腔内。有时动脉管径＜1mm，但只要符合上述条件者，均可选用。

确认跖动脉或跗动脉可以作为流出道后，再检查自体大隐静脉的情况。如果股总或股浅动脉可作为流入道，并且同侧大隐静脉完好者，可考虑做大隐静脉原位转流；取腘或胫动脉做流入道时，则可取大隐静脉段（倒置或不倒置）搭桥转流。必须注意的是，大隐静脉的管径应该与流入道和流出道相匹配。若无合适的大隐静脉可供选择时，可考虑取自体臂静脉、小隐静脉，或者不同部位取下的自体静脉段，相互做端端吻合组成复合移植物。学者们均一再强调，目前尚无任何种类的人造血管可供做足动脉转流者。过去学者们在术中均常规用血管镜检查选用静脉段的情况，但目前已可在术前通过彩超检查，决定移植静脉段的取舍。

转流术完成后，一般即在术中用彩超检测流出道有无正常血流通过，而不必再做动脉造影术。手术结束时，切口只做单层逢合。术后给予阿司匹林口服和皮下注射肝素5 000u，每8～12h一次，直至出院时为止。有些患者司在术后48h内，由静脉输入低分子量肝素（20ml/h）。为防止发生创口并发症，应将创口做弹性包扎，注意手术后2～7d内不使患者负重，并在术后数周内经常于平卧位抬高患肢。

四、手术疗效

本手术的适应证基本与足背动脉转流术相同，都适宜于腘动脉远侧广泛性动脉闭塞的糖尿病患者，但是取跖或跗动脉作为流出道者，术后早期失败率高出后者2倍以上，并且其术后通畅率和救肢率也明显低于后者。据报道，术后早期转流口的闭塞率分别为29%、26%和15%。但是，学者们综合文献资料的结果指出，虽然本手术有较高的术后早期失败率，而术后保持通畅者的疗效却相当令人满意。Ascer等报道的24次手术中，术后2年的原发通畅率和救肢率分别为67%和78%；Connors等2000年在另外24次手术中，术后2年原发通畅率和救肢率也分别为70%和78%。美国哈佛医学院Hughes等报道做跖动脉或跗动脉转流术患者90例（共98次手术），其中男性81例（83%）；平均年龄（67.5±11.6）岁；糖尿病患者占84%；手术指征为肢端坏死93人（95%），静息痛3人（3%）。转流术后移植物闭塞2人（2%）。18例（18%）曾做过其他动脉重建术，5例（5%）曾做足背动脉转流术。流人道取自腘动脉者71次（72%），25次（26%）取自股动脉或股动脉上的移植物，20次（20%）取自胫动脉。移植物取自大隐静脉者67人（69%），臂静脉20人（20%），复合静脉段10人（10%）和PTFE人造血管1人（1%）。流出道为跖动脉者77次

（79%），外侧跗动脉 21 次（21%）。术后 30d 内死亡率为 1%，移植物闭塞者 11 例（11%）。水后随访 1～112 个月（平均 9 个月），术后 1 年的原发通畅率、继发通畅率、救肢率和生存率分别为 67%、70%、75% 和 91%；术后 5 年分别为 41%、50%、69% 和 63%。选用大隐静脉者效果最好，术后 1 年原发通畅率为 77% 比 47%，继发通畅率为 82% 比 47%。不论选用哪一支动脉作为流出道，其术后疗效无显著差别。

第四章　下肢静脉回流障碍性疾病

第一节　血栓性浅静脉炎

血栓性浅静脉炎在临床上常见，并且可以引起显著的不适和功能受限，虽然这是一个良性、自限性疾病，但能复发并持续存在。文献报道，血栓性浅静脉炎的病例中，约11%血栓蔓延而导致深静脉血栓形成。浅静脉血栓最常见的病因与浅静脉置管、刺激性药物、感染等造成的静脉内膜损伤有关；也可因血液淤滞常发生在曲张的浅静脉；部分病例存在抗凝血酶Ⅲ、蛋白C和蛋白S的异常；口服避孕药和妊娠也可能与血栓性浅静脉炎发病有关，但尚无确切证据。此外，某些恶性肿瘤如急性淋巴细胞性白血病和胆管癌等，已证明能够释放一些促凝物质，可并发血栓性浅静脉炎。

一、血栓性浅静脉炎的类型

（一）损伤后血栓性浅静脉炎

损伤后血栓性浅静脉炎通常发生在肢体遭受直接外伤后，沿着静脉走行的相应区域出现触痛性条索状物，因静脉损伤后皮下出血，常可见到皮下瘀斑。损伤后血栓性浅静脉炎也常发生在静脉穿刺注射的部位，多数因注射刺激性或细胞毒性药物而引起，这是目前血栓性浅静脉炎最常见的类型。经静脉腔穿刺置管本身发生血栓性浅静脉炎者较少见。临床上表现为穿刺注射部位出现红肿和疼痛，通常持续数天或数周，有时需要数月才能完全缓解。

（二）静脉曲张后血栓性浅静脉炎

血栓性浅静脉炎常发生在下肢曲张浅静脉腔内，血栓可以沿大隐静脉向上或向下蔓延，或者发生在非大隐静脉主干的曲张静脉分叉部位。除部分继发于损伤外，相当一部分常没有任何诱因。血栓性静脉炎常表现为静脉曲张部位出现有触痛的硬结，其周围常有红斑。极少数情况下，如果血栓反应蔓延至踝部静脉壁和皮肤，可能发生显著皮下出血。基于细胞周围的炎症反应和细胞因子的合成和释放，血栓性浅静脉炎多发生在静脉淤积性溃疡附近的静脉曲张部位。

（三）感染性血栓性浅静脉炎

1932 年，De Takats 提出手术后、注射治疗后、损伤或放疗时，以及静脉曲张中的隐匿性感染，是发生血栓性静脉炎的重要因素。血液中 L 型或其他非典型细菌类型可能在疾病发生中起重要作用。另一种感染性血栓性静脉炎的特殊类型是脓毒性静脉炎，脓毒性静脉炎通常发生在长期应用静脉内置管输液后，以静脉内化脓为其特点，常与脓毒症有关，这是一个严重的，甚至是致命的并发症。

（四）游走性血栓性浅静脉炎

1845 年，Jadious 首先描述游走性血栓性浅静脉炎，其特征为浅静脉血栓反复发生在不同的部位，但最常见在下肢。尽管大量的致病因素已经发现，但仍然没有一个确定的因素，可能与两种疾病密切相关：①内脏癌的体表表现：1856 年，Trousseau 首先报道与癌症有关；Sproul 注意到胰尾癌患者易发生游走性血栓性浅静脉炎。②游走性血栓性静脉炎常与血管炎有关，如多发性结节性动脉炎、血栓闭塞性脉管炎。Buerger 报道，19 位血栓闭塞性脉管炎患者中，8 例出现游走性血栓性静脉炎；而 Shionoya 随访 255 例血栓闭塞性脉管炎患者中，43%。发生游走性血栓性静脉炎。上肢的游走性血栓性浅静脉炎，除发生于血栓闭塞性脉管炎外，尚见于结节性红斑、白塞病等。

（五）胸壁血栓性浅静脉炎

胸壁血栓性浅静脉炎又称 Mondor 病，系指前胸壁、乳房、肋缘和上腹部的浅静脉有血栓形成，并继发炎症改变。Mondor 病罕见，其静脉炎症通常局限在乳房上部的前侧壁部分（侧胸静脉）、乳房下部越过乳房反折处、沿着肋缘和上腹部的区域（胸、上腹壁静脉），以及由乳头内下方伸展到剑突下和上腹壁范围（腹壁上静脉）。其特征为局部体检发现触痛、条索样结构，拉紧皮肤或抬高上肢时更为明显。目前病因尚未明了，除上肢骤然用力而静脉受牵拉遭受损伤，构成本病发病因素外，也可能与恶性肿瘤有关。近来文献报道，Mondor 病多发生在乳房手术后、长期口服避孕药、遗传性蛋白质 C 缺乏、抗心磷脂抗体阳性等情况时。

二、诊断

诊断通常不困难。患者主诉沿静脉走向部位，出现疼痛伴有条索样结构或结节，常并发静脉周围炎症反应而引起累及静脉处发红。游走性血栓性浅静脉炎与一般性血栓性浅静脉炎无异，其表现为某一区域内，骤然出现线状或网状红肿条索状物，有疼痛和压痛，初时质地较软，随后逐渐变硬，红肿充血逐渐为色素沉着所替代。在长期发病过程中，发作具有间歇性，呈迁徙性地、此起彼落地、在人体各处交替发病，所遗留的色素沉着和索条物可布满全身。脓毒性血栓性静脉炎诊断较困难，诊断率为62.4%。如果有置管输液史者，出现不明原因的败血症，应高度警惕脓毒性血栓性静脉炎可能。首先应检查原来静脉置管处，以期发现任何感染证据；或者血培养两次同样菌株阳性，在排除酿成败血症的其他原因后，应探查静脉。

双向多普勒超声能发现浅静脉中的血凝块，并了解是否蔓延到深静脉系统。尽管血栓性浅静脉炎蔓延至深静脉是少见的，但仍然有一定危险性，特别是存在血栓性浅静脉炎而又制动的患者，发生率明显增加。Lutter报道，186例膝上大隐静脉血栓性浅静脉炎者，蔓延到深静脉系统的有12%。

一般不必做静脉造影以明确诊断，造影检查甚至可能加重症状。有时为排除深静脉血栓，可进行静脉造影检查。CT检查对腔静脉段血栓扫描更为有效。

三、治疗

血栓性浅静脉炎的治疗取决于不同的病因学和病理类型、浅静脉血栓的范围和症状的严重程度。双向多普勒超声可以精确判断疾病的范围，以便做出合理的治疗。

对于一般性血栓性静脉炎仅表现为表浅的、局限的、轻度触痛的静脉炎症反应，可口服轻型止痛药，如阿司匹林和使用循序减压弹力袜，并鼓励患者继续参加日常的活动。如因静脉曲张所致血栓性浅静脉炎，且症状持续存在，做病变累及的曲张浅静脉剥脱，能加快缓解症状。

较广泛的血栓性静脉炎如出现严重程度的疼痛、发红和广泛蔓延，应卧床休息，抬高患肢，理疗热敷等，且往往以后者为最有效。下床活动时，应穿用弹力袜或弹力绷带。如果并发皮肤溃疡或淋巴感染，可应用一些抗感染药物，一般情况下不需要使用抗生素。阿司匹林和双嘧达莫等抗血栓药物，在血栓性静脉炎中的疗效是不确定的，因为血栓性静脉炎主要是由于炎症反应和纤维蛋白凝固，抗血栓和抗血小板聚集药物似乎只有极小的应用价值。当血栓性浅静脉炎涉及大腿，如隐股静脉结合点或腘静脉处，可能蔓延到深静脉时，可使用抗凝治疗。低分子量肝素是目前最常用的抗凝剂，具有使用简便、安全、疗效确切等优点。为预防血栓可能向深静脉蔓延，特别是双向多普勒超声证明血栓累及范围比原发部位更大，并蔓延到股部大隐静脉时，应做大隐静脉剥脱或隐股静脉结合点结扎。

如果病变静脉不切除，血栓性静脉炎常易复发。因此，应指导患者使用循序减压弹力袜，避免长时期站立或制动，卧床时轻度抬高床脚，以防止静脉血液淤积。

游走性血栓性静脉炎，特别是原因不明时，应仔细检查胃肠道，排除恶性肿瘤的可能。同时应特别注意抗凝血酶Ⅲ、蛋白质 C 或蛋白质 S 的异常。

当血栓性静脉炎与静脉置管有关时，应立即拔除导管，进行细菌培养，并选用合适的抗生素。如果怀疑为脓毒性血栓性静脉炎，应立即切除全部累及的静脉段，切口完全敞开待二期缝合，或者以后做皮肤移植。同时使用合适的全身抗生素治疗。脓毒性血栓性静脉炎累及深静脉时，除使用针对性的抗生素外，抗凝治疗十分必要。

四、预后

预后通常较好。血栓性浅静脉炎发生后，一般可能持续 3～4 周。浅静脉炎尽管可能蔓延到深静脉，但发生肺梗死罕见。相反，浅静脉血栓常常继发于深静脉血栓，特别是踝部有溃疡的患者。对于发生在下肢静脉曲张后的血栓性静脉炎，不切除病变的静脉段，可能有较高的复发率。

第二节　深静脉血栓形成

深静脉血栓形成是指血液在深静脉不正常的凝结，好发于下肢，其发病率约为上肢的 10 倍。目前，我国的发病率尚无确切的统计资料，但有逐年上升的趋势。上海交通大学医学院附属第九人民医院 1990 年在华东四省一市进行血管病流行病学调查，发现下肢静脉病发病率为 8.72%，而近 20 年来 20 000 余例下肢静脉造影资料分析表明，下肢深静脉血栓形成及后遗症患者占 22.39%。因此，推测我国下肢深静脉血栓形成及后遗症患者约有 3 000 万人。深静脉血栓形成在急性阶段如不及时诊断和处理，一些患者可因血栓脱落造成肺梗死。据文献报道，美国每年死于肺梗死者约为 10 万人。此外，未能及时处理者，多数不能幸免慢性血栓形成后遗症的发生，造成患者长期病痛，影响生活和工作能力，严重者可以致残。

一、下肢深静脉血栓形成

（一）发病原因

1856 年，Virchow 提出的静脉内膜损伤、血流缓慢和血液高凝状态，仍然被公认为导致深静脉血栓形成的三大因素，随着科技的进步和许多新的检测手段的问世，赋予了许多新的内容。

1. 静脉内膜损伤　静脉内膜具有良好的抗凝和抑制血小板黏附、聚集功能，完整的静脉内膜是防止深静脉血栓形成的前提。静脉壁因外伤如手术、创伤、电击或感染等使内膜遭到破坏，内膜下的胶原裸露，导致血小板的黏附，并进一步发生聚集和释放反应，释放的生物活性物质可使血小板进一步聚集，形成血小板血栓。内膜下的胶原可激活凝血因子Ⅶ，启动内源性凝血系统；血管壁损伤释放的组织因子，则可启动外源性凝血系统，最终导致血液中大量的纤维蛋白形成网络样结构。血小板血栓，加上局部产生的纤维蛋白，以及血细胞的沉积，于是形成了血栓，这一血栓发生发展过程得到大家的认同。值得注意的是，在远离组织损伤处的静脉，同样可发现静脉内膜的损伤。Schaub 在动物实验中观察到，在施行三种不同的腹部手术（子宫切除术、脾切除术、小肠吻合术）时，颈静脉和股静脉壁有大量白细胞的黏附和浸润，推测是由于手术所致组织损伤，而释放的代谢产物进入血液循环所造成，这些代谢产物被证实为组胺和缓激肽。Stewart 在实验中经静脉持续灌注组胺和缓激肽，能产生同样的颈静脉和股静脉的内膜损伤，并且内膜损伤的程度在全髋置换术时，远较腹部手术时为严重。Comerota 在实验中发现，施行全髋置换手术时，通过扫描电镜可于颈静脉和股静脉的内膜，找到一些微小裂伤，这些静脉裂伤在静脉分支入口、汇合或瓣膜处最多。因为在静脉分支入口、汇合处或瓣膜周围的静脉壁，平滑肌和结缔组织明显稀疏，以致该处管壁的结构最为薄弱。当静脉瘀血使管腔扩大后，即可在这些结构薄弱的内膜上发生极为微小的裂伤，局部出现白细胞浸润，并伴有血小板黏附和纤维蛋白沉积。近来的临床研究也表明，手术过程中静脉显著扩张者，术后很可能发生深静脉血栓形成。

2. 血流缓慢　血流缓慢是造成下肢深静脉血栓形成的首要因素，但单一的静脉瘀血常不致引起深静脉血栓形成。静脉血流淤滞，增加了激活的血小板和凝血因子与静脉壁接触的时间，容易引起血栓形成。如果发生在受损的静脉内膜，则血栓发生的概率大大增加。静脉瓣膜的瓣窝内血流缓慢，且易产生涡流，是产生血栓的主要部位。另一个解剖学因素是，左髂静脉易受右髂动脉骑跨压迫（Cockett 综合征），造成远侧静脉血液回流障碍而发生血栓，这是为什么左侧髂 – 股静脉血栓形成的发生率远较右侧为高的缘故。

3. 血液高凝状态　近年来，血液高凝状态在血栓形成中的作用，日益受到重视。人体三大抗凝机制为抗凝血酶 – Ⅲ（AT – Ⅲ）、蛋白质 C（PC）和纤溶系统。AT – Ⅲ能灭活凝血酶和其他一些血清酶，包括凝血因子Ⅱa、Ⅸa、Ⅹa、Ⅺa 和Ⅻa。在肝素存在的条件下，AT – Ⅲ和凝血酶形成复合物，灭活凝血酶的作用明显加强。PC 是依赖维生素 K 的糖蛋白；蛋白质 S（PS）是另一种依赖维生素 K 的糖蛋白，作为 PC 的辅助因子，与 PC 共同灭活凝血因子 Va 和Ⅷa，并且通过灭活纤溶酶原激活物抑制物（PAI），来增强纤溶活力。血管内皮细胞能合成纤溶酶原激活物（t-PA），t-PA能将血液中的纤溶酶原转变为纤溶酶，后者溶解纤维蛋白为多肽。血浆中的PAI（plasminogen activator inhibitor）能抑制t-PA的活性，抑制体内过度的纤溶作用。AT-Ⅲ、PC和纤溶系统的异常，可导致体内生理性抗凝机制损害，酿成血液高凝状态。除手术、创伤或某些疾病等，可使抗凝和纤溶物质降低外，另一类由于先天性常染色体显性遗传，造成的AT-Ⅲ、PC、PS和t-PA等的降低或活性异常，称为"原发性血液高凝综合征"，或称"遗传性血栓综合征"，占不明原因的深静脉血栓患者的15%～20%。

在三大因素中，每一因素都与血栓的发生密切相关，历来得到公认的观点是，单独一种因素并不足以引起血栓形成，而是多种因素综合作用的结果。从临床资料来看，本症多发生于各种制动状态，如各种手术后、重病卧床、骨折固定、长时间静坐等。而外科手术和创伤是并发深静脉血栓形成最常见的诱因。综合国外文献报道，深静脉血栓形成的发生率为：①腹部大手术为30%。②前列腺手术为38%。③择期骨科手术为52%。④急症髋关节手术为70%。⑤周围血管和心胸血管手术分别为7%和3%。⑥内科监护的外科危重患者为70%。由于静脉介入技术的广泛开展，静脉插管、血透、化疗、静脉输入高营养液、安装起搏器等，深静脉血栓形成的发生率可达30%。近年来还发现一些因素与血栓形成有关，如老年人的发病率很高，而儿童几乎不发生本症；与男性相比，绝经期妇女的发病率很低，但妊娠、产褥期或使用雌激素时，发病率明显升高。容易发生静脉血栓者，还包括肥胖、恶性肿瘤、脱水、红细胞增多症、肾病综合征、系统性红斑狼疮、肺部慢性疾病和充血性心力衰竭等。尽管目前对深静脉血栓形成的病因已有较深入的认识，部分患者的病因仍然不明。

（二）临床流行病学

2008年，有学者总结经下肢深静脉顺行造影确诊的下肢深静脉血栓形成（DVT）共2 742例患者的资料，根据其临床特点和分布规律，初步探索了国人下肢深静脉血栓形成相关临床流行病学特征。

1. DVT的一般临床特点　如下所述：

（1）DVT患者年龄与性别构成特点：在2 742例患者中，男性1 571例，女性1 171例，男女比率为1.34：1.00；年龄最小者1岁，最大者88岁，中位年龄55岁。病程最短者3h，最长者50年。男性发病高峰为50～59岁，女性为40～49岁，不同性别DVT患者的年龄构成情况见表4-1。

表 4 - 1　DVT 患者年龄构成情况表

年龄（岁）	男性		女性	
	例数	构成比（%）	例数	构成比（%）
0 ~ 9	1	0.06	0	0
10 ~ 19	12	0.76	13	1.11
20 ~ 29	96	6.11	93	7.94
30 ~ 39	239	15.21	196	16.74
40 ~ 49	349	22.22	281	24.00
50 ~ 59	390	24.82	237	20.24
60 ~ 69	298	18.97	203	17.34
70 ~ 79	156	9.93	135	11.53
≥80	30	1.91	13	1.11
合计	1 571	-	1 171	-

而因下肢静脉疾病行下肢深静脉顺行造影患者共 12 248 例，其中男性 6 936 例，女性 5 312 例，经造影确诊 DVT 患者共 2 742 例，占同期下肢顺行静脉造影总人数的 22.39%（2 742/12 248）；其中，男性 1 571 例，女性 1 171 例，男性发现率为 22.65%（1 571/6 936），女性发现率为 22.04%（1 171/5 312），男女患者之间发现率差异无统计学意义（$\gamma^2 = 0.64$，$P = 0.426$）。

（2）DVT 的临床表现：急性期，即症状期在 6 个月以内的患者占 45.00%（1 234/2 742）；慢性期，即症状期超过半年的患者占 55.00%（1 508/2 742）。DVT 患者常见症状依次是患肢肿痛 92.34%（2 532/2 742）、浅静脉曲张 32.57%（893/2 472）、色素沉着 24.95%（684/2 742）和溃疡形成 18.45%（506/2 742）。急性期主要表现为患肢肿胀，占 97.24%（1 200/1 234）；慢性期除了患肢肿胀 88.33%（1 332/1 508），还表现为浅静脉曲张 50.46%（893/1 508），色素沉着 42.44%（684/1 508）和溃疡形成 33.55%（506/1 508）。

（3）DVT 患者的血栓分布情况：本组 2 742 例下肢 DVT 患者（患肢 2 821 条）中，患肢为左下肢者 1 812 例，占 66.08%（1 812/2 742），右下肢者 851 例，占 31.04%（851/2 742），双下肢患者 79 例，占 2.88%（79/2 742）。不同患肢间 DVT 类型构成情况及差异情况详见表 4 - 2。

表 4 - 2　患肢与血栓类型构成表

血栓类型	左下肢（例）	构成比（%）	右下肢（例）	构成比（%）	χ^2 值	P 值
周围型	324	17.13	273	29.35	55.81	0.001
中央型	389	20.57	140	15.05	12.46	0.001
混合型	1 178	62.30	517	55.59	11.68	0.001
合计	1 891	-	930			

2. DVT 的危险因素　如下所述:

(1) DVT 危险因素的构成情况:本组资料中,有明确危险因素的患者共 2 200 例,占 80.23%(2 200/2 742)。年龄≥40 岁、手术史、严重创伤是所有患者共有的高危危险因素,分别占 76.29%(2 092/2 742)、12.18%(334/2 742)和 8.42%(231/2 742)。其他危险因素有妊娠与产褥 57 例(2.08%)、既往史 28 例(1.02%)、感染史 8 例(0.29%)、血液高凝和烧伤各 6 例(0.22%),静脉置管 5 例(0.18%),长期制动、输液后和脑梗死后遗症各 3 例(0.11%),发热和硬化剂注射各 2 例(0.07%),放疗、长期站立、冠心病史、结核史、休克、早产、白血病、红斑狼疮、肾功能不全各 1 例(0.04%)。

(2) 不同类型手术构成情况:本组资料中,既往有手术史者 334 例,主要手术类型依次为:普通外科手术 87 例,占 26.05%(87/334),血管外科手术 78 例,占 23.35%(78/334),妇产科手术 70 例,占 20.96%,骨科手术 55 例,占 16.47%(55/334),泌尿外科手术 23 例,占 7.49%(23/334),其他类手术共 19 例,占 5.69%(19/334)。

普外科手术主要涉及传统胆囊切除术 41.38%(36/87)、消化道肿瘤手术 29.89%(26/87)、阑尾切除术 9.20%(8/87)、乳房癌根治术 4.60%(4/87)、其他手术 14.94%(13/87)。

血管外科手术依次为曲张浅静脉剥脱手术 52.56%(41/78)、肌襻成形术 34.62%(27/78)、包瓣手术 5.13%(4/78)、血管瘤手术 2.56%(2/78)。

骨科手术类型主要有髋关节置换术 40.00%(22/55)、脊柱手术 23.64%(13/55)、膝关节置换术 14.55%(8/55)、骨髓炎术后 3.64%(2/55)、股骨颈手术 3.64%(2/55)、其他手术 14.55%(8/55)。

妇产科手术中,子宫全切术 32.86%(23/70)、剖宫产术 28.57%(20/70)、子宫肌瘤切除术 22.86%(16/70)、其他手术方式 15.71%(11/70)。

(3) 骨折与 DVT:本组资料中,有骨折史者共 117 例,占所有严重创伤的 50.65%(117/231)。其中,股骨骨折 41.88%(49/117)、胫腓骨骨折 32.48%(38/117)、骨盆骨折 19.66%(23/117)、其他部位骨折 5.98%(7/117)。

(4) 血液高凝与 DVT:本组资料中,原发性血液高凝综合征(Primary hypercoagulable syndrome)的 DVT 患者共 6 例,占全部 DVT 的 0.22%(6/2 742)。这些患者经实验室检查发现其抗凝血酶-Ⅲ(Antithrombin-Ⅲ,AT-Ⅲ)、蛋白 C(Protein C,PC)、蛋白 S(Protein S,PS)或纤溶酶原均存在降低或缺乏。这 6 例患者分属于 4 个不同的家族,其家族成员不同程度地患有静脉血栓性疾病,甚至死于肺栓塞,具有明显的家族性发病倾向。

(三) 临床表现

深静脉血栓形成的患者中相当一部分并无症状,当血栓导致血管壁及其周围组织炎症反应，以及血栓堵塞静脉管腔，造成静脉血液回流障碍，依据病变部位不同，可酿成各异的临床表现。急性期主要表现为下肢肿胀、疼痛，代偿性浅静脉曲张。

1. 疼痛　疼痛是最早出现的症状，主要因血栓激发静脉壁炎症反应和血栓远段静脉急剧扩张，刺激血管壁内末梢神经感受器的缘故。疼痛多出现在小腿腓肠肌、大腿或腹股沟等区域，但不会表现为足或趾的疼痛。疼痛的程度依血栓形成的范围、炎症反应的轻重和个体对疼痛的敏感度不同而存在差异，大多数患者主诉为下肢疼痛、疼痛性痉挛或紧张感，活动后加剧，而卧床休息或抬高患肢可减轻。尽管症状出现相对较急促，但患者很少能回忆症状发生的确切时间。一般情况下，疼痛出现后，逐渐加重，并持续数天。部分患者 Homans 征可呈阳性，即将足向背曲使腓肠肌紧张时，可激发疼痛。

2. 肿胀　下肢肿胀是最主要的，或者是唯一的症状，除少数因下腔静脉血栓形成而表现为双下肢肿胀外，绝大多数为单侧下肢肿胀。肿胀的程度依静脉闭塞的程度和范围而定。位于深部小静脉者，肿胀往往不易发现；如果位于下肢主干静脉，可迅速引起静脉血液回流障碍，出现明显肿胀。下肢病变多始发于腓肠肌静脉丛或髂股静脉，除部分血栓可能融解或局限于发病部位外，其余的血栓可能向近、远侧蔓延累及整个深静脉的主干，而表现为下肢的剧烈肿胀。膝关节以下的肿胀提示血栓累及腘或股浅静脉；整个下肢肿胀则表明髂-股静脉血栓形成。双下肢周长的测量常有助于判断肿胀的程度。通常情况下，双下肢的周长相比较，在同一平面应小于 1cm。深静脉血栓形成后，肿胀可持续数周或数月，甚至终身不消退。

3. 浅静脉曲张　浅静脉曲张是深静脉血栓形成后的继发性代偿反应。如果血栓累及深静脉主干，特别是髂-股静脉段，即可酿成明显的下腹部和腹股沟的浅静脉曲张。

4. 全身反应　静脉血栓形成后，均会引起程度不同的全身反应，包括体温升高、脉率增快、白细胞计数增多等。但体温升高一般不超过 38.5℃，白细胞总数绝少超过 $10 \times 10^9/L$。

当静脉血栓不断滋长、蔓延，累及下肢整个深静脉、浅静脉及其分支，同时引起强烈的动脉痉挛，称为股青肿（phlegmasia cerulea dolens）。起病急促，疼痛剧烈，数小时内整个患肢可出现肿胀、发凉、发绀，皮肤可出现水疱，足背动脉搏动减弱或消失。更因肿胀肢体内包含大量有效循环中的失液，可以出现休克。严重病例，肢体远端发生坏疽而需截肢。

一般认为，急性深静脉血栓形成 3~6 个月后，即进入后遗症期。深静脉血栓将经过吸收和机化，以及缓慢的再通过程，越是位于近侧的血栓形成，再通的可能性越小。据 Dale 报道，髂－股静脉血栓形成的再通率为 1% ~2% 。此外，血栓在再通过程中，可将其中的瓣膜加以破坏，而出现血液倒流性病变。下肢除明显的肢体肿胀外，由于长期深静脉回流障碍，小腿深静脉高压，下肢浅静脉曲张的病情日益加重，足靴区可因皮肤营养障碍出现慢性湿疹，色素沉着，甚至瘀积性溃疡。

（四）分类

急性下肢深静脉血栓形成好发于腓肠肌静脉丛，称周围型；其次为髂－股静脉，称中央型；二者向近、远侧扩展而累及全肢时，称为混合型。当病变转为后遗症时，即相应地称为腹股沟韧带上型、下型和上下联合型。这种以病理解剖部位的分类法，具有一定的代表性，自 20 世纪 60—70 年代沿用至今。根据血栓闭塞的部位、范围和再通的情况，以及血流动力学改变，提出了新的分类方法：①全肢型：病变累及整个下肢深静脉主干。依再通程度不同分为：Ⅰ型，深静脉主干完全闭塞；Ⅱ型，深静脉主干部分再通，其中分为两个亚型。ⅡA，部分再通以闭塞为主，仅表现为节段性再通；ⅡB，部分再通以再通为主，深静脉已呈连续通道，但管径粗细不均，再通不完全。Ⅰ、Ⅱ型的血流动力学以深静脉血液回流障碍为主。Ⅲ型，深静脉主干完全再通，但瓣膜悉遭破坏，管壁外形僵直，或者扩张迂曲，其血流动力学已由回流障碍转为血液倒流。②局段型：病变只限于部分静脉主干。该分类较客观反映了疾病的演变，对指导治疗有重要价值。

（五）检查和诊断

由于不少深静脉血栓形成患者常无明显症状，根据病史和临床表现，做出深静脉血栓形成的准确率在 50% 以下。对临床可疑病例，必须进一步通过一些特殊检查来确诊。

1. 肢体容积描记 最常用的是阻抗容积描记（IPG），其原理是使下肢静脉达到最大充盈后，观察静脉最大流出率。该方法适用于诊断腘静脉近侧的深静脉主干的静脉血栓形成，对检测腓肠肌静脉丛血栓或已形成侧支的陈旧性血栓敏感性较差。

2. 超声多普勒 利用多普勒信号观察血流频谱，以及超声成像系统对血管不同方向的扫描，能相当可靠地判断主干静脉内是否有血栓，是一种简便有效的无创性检查方法。近年推出的双功彩超血管显像仪（Duplex scan）对血栓的检测有较高的敏感性和特异性，可在相当程度上替代静脉造影检查。

3. 静脉压力测定 穿刺足背静脉，与压力传感器和记录仪连接，以测量静脉压。站立时静息静脉压为患者心脏至地面的距离；当下肢运动后，静脉压下降率将超过 60% ；停止活动后，压力回升至原来水平的时间超过 20s。主干静脉因血栓出现闭塞时，无论静息或活动后静脉压均明显升高，静脉压恢复时间缩短，一般在10s左右。

4. ^{125}I 纤维蛋白原摄入检查　利用放射性核素^{125}I 的人体纤维蛋白原能被正在形成的血栓所摄取，每克血栓中的含量要比等量血液多5倍以上，因而形成放射显像。通过对下肢的固定位置进行扫描，观察放射量有无骤增现象，来判断有无血栓形成。

5. 静脉造影检查　过去曾被认为是诊断的"金标准"，其缺点是侵入性和需使用造影剂，碘过敏和肾功能不全者不能施行此项检查。虽然这是一种创伤性检查，但能使静脉直接显像，可以有效地判断有无血栓，血栓的位置、范围、形态和侧支循环的情况。当血栓近侧端的平面不能确定时，可经健肢做股静脉顺行造影，如果下腔静脉被累及，可经肱静脉向下腔静脉插管造影检测。

6. 下肢急性深静脉血栓形成后，可溶性P选择素、D-二聚体和高敏感性C反应蛋白的变化　据文献报道，可溶性P选择素、D-二聚体和C反应蛋白，在急性深静脉血栓形成（DVT）后表达上调，可以作为复发性血栓的风险预测指标。但是这些指标在DVT后的时间表达曲线，文献中并未有报道。在DVT确诊初期，可溶性P选择素和C反应蛋白均明显高于健康对照组。1个月后，两参数均显著下降。在口服抗凝药物治疗6个月的患者中，停药后可溶性P选择素即显著上升，而C反应蛋白没有显著变化。D-二聚体变化与P选择素相似，但在DVT确诊后1个月时间点，有残余血栓的患者中，D-二聚体明显增高。在其余时间点，在有血栓残余和无血栓残余组间，可溶性P选择素和D-二聚体都无明显差异。可溶性P选择素和D-二聚体的变化明显受维生素K拮抗剂（华法林）影响，停药后指标会再次回升，可反映血栓前状态，而高敏感性C反应蛋白的变化，则反映DVT急性期状态。

（六）预防

各种手术是导致下肢深静脉血栓形成的主要原因，术后鼓励患者抬高下肢和早期下床活动是预防下肢深静脉血栓形成的可靠措施，但对血栓形成的高危患者，无显著临床意义。手术时应彻底止血，术后常规使用止血药物以预防术后出血的错误观念，可能促使血栓形成。目前常用的预防措施包括药物和机械方法两大类。

1. 药物预防　常用的包括一些口服抗凝和抗血小板药物，以及低分子右旋糖酐等。主要的为小剂量肝素（LDH）和低分子量肝素（LMWH）。

口服抗凝药物虽有较好的预防效果，但其缺点是有导致出血的可能，因而在服药期间必须做血凝机制的监测。华法林在美国应用较广，多在骨科大手术后给患者服用；在欧洲则很少在临床采用。抗血小板药物的作用较小，所以在临床应用较少。低分子右旋糖酐能有效地降低术后深静脉血栓的发病率，但不良反应较多，如过敏反应、血容量增多引起心力衰竭等，现已较少采用。LDH具有抗血栓形成的功能，但无抗凝的作用，一般以 5 000U 做皮下注射。由于LDH 不能完全防止深静脉血栓形成，并且每日剂量超过 5 000U 即增加并发出血的发生率，近年推荐使用的低分子量肝素（LMWH），相对分子质量 3 000 ~ 8 000，因制备方法不同而略有差异，与传统肝素相比。低分子量肝素的主要特点是抑制 Xa 因子的作用增强，抑制 Ⅱa 和抗血小板的活性降低，临床抗凝效果增强，出血并发症和肝素诱导的血小板减少症的发生率明显下降，用药过程中无需监测，每日一次皮下给药，可获得有效的血浓度。

2. 机械预防 包括循序减压弹力袜（GEC）和患肢间断气囊压迫（IPC）等。其作用机制是阻止深静脉扩张，从而保护静脉内膜不致损伤，此外，还可防止足和股部的静脉血流滞缓，促使血液回流，增加静脉血的流速。常用的IPC 在小腿腓肠肌部位有 2 个气囊，在大腿部有 1 个气囊；从远侧气囊开始向近侧气囊顺序充气，近侧气囊内的压力应低于远侧气囊；各气囊顺序充气 11s 后，将气体全部排出并持续 60s，然后做第 2 轮充气压迫患肢。近来文献报道指出，GEC 的预防效果与 IPC 相同，但使用简便。

联合应用药物和机械性预防措施，可进一步降低术后下肢深静脉血栓形成的发生率。目前一些学者推荐的方法为：①低危患者（40 岁以下、30min 以内的小手术，或者年龄超过 40 岁但无其他危险因素）：单独采用 GEC。②中危患者（40 岁以下做大手术者、口服避孕药物者、40 岁以上做任何手术者）：可联合采用 GEC + LDH 或 LMWH，或者选用 GEC + IPC（特别适用于禁用肝素的患者，如手术范围广泛、血小板降低、肝素诱发的血小板减少症等）。③高危患者（60 岁以上做任何手术者、有深静脉血栓形成史或肺梗死史者、有其他有关危险因素者）：可联合采用 GEC + IPC + LDH 或 LMWH，有深静脉血栓或肺梗死史者，应同时采用 LMWH + GEC + IPC。

（七）治疗

1. 急性深静脉血栓形成 对于急性深静脉血栓形成的治疗，传统的方法是卧床休息，抬高患肢，抗凝治疗，但很难防止肺梗死或静脉性坏疽的发生，且60% 的患者在远期终将出现中度或重度下肢静脉郁积性改变。因此，急性深静脉血栓形成可采用溶栓治疗或手术取栓，但首选何种方法目前尚存在争议。一般认为，对于症状较轻的、周围型深静脉血栓形成，或者病程超过 2 周者拟溶栓治疗；而对症状严重，甚至出现股青肿的患者多需手术治疗。

1）溶栓治疗：是经静脉灌注溶栓药物，最大限度溶解血栓，恢复深静脉通畅的方法。正规的溶栓治疗包括抗凝、溶栓和祛聚三部分。①溶栓疗法：主要是激活纤溶酶原（特别是在血栓内的纤溶酶原），转变为纤溶酶而溶解纤维蛋白，从而使血栓溶解。临床上使用的溶栓药物主要为链激酶、尿激酶和 rt - PA（基因重组组织型纤溶酶原激活物），而以尿激酶应用最广泛，其剂量通常为 6万 ~40 万 U/d。一般认为，在发病 1 周内溶栓治疗的效果最佳，病程超过 1 月者疗效明显降低。②抗凝疗法：主要是抑制体内凝血过程中的一些环节，制止血栓形成和蔓延，但对已形成的血栓不起治疗作用。常用的药物是肝素和双香豆素类。一般先用前者，然后改用后者。抗凝疗法通常维持 2 个月左右。近年在临床使用的低分子量肝素，剂量为每次 5 000U，每日 1 ~2 次，皮下注射。其抗凝效果更强，并发症减少，受到普遍重视。③祛聚疗法：是溶栓和抗凝的辅助治疗。可由静脉滴注低分子右旋糖酐，250 ~ 500ml/d，能够增加血容量、降低血液黏滞度和防止血小板聚集。此外，口服双嘧达莫、肠溶阿司匹林或丹参，均有祛聚作用。溶栓治疗禁忌证：①使用抗凝剂、造影剂和溶栓药物有禁忌或过敏者。②活动性内出血，包括严重的颅内、胃肠和泌尿道出血。③最近有脑血管意外史。④最近接受过大手术。⑤最近有严重的外伤。⑥妊娠。⑦严重高血压。⑧心脏内血栓。⑨细菌性心内膜炎。

临床普遍使用的是经外周静脉灌注溶栓药物。Comerota 综合 13 家临床研究单位的报道，指出外周静脉溶栓治疗后平均通畅率可达 50%，治疗效果明显高于单独抗凝治疗者，并在溶栓成功后能较好地保护远端静脉瓣膜。Jeffery 应用链激酶溶栓，血栓完全溶解后，随访 5 年，仅有 9% 的腘静脉倒流，而不完全溶解则有 77% 的腘静脉倒流发生率。由于外周静脉溶栓治疗仅有 50% 的通畅率，以及出血等较严重的并发症，因此临床需寻求一种更安全、更有效的溶栓治疗。近年来，随着介入技术的发展，经溶栓导管直接灌注溶栓药物处理深静脉血栓形成，是迅速发展起来的新技术，可使高浓度的溶栓药物经溶栓导管直接灌注进入血栓中，达到最佳溶栓效果，并降低了全身出血的并发症。如果溶栓时机选择恰当，85% ~90% 的病例血栓将达到完全溶解，进而最大限度地降低深静脉血栓后遗症的发生。1994 年，Semba 等首先报道应用这项技术处理 21 例 27条深静脉血栓形成肢体的初步经验，并认为是治疗有症状的髂 - 股静脉血栓形成的安全、有效的方法。1999 年，Mewissen 等系统总结了美国 63 个研究中心，应用经溶栓导管直接灌注溶栓药物处理 473 例急性深静脉血栓形成的前瞻性、多中心研究结果，从而使该技术的临床应用趋于完善。

经溶栓导管直接灌注溶栓治疗：

1）插管途径：穿刺插管部位主要有：①患侧腘静脉。②患侧股静脉。③健侧股静脉。④右或左颈内静脉。⑤足背静脉。而以同侧腘静脉为最常用。因为从颈内静脉或健侧股静脉途径，由于静脉瓣膜的阻挡而影响导管及导丝的正常操作，且易致闭塞的股浅静脉穿透及瓣膜损伤。但 Centeno 认为直接或在超声引导下穿刺腘静脉、胫后静脉及分支，具有一定的盲目性。经颈内静脉或对侧股静脉等逆行途径有时很难通过髂静脉已经机化的血栓。由于小隐静脉起始于外踝，在小腿后侧皮下潜行，于腘窝下 3～5cm 处穿入深筋膜而汇入腘静脉。因此，他主张在超声引导下，手术直接暴露小腿的小隐静脉，并经小隐静脉置管行溶栓导管直接灌注溶栓，并认为这是一个简便、安全、可靠进入深静脉的途径。Semba 等则多采用颈内静脉途径，因为：①颈内静脉置管后，患者可在床上适当活动，极少引起导管断裂或穿刺部位血肿。②静脉置管过程中常导致静脉管壁损伤，继发静脉血栓形成，而颈静脉血栓形成常无临床症状，远期也不会出现血栓后遗症的表现。③经颈内静脉途径相对较健侧股静脉途径更易将导管置入髂总静脉，特别是血栓蔓延至腔静脉分叉部位时。此外，血栓再通的髂股静脉段，无论采用患侧或健侧股静脉途径，均可能误入大量开放的侧支静脉，使置管失败。

（2）溶栓方法：以穿刺腘静脉为例，患者取俯卧位，为了避免误穿腘动脉，可使用超声引导的穿刺针。穿刺腘静脉成功后，置入 5F 短导管鞘，以利此后导管能够导入和交换。经腘静脉鞘置入导管并做静脉造影。然后使用 5F 导管和 0.035 超滑导丝越过闭塞静脉段，重复静脉造影确定导管在静脉腔内的位置。根据患者情况、穿刺部位和操作者的习惯选择不同口径和长度的溶栓导管，溶栓导管有两种，一种是由端孔灌注的溶栓导管和溶栓导丝组成的 5F 同轴灌注系统，另一种是多侧孔的溶栓导管。将溶栓导管直接置入血栓闭塞的静脉腔后，经溶栓导管灌注溶栓药物使闭塞部位纤溶酶原最大限度地激活，从而达到溶解血栓作用。为了防止肺栓塞发生，必要时部分患者在溶栓开始时，可置入下腔静脉滤器。使用时，可根据病情特点和实际需要，选用永久性或可回收性滤器。

（3）溶栓药物与剂量：溶栓药物最常用的是链激酶和尿激酶，而以尿激酶应用最为普遍。除链激酶的溶栓效果略逊于尿激酶外，且链激酶价格更昂贵，易产生抗体而影响药效，过敏反应等不足限制其在临床广泛应用。一般情况下，将尿激酶溶解稀释于 250ml 生理盐水中，使用压力泵以 15 万～20 万 U/h 速度经溶栓导管直接灌注。临床实践中，尚未发现以 20 万 U/h 灌注尿激酶时存在过量情况。文献报道溶栓治疗终止时，尿激酶总剂量可达 700 万 U 左右（50 万～4 400 万 U）。此外，溶栓的同时必须应用肝素，首剂负荷量为 5 000U，并以 500～1 000U/h 的速度维持。

4）监测：由于整个治疗过程常超过 48h，患者宜置于 ICU 内监护。患者无需频繁监测溶栓效果，一般每 12h 重复静脉造影观察，并与前次静脉造影相比较。如果血栓已经溶解，则可将溶栓导管往前移，尽量置入仍然存在的血栓内，溶栓治疗持续到血栓完全溶解为止。对较陈旧的血栓，特别在髂静脉、股浅静脉常常发现管腔狭窄，多提示为血栓机化，使用 6mm 球囊成形导管做球囊扩张血管成形可能有助。如果有并发症出现，或者经静脉造影检查发现溶栓治疗 12h 后无进步，应终止溶栓。在血栓完全溶解后，可能遗留部分静脉管腔狭窄，尤以髂静脉狭窄多见。溶栓结束后可使用血管内支架治疗，因为遗留的静脉狭窄段未经治疗显然与深静脉血栓再发有关。但血管内支架移植的远期效果尚无系统的客观评判。溶栓前后须做实验室监测，包括出、凝血时间，凝血酶时间、活化部分凝血活酶生成时间。溶栓结束后仍应使用肝素抗凝，出院前开始口服华法林，至 6 个月为止。

（5）静脉通畅度评估及疗效评价：为了相对客观评价溶栓效果，根据静脉造影将下肢静脉分为 7 段：下腔静脉、髂总静脉、髂外静脉、股总静脉、股浅静脉近侧段、股浅静脉远侧段、腘静脉。静脉完全通畅为 0 分，部分闭塞为 1 分，完全闭塞为 2 分。溶栓百分率 =（溶栓前得分 - 溶栓后得分）/溶栓前得分。根据溶栓百分率不同分为 3 组，1 级溶解小于 50%；2 级溶解 50% ~ 99%；3 级完全溶解。Mewissen 报道 473 例经溶栓导管直接灌注溶栓中，Ⅲ级溶解 31%，Ⅱ级溶解 57%。1 年后维持通畅者，Ⅲ级 79%，Ⅱ级 58%，Ⅰ级仅为 32%；而累及静脉段远期出现倒流者，Ⅲ级溶解为 30%；Ⅱ级溶解者 45% 出现倒流，而Ⅰ级溶解者则倒流可达 60% 以上。一些"慢性"病例（病程 2 周 ~ 1 年）达显著溶解者，约半数遗留髂静脉狭窄，并应用血管支架做成形术。其中 17 例经随访平均 13.5 个月，早期通畅率 88%，远期通畅率 94%，12% 在 1 年内再次血栓形成。综合各家经验：髂 - 股静脉较股 - 腘静脉溶解效果好；急性血栓形成（小于 10d）较亚急性或慢性溶解效果好；首次发生血栓较反复发作血栓溶解效果好。置管途径首选患侧腘静脉，而以足背静脉效果最差。

6）手术并发症：经溶栓导管直接灌注溶栓的并发症一般仅为穿刺部位轻度出血或血肿，以及药物反应所致的发热、恶心和呕吐等，通常对症处理即可，无需终止溶栓。严重的出血或巨大血肿，则需要输血处理；有症状的肺梗死和颅内出血发生率较低，但后果严重，甚至可引起死亡。Mewissen 等报道 473 例患者中，没有因大出血而死亡的病例，但需输血处理者为 11%（54/473），其中 21 例为静脉穿刺点；7 例为后腹膜血肿；另 15 例为骨骼肌、胃肠、泌尿系统等；此外，尚有 11 例出血部位不详。轻度出血为 16%（77/473），大多数均发生在静脉穿刺部位。神经系统并发症（0.4%）包括 1 例颅内出血导致死亡和 1 例硬膜下血肿，需要手术做血肿清除。肺梗死 6 例（1%），其中 1 例在溶栓 16h 后死亡，经尸检证实为肺梗死。整个研究组中 2 例死亡，死亡率为 0.4%。

2）深静脉血栓摘除术

（1）手术适应证：传统的观点认为，手术取栓的适应证是原发于髂－股静脉，病期不超过 48h 者。经过多年的临床观察，趋于一致的意见是，严重髂－股静脉血栓溶栓治疗无效或禁忌，特别是并发股青肿可能出现静脉坏疽者。此外，因介入手术或静脉感染导致的脓毒性深静脉血栓也必须列为手术适应证。取栓时机越早越好，即使病期已达 10d 以内，仍应积极取栓。其价值在于，尽管术后静脉再血栓的发生率较高，而且并不能降低血栓后遗症的发生率，但能一次性取出大量血栓，迅速降低静脉腔内压力，从而迅速缓解肢体的水肿，促进盆腔静脉侧支的建立，尽可能地保存深静脉瓣膜功能，有积极的治疗意义。

（2）手术方法：①血栓形成始发于髂－股静脉，而后延及其远侧者，可用 Fogarty 导管经股总静脉向近侧取尽血栓，然后用橡皮驱血带及手法按摩等，自足部开始，向股总静脉的切开处，排尽其远侧深静脉主干中的新鲜血凝块，以恢复回流通畅并保持正常的瓣膜功能。近端静脉回血较好并不是成功取栓的标志，因为髂总静脉闭塞时，髂内静脉及分支仍有较多回血，这可能是国内静脉取栓后再血栓形成居高不下的主要原因之一。因此，应强调取栓后术中造影或血管镜检查的重要性，假如髂总静脉回流仍有阻碍时，可做血管成形术，并根据具体情况考虑是否放置血管内支架，或做大隐静脉交叉转流术（Palma 术）。倘若髂内静脉有血栓，则插入 1 根球囊导管阻断髂总静脉，另 1 根负压吸引导管插入髂内外静脉分支平面，取尽髂内静脉的残余血栓。②若髂－股静脉血栓是由其远侧（多数为腓肠肌静脉丛血栓形成）蔓延而来者，病期和症状期往往不一致，在施行髂－股段取栓时，股浅静脉及其远侧静脉中的血栓过于陈旧，并与管壁紧密粘连，因此已无法使其中的瓣膜免遭损坏。股浅静脉血栓不能取尽时，应显露股深静脉并以小号 Fogarty 导管取栓。Eklof 等主张，在取尽髂－股静脉内血栓后，做股浅静脉近侧段结扎术，以免股－腘静脉再通后，因瓣膜损坏引起血液倒流性病变。笔者认为，在这种情况下，不必结扎股浅静脉，待其再通后若有较重的血液倒流时，再做深静脉瓣膜重建术，如自体带瓣静脉段股浅静脉或腘静脉移植术，或者做腘静脉外肌襻形成术等。③如果下腔静脉亦被累及，则需先检查肺部是否有栓塞病灶，然后扩大手术范围，直接解剖并控制下腔静脉，以取尽下腔－髂－股静脉中的血栓。手术时做气管插管正压麻醉，尽量防止细小血凝块进入肺内。对不能耐受较大手术时，应放置下腔静脉滤器，预防肺栓塞发生。髂－股静脉取栓后，应于术中加做暂时性动静脉瘘，以提高术后远期通畅率。暂时性动静脉瘘的手术操作简便，即在大腿中上段将大隐静脉切断，远侧断端结扎，近侧断端与股浅动脉做端侧吻合。术后短期可用肝素，并于术后口服华法林，持续 6 个月；6 周后将暂时性动静脉瘘的瘘管结扎，结扎前可通过动脉造影，检查下腔－髂静脉通畅情况。

3）下腔静脉阻断与下腔静脉滤器：早在 19 世纪末，人们试图通过下腔静脉结扎来预防肺梗死发生，由于手术死亡率高，术后肺梗死再发生率高，以及出现严重下肢静脉回流障碍，该方法被临床废弃。此后，有应用下腔静脉折叠缝合，或特制的塑料夹钳夹下腔静脉，Mobin－Ubbin 静脉过滤伞等方法来部分阻断下腔静脉血流，终因手术创伤大，并发症高而未能在临床广泛应用。至 20世纪 80 年代，Greenfield 腔静脉滤器，特别是经皮血管穿刺置入的 Greenfield 滤器的问世，因其操作简便、安全、微创等特点被迅速推广使用。

（1）下腔静脉滤器置入的手术指征：按照 Greenfield 所介绍的标准，目前普遍认同的下腔静脉滤器置入的手术指征（表 4 -3）为：深静脉血栓形成或肺梗死抗凝治疗有禁忌者；尽管施以足量抗凝药物仍然出现肺梗死再发者；深静脉血栓形成或肺梗死抗凝治疗过程中因出血并发症需终止者；其他的下腔静脉阻断手术失败，肺梗死再发者。对于下列情况，可列为相对适应证：髂－股静脉血栓伴有 5cm 以上漂浮血栓者；肺梗死肺动脉取栓术后者；脓毒性肺梗死；慢性肺梗死伴有心肺功能不全；有严重心肺血管疾病或肺血管床闭塞超过 50%以上的高危患者，不能耐受进一步的肺梗死。

表 4 -3　下腔静脉滤器置入的指征

绝对指征	相对指征
抗凝治疗绝对禁忌	严重创伤患者肺梗死的预防
中枢神经系统出血性疾病	癌症患者静脉血栓栓塞性疾病的治疗
胃肠道出血性疾病	高危骨科患者肺梗死的预防
后腹膜血肿	肺动脉取栓术前或术后
严重咯血	巨大髂股静脉漂浮血栓患者肺梗死的预防
脑转移性肿瘤	慢性阻塞性肺疾病并发深静脉血栓形成时肺梗死的预防
严重脑血管意外	心肺转流后并发深静脉血栓形成患者肺梗死的预防
中枢神经系统损伤	妊娠并发静脉血栓栓塞性疾病的治疗
重症血小板减少（<50 000/dl）	器官移植并发静脉血栓栓塞性疾病的治疗
抗凝治疗时出现严重出血并发症	
抗凝治疗失败	

就既往下腔静脉滤器使用资料来看，约 3/4 的滤器应用于抗凝治疗禁忌或抗凝治疗失败的患者。但在过去的 10 年里，预防性使用下腔静脉滤器的比率逐年增高。①严重肢体创伤：严重肢体创伤，特别是挤压伤时，因为血管内膜损伤、血液高凝状态、制动等，32% ~58% 可能导致静脉血栓栓塞症。由于这类

患者处于血栓高危状态，肢体创伤时出血，或需手术治疗，在这种情况下，抗凝当属禁忌，因此不少学者建议创伤发生后48h内置入下腔静脉滤器。②恶性肿瘤：恶性肿瘤是深静脉血栓形成和肺梗死的高危因素，已是不争的事实。深静脉血栓形成中10%、肺梗死中20%的患者为恶性肿瘤患者。这类患者，特别是肿瘤Ⅲ期或Ⅵ期患者，常需预防性置入下腔静脉滤器。③妊娠妇女：妊娠并发深静脉血栓或肺梗死进行抗凝治疗时，华法林可经胎盘进入胎儿体内，引起胎儿畸形，特别是中枢神经系统畸形，甚至胎儿死亡；使用肝素虽不会发生胎儿遗传学问题，但长期应用肝素，易导致分娩时大出血，或者脱发、骨质疏松、神经系统并发症等。现多主张预防性使用下腔静脉滤器，以代替抗凝治疗。④深静脉手术取栓或介入治疗前：下肢深静脉血栓形成患者在外科手术取栓或介入溶栓等治疗前，为预防肺梗死发生，是否使用下腔静脉滤器尚存在争议。

近来，学者们又对置放下腔静脉滤器的指征做了一些修改和补充。2008年，Yunus等将指征分为三大类：绝对指征（已确诊为下肢DVT患者，如禁用抗血栓药物者、近期做过抗血栓治疗而有出血者等）、相对指征（已确诊为下肢DVT患者，如年老体衰和全身情况不佳者、患者对抗血栓药物顺应性极差者等）和预防指征（尚未确诊为下肢DVT患者，如炎症创伤、多发性长骨骨折或复杂性盆骨骨折者等）。

（2）下腔静脉滤器置入的方法。

A. 下腔静脉滤器的选择：近20年来，各厂家不断推出了多款腔静脉滤器，除生产滤器的材料不同外，形状也各异，并且根据滤器能否回收可分为永久性滤器和暂时性滤器。目前在临床常用的滤器有Greenfield不锈钢滤器、Greenfield钛滤器、Bird's nest鸟巢滤器、VenaTech滤器、Simon镍钛记忆合金滤器，这些滤器均为永久性滤器。出于预防性置入滤器需要，近年来推出的可回收的暂时性滤器，也已应用于临床，但对使用可回收滤器多持慎重态度。因为滤器回收时技术上有一定难度外，更因为如何界定是否度过肺梗死发生的高危期尚属困难，而且如何安全回收，特别是已成功捕捉血栓的滤器，回收时是否发生肺梗死是必须充分考虑的重要问题。

临床选用何种滤器，可根据操作者习惯或对滤器的熟悉程度。每种滤器均各有利弊，但从应用时间、应用病例数来看，目前在世界上使用最广泛的仍然为Greenfield滤器。值得高度重视的是，下腔静脉滤器在预防肺梗死发生的作用，虽已得到充分肯定，但就随访情况来看，不论何种滤器均不能完全杜绝肺梗死发生。

B. 下腔静脉滤器置入的方法：患者置于有荧光屏监测的DSA室，先行患肢的静脉造影检查，以确定深静脉血栓形成的诊断。根据深静脉血栓累及的部位选择适当的腔静脉滤器置入部位。滤器最常用的置入途径是健侧股静脉，当下腔静脉出现血栓时，可选用颈内静脉。其他可供选择的途径有肘静脉和颈外静脉。以股静脉途径为例，穿刺部位常规消毒铺巾后，采用 Seldinger 技术行股静脉穿刺置管。经导管行下腔静脉造影，了解下腔静脉有血栓累及；测量下腔静脉管径。所有滤器均适合下腔静脉管径 <28mm 者，若管径 >28mm 时，应选择特殊类型的下腔静脉滤器。Bird's nest 鸟巢滤器可适用于下腔静脉管径 35mm 者。

下腔静脉滤器置入的部位应于肾静脉与髂总静脉分叉的下腔静脉段，约为第 2、3 腰椎水平。为了避免滤器置入不当，将滤器置于肾静脉水平而造成肾功能变化，术前应常规行下腔静脉造影和选择性肾静脉造影，以便了解下腔静脉和肾静脉的解剖学信息，精确定位和置入腔静脉滤器。

3）下腔静脉滤器置入的并发症：因使用的腔静脉滤器种类、病例数不同，而且缺乏随机对照的前瞻性研究，各家报道的下腔静脉滤器置入的并发症发生率存在很大差异。根据并发症发生时间可分为两大类。近期并发症：这类并发症发生在下腔静脉滤器置入的过程中，主要为穿刺部位血肿、穿刺部位深静脉血栓形成、滤器位置置入不当、滤器置入时张开不全；远期并发症：主要包括再发肺梗死、下腔静脉血栓形成、下腔静脉滤器穿通、下腔静脉滤器移位等。

A. 穿刺部位血肿：这是最常见的并发症，但多不需要外科手术清除，也不需要输血。滤器导入系统的改进、操作技术的不断完善，这类并发症明显减少。

B. 深静脉血栓形成：穿刺部位深静脉血栓形成是较常见的并发症，为 6% ~ 42%。在早期经验中，由于穿刺置管及导入装置口径较粗、术后压迫时间相对较长，Pais 等报道 24 例患者应用 24FGreenfield 滤器（29.5F 外鞘），超声检查发现股总静脉穿刺部位血栓形成占 33%，但有症状者不到 1/3。在另 1 篇报道中，17 例患者下腔静脉滤器置入 5 ~ 8d 后做静脉造影，41% 的患者发现股总静脉血栓形成，其中一半患者有症状。Blelbea 等超声随访 35 例下腔静脉滤器置入后 60d 内患者，发现下肢深静脉血栓形成者 14 例，其中大多数（10 例）位于股总静脉，3 例位于股浅静脉，1 例位于髂外静脉。随着滤器导入系统的改进、操作技术的不断完善，有症状的深静脉血栓形成并发症已降为 2%。

C. 滤器位置不当：这类并发症少见，但文献报道有将滤器误置入右心房的病例，或者将滤器置入下腔静脉的肾静脉处而使肾功能发生改变。因此，术前应常规行下腔静脉造影和选择性肾静脉造影，以便了解下腔静脉和肾静脉的解剖学信息，精确定位和置入腔静脉滤器。为了避免腔静脉滤器对肾静脉的影响，下腔静脉滤器置入的最佳位置是第 2、3 腰椎之间，若下腔静脉有血栓或妊娠妇女，则可将下腔静脉滤器植于肾上（肾静脉与右心房之间）下腔静脉段。

D. 滤器张开不全：下腔静脉滤器置入过程中，可能发生滤器的基底部，或者说是固定于静脉壁的滤器支撑脚张开不全，发生率为 2%～6%。滤器张开不全的直接后果是捕捉血栓的功能降低，滤器移位的概率大大增加。一旦发生这类并发症，应使用血管介入技术使之张开完全，或在近侧另置入腔静脉滤器。

E. 再发肺梗死：下腔静脉滤器置入后再发肺梗死为 2.6%～5.8%，其中 1% 为致死性肺梗死。Athanasoulis 等总结下腔静脉滤器置入 26 年的经验，1 731 例患者中，再发肺梗死 5.6%，其中 Greenfield 不锈钢滤器 8.4%、Greenfield 钛滤器 4.5%、Bird's nest 鸟巢滤器 7.0%、Vena Tech 滤器 5.9%、Simon 镍钛记忆合金滤器 3.0%。尽管滤器能捕捉绝大多数血栓，预防肺梗死，但目前为止还没有任何一种腔静脉滤器能完全避免肺梗死的发生，包括致死性肺梗死的发生。

F. 远期下腔静脉血栓形成：下腔静脉血栓形成可来自远端血栓的蔓延、下腔静脉滤器捕捉的血栓，或者下腔静脉滤器本身作为人体内异物诱发，终至累及整个下腔静脉管腔，造成下腔静脉闭塞，发生率为 3.6%～11.2%。大部分患者可无深静脉血液回流障碍的临床表现，仅在术后影像学随访时发现。一旦诊断下腔静脉血栓形成，可立即进行溶栓治疗，有学者主张在肾静脉以上下腔静脉段另置入腔静脉滤器。

G. 下腔静脉壁穿通：腔静脉滤器支撑脚将下腔静脉壁穿通罕见，多在 CT 随访时发现。对不穿透静脉壁者，常无临床表现。个别患者因穿通引起后腹膜血肿，而导致严重的后腰背疼痛；也可因滤器的支撑脚将腰动脉撕裂引起致命性大出血。如果穿透肠壁可引起下腔静脉肠瘘。Guillem 等查阅英文文献，共报道下腔静脉－十二指肠瘘 37 例，因腔静脉滤器造成者 10 例（27%），其中 1 例死亡。

H. 滤器移位：腔静脉滤器移位发生率为 1.2%～3.5%。滤器向近心端移位发生率为 0.1%～1.2%，一般情况下，滤器移位常无症状，仅在影像学随访时发现。严重移位时可能进入右心房甚至肺动脉，导致严重心肺并发症，甚至死亡。滤器向远心端移位罕见，通常无临床意义，仅在滤器移位至一侧髂静脉时，应于下腔静脉近侧另置入滤器。为了防止腔静脉滤器移位，几乎所有置入的滤器要求下腔静脉内径在 28mm 以内，否则易导致下腔静脉滤器移位。倘若测得下腔静脉管径较大，应选择 Bird's nest 等大口径滤器，或者在双侧髂静脉分别置入滤器。

2. 中心静脉导管陷迫　麻醉、重症监护和血管介入手术使中心静脉导管应用越来越普遍，如操作前对患者下腔静脉滤器置入的病史不了解，或没有充分的认识，置入的静脉导管极易陷迫、卡压在滤器中。

3. 深静脉血栓形成后综合征（PTS）　深静脉血栓形成后综合征（post-

thrombotic syndrome，PTS）是急性下肢深静脉血栓形成（deep venous thrombosis，DVT）最严重的远期并发症。患肢除明显的肢体肿胀外，浅静脉曲张日益加重，足靴区可因皮肤营养障碍出现慢性湿疹、色素沉着，甚至瘀积性溃疡，严重时溃疡经久不愈，使肢体处于病废状态。美国每年因本症直接花费 2 亿美元，同时间接损失导致每年丧失 200 万工作日以上。鉴于 PTS 血流动力学变化复杂，且无有效的治疗方法，长期以来是学者们研究的世界性课题。

1）发病情况：深静脉发生血栓形成后估计约 2/3 将演变为 PTS，急性血栓形成后何时进入后遗症期，目前尚无一致看法，一般认为，急性深静脉血栓形成 3~6 个月后，伴明显慢性静脉功能不全的症状、体征，即可诊断深静脉血栓形成后综合征。Kahn 综合文献报道，DVT 后并发深静脉血栓形成后综合征的发生率为 25%~75%，而有严重临床表现者为 5%~10%。

PTS 发生率各家报道存在较大差异。产生差异的部分原因是诊断或评判标准不一致，如根据临床表现伴皮肤营养障碍严重程度不同，或者依据各自静脉疾病严重评分标准差异，这些评分标准有 1994 年的 Villalta 评分、1995 年的 Porter 评分和 2000 年的 Ginsberg 评分。此外，人类种群差异、深静脉血栓形成累及范围、急性期治疗的差别，均对 PTS 发生率高低产生影响。

反复发作深静脉血栓是公认发生 PTS 的高危因素，可使 PTS 发生率提高 6 倍。一些癌症和血液高凝状态患者因常常造成血栓反复发作，其 PTS 发生概率也更高。

2）病理和病理生理：PTS 的发生机制至今尚未完全明确。既往研究表明，静脉回流障碍、静脉倒流或二者共同作用可能是引起 PTS 的主要病理生理变化。但无论上述何种因素占主导，最终均可导致下肢运动时的静脉高压。

深静脉血栓形成后将经过复杂的吸收、静脉壁机化和纤维化，以及缓慢再通过程。一方面血栓凝块堵塞静脉管腔，特别是近侧髂-股静脉闭塞，使下肢静脉血液回流障碍，最终酿成下肢静脉高压。另一方面深静脉血栓形成后，管腔内的血栓块将静脉瓣膜的瓣叶推压向管壁，或包含于其中；血栓机化再通过程中产生强烈炎症反应，局部释放许多炎症介质将瓣叶破坏，结果导致深静脉血液倒流，加重下肢静脉高压。此外，深静脉血栓形成后都将经过缓慢的再通过程，血栓再通程度与解剖部位密切相关，越是位于近侧的血栓形成，再通的可能性越小。据 Dale 报道，髂-股静脉血栓形成的再通率 1%~2%。此种现象与血栓引起机体自身纤溶酶原激活，纤溶活性代偿性增强有关。人体纤溶激活包括内皮细胞源和单核细胞源性两类，又可称为局部纤溶激活和系统纤溶激活。前者在深静脉血栓形成早期即可发生，但持续时间较短；后者于血栓后 1~2 周明显升高，24~36 周恢复正常。但二者在再通中的作用尚不清楚。一般来说，越是位于近侧的静脉血栓内源性纤溶活性越低，再通的可能性也越低。长期静脉高压使静脉壁扩张，静脉瓣膜的游离缘不能靠拢关闭，以致部分未遭血栓破坏的静脉瓣膜相对关闭不全，更进一步加重深静脉高压。

分子生物学研究发现，静脉血栓所致的局部炎症反应是 PTS 的病理和病理生理学基础。下肢静脉高压，将激活白细胞在局部的迁移和聚积，并释放多种炎症介质，其中以基质金属蛋白酶（MMPs）最有意义。MMPs 是一类局限于生物膜、锌依赖的可溶性肽链内切酶，主要参与组织重塑、肿瘤进展、细胞迁移、血管生成和创面修复，在胶原退化中起显著作用。业已证明，静脉血栓再通过程中的瓣膜破坏就是 MMPs 直接作用的结果。

静脉高压也是小腿皮肤营养障碍、慢性静脉溃疡发生发展和迁延不愈的高危因素。静脉高压造成毛细血管渗漏，使得组织水肿和此后的慢性炎症反应。包括微循环在内的静脉血淤滞，聚积大量白细胞、红细胞、纤维蛋白原和其他一些大分子物质，渗出到组织间隙，进一步加重局部炎症反应。这些炎症反应通过增加 MMP 的活性导致纤维蛋白和胶原沉积在皮肤毛细血管周围，损害组织的氧和营养物质的灌注，成纤维细胞增生过度而老化，皮肤完整性丧失，溃疡形成。此外，溃疡周围的 MMP/TIMP 失平衡，破坏血管形成和抑制组织修复，使溃疡迁延不愈。

Puskas 等应用双功彩超，对一组下肢深静脉血栓形成完全闭塞的 64 例患者做前瞻性研究，在有效抗凝和下肢弹力压迫下，血栓后 1、3、6、12 个月随访的再通率分别为 39.7%、64.8%、82.0% 和 90.3%。彩超检查发现再通过程中有两种表现形式，一种为海绵状型，血栓块为多房性网格状占据静脉腔；另一种为边缘型，可见血栓附着管壁使之增厚、管腔狭窄。这两种方式以后者更常见，且再通率远高于前者。早期静脉完全再通者几乎不出现深静脉瓣膜功能不全，如果静脉血栓在发病后 3 个月内溶解，可以维持瓣膜功能不受破坏。

3）分型：DVT 好发于腓肠肌静脉丛，称周围型；其次为髂 - 股静脉，称中央型；二者向近、远侧扩展而累及全肢时，称为混合型。当病变转为后遗症时，即相应地称为腹股沟韧带上型、下型和上下联合型。这种以病理解剖部位的分类法，具有一定的代表性，自 20 世纪 60～70 年代沿用至今。80 年代，上海交通大学医学院附属第九人民医院血管外科通过大量临床病例观察及造影资料分析，根据血栓闭塞的部位、范围和再通的情况，以及血流动力学改变，对 PTS 提出了新的分类方法。这一分类对指导治疗有重要意义。

（1）局段型：原急性期血栓仅局限于部分静脉主干，一般以闭塞的解剖部位命名，如髂 - 股静脉血栓等。

（2）全肢型：原来的血栓形成累及整个下肢深静脉系统，包括腹股沟韧带近、远段的静脉。根据静脉造影又可分为 3 型和 2 个亚型。Ⅰ 型（完全闭塞型）：深静脉完全闭塞，仅有细小侧支可见，大隐静脉显影但多无扩张，踝部交通支多不显影。Ⅱ 型（部分再通型）：Ⅱa 型，深静脉部分再通，仍以阻塞为主，大隐静脉轻度扩张，部分患者踝部交通支显影；Ⅱb 型，深静脉再通的程度大于闭塞，全程已经形成比较连续的通道，但轮廓不规则，管径不均匀，伴充盈不均或缺损，大隐静脉扩张，踝部交通支倒流。Ⅲ 型（完全再通型）：深静脉完全再通，扩张而迂曲，无瓣膜影可见，大隐静脉明显曲张，踝部交通支倒流。

4）治疗

（1）非手术疗法：非手术治疗除以抬高患肢为主的适当的休息外，下肢使用弹力压迫是最简便、最基本、最有效，也切实可行的方法。其作用机制是控制静脉高压，能延迟水肿出现的时间，推迟足靴区皮肤和皮下组织发生营养障碍性变化，预防溃疡形成。对即使形成溃疡者，也是一种卓有成效的处理方法。下肢应用的弹力压迫材料，从普通的弹力绷带到弹力袜，近年更推出一种新型循序减压弹力袜，受到欢迎。循序减压弹力袜被设计为弹力袜以压力梯度施加于下肢不同部位，其中踝部最高，依次递减，从而帮助增强小腿腓肠肌泵功能、阻止静脉血倒流，并促使静脉血向心回流，最终达到降低静脉压，减轻组织水肿，改善组织微循环目的。常用的弹力袜有过膝（股部）和膝下（小腿）两种，均能达到同等生理学作用。一般认为弹力压迫包扎到膝部就可以，且膝下型穿用更方便、更舒适。弹力压迫的压力要求达 5.32kPa（40mmHg），踝部压力应大于小腿压力。

就现有资料，有不少研究评估了长期使用弹力袜预防 DVT 后发生 PTS 的有效性。2005 年，Prandoni 的一项研究发现，180 例有症状的中央型 DVT 患者随机分为两组，一组使用循序减压弹力袜，压力为 3.99 ~ 5.32kPa（30 ~ 40mmHg），另一组不穿弹力袜作为对照，应用 Villalta 评分进行诊断评估，2 年后 PTS 发生率 25%，而对照组则高达 49%。现在公认的是深静脉血栓形成后使用弹力压迫，结合早期活动有利血栓消融，进而降低 PTS 发生率。弹力压迫使用时间最好 2 年以上。

抗凝治疗被广泛采用和支持，其目的是防止血栓蔓延、预防血栓复发，降低 PTS 的发生率。Gomez - Outes 等的一项荟萃分析研究表明，下肢深静脉血栓形成后，长期应用低分子量肝素治疗，经静脉造影和临床效果随访，可增加静脉内血栓块消融的概率，降低 DVT 发生率。Moaveni 等在动物实验中也证明，使用低分子量肝素能加快 DVT 后静脉壁再内膜化。但抗凝维持的时间仍然有争议，趋于一致的意见是抗凝治疗维持至 DVT 后 3 ~ 6 个月。尽管临床上长期抗凝使用的药物以口服华法林普遍，但最近的一项前瞻性比较研究观察发现，低分子量肝素抗凝似乎较华法林预防 PTS 更有效。该临床研究中 165 例有症状的单侧下肢 DVT 患者，经长期抗凝治疗，使用依诺肝素（低分子量肝素）或华法林至少 3 个月后，其中 100 例（56 例使用依诺肝素、44 例使用华法林）患者完成试验，接受了随访。经 3、6、12 个月及此后每年随访，随访期共 5 年，使用依诺肝素组未发生 PTS 和症状严重的 PTS 者分别为 39.3%。和 19.6%，而使用华法林组则分别为 29.5% 和 29.7%，二组之间虽然没有统计学差别，但研究者认为可能与样本量太少有关。

（2）手术疗法

A. 改善血液回流障碍：静脉转流术：各种静脉转流术的目的是在闭塞近、远段静脉之间搭桥，使远段的高压静脉血液，可以经此而回流，达到减压作用。传统的方法有：①大隐静脉交叉转流术，又称 Palma – Dale 手术，手术原理是利用健侧大隐静脉，通过耻骨上腹壁隧道，与闭塞远段的髂股静脉吻合。适用于单侧髂股静脉血栓闭塞者。大隐静脉条件不适合做移植时，有人采用带加强环的 PTFE 人造血管，代替健侧大隐静脉段行转流手术，近期效果良好，但其远期疗效尚无明确定论。②原位大隐静脉 – 腘静脉转流术，又称 Husni 手术。该术式适用于股腘静脉段血栓闭塞，手术时在膝关节平面将大隐静脉离断，远端结扎，近端与腘静脉吻合，使小腿静脉血经大隐静脉 – 股总静脉回流。

无论何种静脉转流手术，手术时机最好在病变已经稳定但尚未酿成深静脉和踝交通支静脉瓣膜破坏前，做大隐静脉转流术，使患肢远侧的高压静脉血经大隐静脉向近端回流。根据笔者的经验，无论施行何种转流术，作为转流段的大隐静脉，必须具备质地正常、无迂曲和血管直径超过 0.3cm 等条件。术中是否在吻合口远侧建立暂时性动静脉瘘，不是手术成功的必需条件。

再管化术或称静脉腔内成形术（disobliteration，endophlebectomy）：近年来，对 PTS 的演进和治疗都取得一些新的认识和进展。过去通过下肢深静脉造影检查发现，在血栓形成后的长期内，患肢的深静脉（主要是髂和股静脉）并不显影，因此认为血栓形成后的再通，是一个相当漫长的过程。近几年来应用彩超等先进仪器检查的结果表明，虽然就在血栓形成时再通的进程也已开始。但是由于管腔内还残留一些瘢痕组织，使通过再通段的血量很少，流速很慢，不能显影，从而被误认为是病变段尚处于完全闭塞的状态。2003 年，Markel 等对一组下肢深静脉血栓患者 110 例，共 126 条患肢跟踪随访 5 年。全组中完全闭塞者 110 条患肢（87%），部分闭塞者 16 条患肢（13%）。他们发现最早在发病的第 1 天再通已开始；发病 1 个月再通者为 36%，6 个月为 67%，3 年后为 100%。在发病后第 1 周完全闭塞者占 88%，3 个月后为 34%，1 年后为 17%，

3年后为0。再通而无血栓残留者，3个月后为16%，2年后为39%，3年后为50%。节段性闭塞者的再通进程更快，发病3个月后，股总静脉再通者占93%；近侧股总静脉、腘静脉、胫后静脉分别为79%、84%和72%；髂外静脉6个月后为90%，2年后为100%。但是，近几年来在文献中尚未见有关再管化手术的后续报道。

学者们发现，下肢深静脉血栓形成后不久，在盆腔内有丰富的侧支形成，并且血栓很快进入再通的进程，此时患肢的血流动力学病变以倒流为主。同时，在血栓再通的过程中，静脉管腔内壁和管腔内的瘢痕组织，均为正常的内皮细胞所覆盖。1999年，Raju等指出，虽然深静脉顺行造影显示髂-股静脉段闭塞（不显影），但是彩超检查往往测出在髂-股段静脉中已有血流的信号。他们对这类患者采用静脉腔内修整术（endophlebectomy），即切开再通的静脉段，将腔内瘢痕组织切除后，于血液明显倒流的部位做自体带瓣静脉段移植术，可以改善或消除血栓后遗症的临床症状。他们共报道81例（83条患肢），共做带瓣静脉移植102段，术后10年通畅率达83%。2004年，Puggioni和Kistner等报道，将再通的髂-股-腘静脉做长切口纵行切开，切除腔内所有瘢痕组织，形成扩大的单腔管道，并增加由各个分支进入静脉主干的血流量，然后根据各静脉段的具体情况，做各种相应的瓣膜重建术，包括支架置放、自体带瓣静脉段移植、静脉移位、瓣膜管壁外修复术等，必要时做浅静脉和交通静脉阻断术。他们报道13例，共在深静脉主干做腔内修整术23段，重建术14次。平均随访近1年后，疗效满意者占70%。他们又称这种手术为"再管化"（disobliteration）。这些手术方法，为治疗深静脉血栓后遗症探索一条新的途径。

髂-股静脉支架成形术：这是近年来随血管腔内技术发展而出现的新技术。手术目的是针对髂股-静脉血栓再通，但不完全的情况下，特别是并发髂静脉受压综合征时，应用血管腔内技术，做闭塞段髂-股静脉开通，支架成形术，以期改善下肢静脉回流。

手术方法：患者于数字减影血管造影技术（DSA）导向下，采用Seldinger技术穿刺患肢股静脉；或者在腹股沟区解剖一段股静脉，直视下穿刺股静脉。向髂静脉方向置入超滑导丝，透视下向上前进直至出现阻力感时，经导丝导入SF直头导管，并注射造影剂。观察髂-股静脉段血栓范围、血管狭窄程度和侧支开放情况。将导丝配合导管逐渐往上探索直至进入下腔静脉。沿导丝将球囊导管和支架先后输送至血管狭窄部位，进行球囊扩张和支架成形。再次造影观察髂静脉通畅情况。有学者认为，如果导丝不能通过狭窄闭塞部位，可配合应用直视下做阻塞部位髂静脉切开，血管补片成形术。

该方法即时和近期效果良好，术后是否会再血栓形成存在争议，远期效果有待于进一步随访观察。

B. 纠正血液倒流：自20世纪60年代以后，不少学者即开始采用自体带瓣静脉段移植术、深静脉瓣膜移位术和腘静脉肌襻形成术治疗深静脉血栓形成后综合征导致的深静脉倒流，进行过多方面的探索。但自体带瓣臂静脉段移植术和瓣膜移位术常常缺少瓣膜功能健全的静脉段供移植用，使适应证受限；肌襻形成术则在术后远期常因肌襻粘连并发深静脉血栓形成而基本废弃。

近年来，学者们对瓣膜替代物做了大量探索性研究。主要包括：①将静脉壁的全部或部分向腔内翻转形成一个瓣膜样结构。②利用不锈钢、铂等，制造人工瓣膜。③移植冷冻保存的静脉或心脏瓣膜。④设计在管壁外规律性压迫静脉的装置，模拟静脉瓣膜功能。⑤利用组织工程技术构建瓣膜支架，置入培养的静脉内皮细胞。⑥带瓣膜静脉段支架移植。这些方法一些仅为个案报道，一些是动物实验研究。

2006年，Maleti介绍了一种深静脉血栓后综合征时，应用增厚的静脉壁分离后形成新静脉瓣膜的重建方法。手术时在患肢股三角区显露股静脉，在控制血流后，纵向或T形切开股静脉2~3cm，借助显微外科器械和手术显微镜，在静脉壁上仔细分离静脉夹层形成一内膜瓣，分离时避免穿破静脉壁，该内膜夹层分离的深度取决于静脉壁厚度。如果静脉血栓累及整个静脉壁，可重建双瓣，否则仅重建单瓣。瓣叶大小必须精确测量，过宽可能导致游离缘下垂。在冲洗和关闭静脉前，用6-0 Prolene线固定游离缘。术毕用迫挤法测试重建的瓣膜功能。在该组16例（18条下肢）PTS并严重深静脉功能不全者，应用其介绍的方法重建静脉单瓣或双瓣，术后经双功彩超或静脉造影随访，随访1~42个月（平均22个月），16条肢体在4~25周内溃疡愈合，并无复发。17例瓣膜功能完整，深静脉维持通畅。仅2例早期在重建的瓣膜处形成血栓，无围手术期肺栓塞发生。术后8个月1例出现远期再闭塞。

C. 缓解浅静脉高压：凡是足靴区出现明显营养性病变者，说明踝交通支静脉功能不全，浅静脉已成为瘀血池，此时即使深静脉未完全再通，都适于做大隐静脉高位结扎术、小腿浅静脉剥脱和交通静脉结扎术。实践证明，手术将浅静脉剥脱后，并不会加重深静脉回流障碍。

交通静脉结扎术：结扎交通支有两种不同的看法。首先提出结扎交通支的Linton，主张做比较广泛的结扎。1971年，Halliday又提出广泛性结扎，包括自足踝部到腹股沟部的全部交通支，如果大隐静脉功能不全，亦应予以剥脱。但综合Cockett和Heager的意见，都主张做踝部的交通支的局限性结扎，其优点是手术范围小、创伤少，组织反应轻、疗效好，而且能早日恢复工作。在Cockett的介绍中，凡是大隐静脉或小隐静脉功能不全者，可行切除手术。

交通支的定位：足靴区有四组具有重要临床意义的交通支，是受病变连累的常见部位。这四组交通支，分别是内侧的内踝上交通支、内踝中交通支，外侧的小腿中交通支和外踝交通支。定位方法可依据：①解剖位置定位，例如内踝上交通支的位置是在小腿 1/2 和 1/3 交界处，小腿内侧面的胫骨后缘；内踝中交通支位于内踝上方一横手掌宽胫骨后缘 1.25~2.50cm 处。外踝交通支位于外踝上方 10cm 左右，跟腱的外侧缘；小腿中交通支处于比它高一横手掌邻近后面的中线位置。②扪按定位：功能不全的交通支扩大而在皮下筋膜上造成的缺陷，可在检查时扪及，并予以标记。③手术时定位：根据 Tumer、Warwick 的回血试验（bleedback test），切断交通支，瓣膜功能健全者无出血；功能不全者即有深静脉血液流出，如果挤压邻近腓肠肌，便可看到血液涌出，借此可以协助定位。

交通支的显露和结扎：结扎交通支有筋膜外和筋膜下两种方法。一般认为，如果皮肤和皮下组织相对较好，瘀积性皮炎的程度较轻，无溃疡或溃疡几近愈合，容易在平常的解剖位置找到血管者，可取筋膜外途径，结扎交通支。如果瘀积性皮炎的程度较重，皮下组织广泛纤维化，溃疡创面较大、且深，可取筋膜下途径。不必解剖皮下组织，且勿潜入切口边缘，否则极易并发创面坏死。可直接切开筋膜层，找到交通支，并予以结扎切断。

近年来，应用内镜下交通静脉结扎术，缩小了手术创伤，也避免了传统手术时易发生切口愈合不良的可能。

D. 足靴区溃疡处理：溃疡创面的处理，主要是消除感染，保持创面的清洁。事实上，抬高患肢适当休息、弹力绷带包扎、交通支结扎等，都是治疗瘀血性溃疡的有效措施。绝大多数溃疡，都能因此而愈合。只有少数慢性纤维化的顽固性溃疡，不是缺血所造成，而是充满高压静脉血的病灶，常常需要辅以植皮术治疗。

对这种溃疡的植皮，如欲取得成效，必须掌握下列要点：①术前采用抬高患肢的卧床休息，至少 1 周，以减轻局部水肿、充血。②溃疡创面细菌培养和药敏试验，针对细菌菌种局部施以敏感的抗生素，直至细菌培养阴性。如溃疡周围组织急性炎症，可全身应用抗生素控制感染。③清洁创面换药，待有肉芽组织形成后，用断层皮片覆盖创面。外用凡士林油纱布垫敷料，加用弹力绷带包扎。也可于患肢后方置一长的石膏托，保持制动 2 周有利于植皮区成活。④溃疡植皮成活后，仍需应用弹力绷带或穿戴循序减压弹力袜。

极少数经植皮后溃疡仍反复发作者，可试用带血管蒂游离皮瓣移植消除创面。

二、上肢（腋－锁骨下）静脉血栓形成

腋－锁骨下静脉血栓形成主要表现为上肢肿胀、疼痛、皮肤青紫和功能障碍。1949 年，Hughes 首先描述本症为"健康成人出现严重程度不同的急性上肢静脉闭塞，而无明确病因学、病理学依据者，称为 Paget－Schroetter 综合征"。过去认为，本症是一种特发性和自限性疾病，对机体并无严重影响；上肢和肩部侧支循环丰富，即使主干静脉阻塞，也不会造成较重的血液回流障碍；上肢静脉内皮细胞纤溶活性比下肢静脉高出 4 倍，血栓形成后容易再通，因此在治疗上不必过分重视。在这种错误观点的指导下，许多患者由于治疗不积极而酿成血栓形成后遗症。综合文献报道，后遗症的发生率占所有患者的 25% ~ 74%，并发肺栓塞者也时有报道。近年来，经过深入研究，对本症有了新的认识，提高了治疗效果。

（一）病因和分类

腋－锁骨下静脉血栓形成通常分为原发性和继发性两大类，原发性的致病原因在血管外，一般因上肢的体位改变或强力活动，造成血管受压，可伴有或无解剖异常所致的胸廓出口压迫征，如锁骨下静脉在穿过肋锁三角时，受到肋锁韧带、锁骨下肌、前斜角肌和突出的斜角肌结节等压迫，当上肢做强有力的活动（游泳、攀登、举重、垒球、网球等），或因某些职业造成上肢的不习惯动作等，均可使锁骨下静脉遭受反复损伤而内膜增厚，最终导致血栓形成，这就是传统所称的 Paget－Schroetter 综合征，又称"受挫性"静脉血栓形成（effort thrombosis）。继发性的致病原因较多，一些在血管内，如置入导管、钢丝，刺激性药物注入等。静脉置管后，约有 1/3 的患者可发生血栓形成，其中 1% ~ 5% 有临床症状。此外，还有心力衰竭、妊娠、口服避孕药、凝血和纤溶功能障碍、血透的动静脉瘘等。另一些致病原因在血管外，如癌肿、放射治疗、第 1 肋或锁骨骨折等。

Molina 根据病程将腋－锁骨下静脉血栓形成分为三型。Ⅰ型：急性血栓，病程在 1 周内。又可分为 3 个亚型，即Ⅰa 型，首次发病，过去无血栓形成病史；Ⅰb 型，过去曾因血栓形成接受过治疗；Ⅰc 型，曾因血栓形成仅做第 1 肋切除术。Ⅱ型：亚急性血栓，病程 1~2 周。按Ⅰ型中 3 个亚型的标准，再分为Ⅱa、Ⅱb、Ⅱc 型。Ⅲ型：慢性血栓，病程 2 周以上，患者静脉内无血栓块，多由静脉慢性纤维狭窄引起，伴有静脉高压和患肢运动障碍等症状，通过静脉造影可分为短段狭窄（小于 2cm）和长段狭窄（大于 2cm）两类。

（二）临床表现

男、女和任何年龄均可发病。继发性者常有发病原因可追溯；而 Paget－

Schroetter 综合征则以中青年男性多见，2/3 病变发生于右上肢，这可能与右上肢用力较多有关。4/5 的患者在发病前 24h 有受挫病史，如上肢强有力的活动或长时间上肢处于不习惯的姿势，约 1/10 的患者可无任何诱因，只是经过一夜睡眠后，清晨醒来时发现。

上肢肿胀、疼痛、皮肤青紫和浅静脉曲张是四大主症。上肢肿胀是最早出现的症状，从手指到上臂延及整个上肢，而以近侧较为严重。疼痛可与肿胀同时出现，或者仅表现为酸胀，活动上肢时加剧，有时可扪及条索状、有触痛的血栓静脉。约有 2/3 的患者因静脉瘀血患肢呈紫红色或青紫色改变。浅静脉曲张多在 1~2d 后形成，以肩部和上臂最明显。

多数患者的肿胀和疼痛等急性症状，几天或几周或可自行缓解，但尚难达到完全复原，约 2/3 以上的患者残留后遗病变，表现为不同程度的肿胀和酸痛，或者是活动后出现的肿胀和疼痛。

（三）诊断

依据上肢突然出现肿胀、疼痛可做出初步诊断，但静脉造影检查，是目前最可靠的诊断方法。虽然近年来无创检查技术迅速发展，由于锁骨下静脉被锁骨遮盖，双功多普勒扫描和磁共振往往难以精确判断锁骨下静脉中的血栓性病变。可疑患者利用各种无创性检查进行筛选，双功彩超能够观察腋静脉、锁骨下静脉、无名静脉、颈内静脉的横切面和纵切面，直接征象可显示静脉狭窄或闭塞的部位和范围；间接征象包括波幅衰减、流速降低、脉冲迁移缺乏，以及呼吸末期有明显的狭窄或闭塞。直接征象未显示病变的患者，应同时检查健侧并与患侧比较。Passman 对一组血透患者的上肢静脉，采用双功彩超与静脉造影进行对比性研究，证明双功彩超诊断上肢静脉闭塞性病变的敏感性和特异性分别为 81% 和 97%。超声检查结果不明确者则做静脉造影。

（四）治疗

腋－锁骨下静脉血栓形成的治疗包括三个方面：①急性血栓。②血管外压迫。③血栓后遗的静脉管腔狭窄。急性血栓形成而无明显临床表现者，可不予治疗，血栓多在短期内消散。有明显症状和体征者，则需做抗凝和纤溶治疗；溶栓成功后症状不改善，仍有患肢疼痛、肿胀和青紫者，应考虑做手术治疗。手术时机选择尚存在争议。一般认为，血栓形成后应尽早做抗凝和溶栓治疗；溶栓以后有残余血栓或管腔狭窄者，应做手术治疗。各种静脉外压迫所致的血栓形成，采用保守治疗后，有患肢功能显著障碍者占 40%。因此，应采取积极的治疗措施。据文献报道，血栓破坏静脉内膜后，管壁细胞因子（cytokines）的生成量，至少在 1 个月内高于正常值，内膜的纤溶活性至少在 3 个月内低于正常。因此，为避免再度血栓形成，手术应在 1~3 个月后施行。Molina 却主张在溶栓后立即手术。他总结65例治疗经验的资料表明，早期或急诊手术可防止后遗腋－锁骨下静脉纤维增殖性病变。锁骨下静脉血栓闭塞后，许多细小的侧支开放，随着病程的延长，侧支的数量和管径也不断增加，终于在肩关节周围形成丰富的侧支网络，使患肢血液经颈内静脉或胸壁静脉回流。因此，由于侧支的盗血，即使在后期施行锁骨下静脉修复重建术，也易在术后并发血栓，使手术失败。

病因为受第1肋压迫者，应做压迫段肋骨切除和受压静脉段松解术。若静脉有短段狭窄或闭塞，应加做静脉补片成形。如果锁骨下静脉病变段十分靠近心端，术中不能有效地控制出血，可在后期做静脉内球囊扩张成形术。完全闭塞或严重狭窄而不能施行各种静脉成形术者，可做颈内静脉移位术。

1. 抗凝和纤溶治疗 腋－锁骨下静脉血栓形成确诊后，即应采用抗凝和纤溶治疗。虽然全身给药效果良好，将溶栓导管置于血栓内注入溶栓药物，可望取得更好的效果。可经臂静脉或股静脉插入导管，做诊断性静脉造影，然后输入溶栓药物。临床广泛应用的溶栓药物首推尿激酶，首次剂量为3 000U/h，然后再以3 000U/（kg·h）做持续灌注，同时给肝素500U/h，直至血栓消融为止。一般需要12~24h，但有些患者的血栓在数小时内即溶解。血栓消散后即停用尿激酶，将肝素增加为100U/h，使用3~5d后改用华法林5~10mg/d；如做各种静脉修复术，术中肝素剂量为100U/kg，并同时使用低分子右旋糖酐50ml，以后以每小时15~20ml持续灌注48h。术后给双嘧达莫（75mg/d）和华法林（5~10mg/d），使凝血酶原时间维持在15~20s或国际正常比值1.7~2.0，出院后维持2~3个月。

2. 第1肋切除和静脉松解术 手术途径包括经锁骨下、经腋和经锁骨上三种，常用的是经锁骨下途径。按Molina介绍的操作方法：患者平卧，肩部垫高。于锁骨下做一长约3cm的切口，显露胸大肌并切断胸小肌腱。切开肋锁韧带和锁骨下肌以游离锁骨下静脉。于第1肋中点下方分离一小段肋间肌，仔细游离第1肋和胸膜间的组织，避免损伤胸膜。将第1肋和肋间肌向前方分离到肋软骨处，向后分离到肋颈，注意保护胸长神经。依次横断前、中斜角肌后，在第1肋中点将肋骨剪断，再用咬骨钳切除肋骨，向后仅保留2cm左右的残端，向前切除部分肋软骨，以完成静脉松解术。

经锁骨上途径不能较好地暴露锁骨下静脉并做静脉松解术，因此已较少采用。经腋途径能较好地显露第1肋的前段，常用于神经性的"胸廓出口综合征"并有静脉症状者，术后瘢痕不明显。经锁骨下途径不但能更好地显露锁骨下静脉，并利于进行各种静脉修复术，其缺点是难以切除第1肋的肋颈部，且术后瘢痕显露。

3. 静脉取栓和成形术　经锁骨下途径游离锁骨下静脉，全身给肝素 5 000U；阻断血栓段后，沿静脉纵轴方向切开，并稍越过病变段，在直视下切除血栓。放松远侧阻断钳，观察静脉血回流，如无静脉血回流或静脉造影显示其远侧有残余血栓，可用橡皮驱血带自上肢远侧向近侧缠绕，使远侧血栓从静脉切口处排出。如回流不畅，则可用球囊取栓导管或取栓钳，取尽残余血栓。如发现静脉管腔狭窄，应做补片成形术。使用标准的锁骨下途径游离锁骨下静脉，对 80% 的患者能完成静脉取栓和静脉补片成形术。倘若显露不满意，特别是无法控制无名静脉的内侧部分时，可扩大手术切口，钝性游离胸骨后的纵隔组织，沿第 1 肋胸骨残端水平劈开达胸骨正中线，然后垂直向上至胸骨切迹，用自动拉钩将胸骨体和胸锁关节向两侧撑开，仔细解剖纵隔及结扎乳内静脉，就可清楚地暴露无名静脉、锁骨下静脉及腋静脉。这种方法操作简便、术后恢复快，并且避免了经锁骨或胸锁关节导致的术后肩部不稳定现象。术后若发现仍然存在静脉管腔狭窄，应做球囊扩张成形术，特别是在球囊扩张成形术失败后，置入血管支架，可取得良好的近期疗效。由于随访期较短，其应用价值和远期疗效评判有赖于前瞻性研究的结果。

4. 锁骨下静脉转流术　锁骨下静脉严重狭窄或闭塞，而不能采用补片成形或球囊扩张成形术时，可做各种静脉转流术，如锁骨下－上腔静脉搭桥术、锁骨下－颈外静脉转流术、头静脉交叉转流术、腋－颈内静脉转流术等。一般认为，以颈内静脉移位术操作最简便，效果较好，具体方法为经锁骨下途径，显露并解剖锁骨下静脉，另于锁骨上和颌骨下方做横切口，游离颈内静脉，在其进入颅骨处切断，远端结扎，近心端倒转，经锁骨后通道与锁骨下静脉做端－侧吻合。学者们多主张，在静脉修复重建段的远侧，做暂时性动静脉瘘可提高远期通畅率，移植材料可用自体大隐静脉或 6mm PTFE，3 个月后将瘘口关闭。

第三节　弹性压迫预防下肢深静脉血栓形成

住院患者的深静脉血栓形成（DVT）多发生于下肢，大多在手术中和手术后数日内起病，术后 5~9d 发病者仅占 10% 左右。由于 DVT 发病初期可并发肺梗死，长期后又可演变为血栓后遗症，即使再通后，又能造成深静脉瓣膜功能不全，出现一系列临床症状和体征，严重影响患者的生活质量和工作能力。因此，DVT 一直受到学者们的关注，是目前国内外外科领域中的难题之一。

一、一般概况

欧美各国术后 DVT 的发生率较高，但近几年来我国患者也有逐步增多的趋势。据 20 世纪后期国外文献报道，在围手术期未采取任何预防措施者中，普外科和某些骨科手术后 DVT 的发病率为 25% ~ 30% 和 70%。Nevesteen 等报道，普外科和骨科未做预防者，大手术后 DVT 发生率各为 25% 和 50%。Rameswami 等报道，英国每 10 万人中，每年有 DVT 患者 160 人，其中 60 人并发肺梗死；下肢 DVT 多始发于腓肠肌静脉丛；静脉及其近侧段的 DVT 多并发肺梗死，其发病率可高达 50%，其中 1/4 死亡。英国每年因静脉疾病支出的医疗费约 20 亿英镑，其中 DVT 占据相当的比例。

近几年来，因各种预防措施在临床广泛应用，DVT 的发生率和并发症均持续有显著的下降。许多学者认为，长期以来临床采用的术后抬高患肢和早期起床活动等方法，对预防 DVT 的作用不大，尤其对 DVT 的高危患者更无明显的价值。目前预防 DVT 的方法主要包括药物和机械性压迫两种。后者为循序减压弹力袜（graduated elastic compression，GEC）和患肢间断气囊压迫（intermittent pneumatic compression，IPC）等，其中 GEC 因使用方便，疗效可靠并与 IPC 不相上下而最受欢迎。

二、作用机制和 GEC 的规格

一般认为，GEC 抗血栓形成的作用是多方面的。Agu 等指出，GEC 对血栓形成的三大原因，即血流滞缓、内膜损伤和高凝状态均有对抗作用，其中以外界弹性压迫缩小下肢深静脉的管径为主要因素。Comerota 等指出，静脉管腔扩张增大 20% 时，DVT 的发生率显著增高。文献报道指出，下肢受外界弹性压迫后，肢体的横截面积缩小并增加静脉中的血流速度；下肢承受 2.00kPa（15mmHg）压力时，其中静脉的横截面积可减少 20%，浅静脉和深静脉系统的血流速度显著增加。学者们发现，术中用 GEC 可使腓肠肌静脉的内径平均缩小 48%。血流增快后，使静脉血液不致滞留，又能减轻或防止静脉管壁扩张，从而使一些导致血栓形成因子的血浓度和与内膜接触的时间都显著减少，并且还有利于瓣窝中血液的排空。最近文献报道指出，GEC 可增加血液中的组织因子通道抑制物（tissue factor pathway inhibitor，TFPI）的浓度，以对抗血液的高凝状态。

GEC 不同于一般的弹力袜，后者只具有一种相同的压力，而前者是在不同的部位施加不同的压力，以踝部压力最高，然后从远侧向近侧段压力逐步减小，以促使静脉血液回流。学者们都认为，GEC 能显著增加股静脉中的血流速度。其功能远优于只有一种压力的弹力袜。

早期设计的 GEC，从踝部到大腿段压力分别为 2.40kPa、1.87kPa、1.07kPa、1.33kPa、1.07kPa（18.14mmHg、8mmHg、10mmHg、8mmHg）。临

床观察发现，当踝部的压力为4.00kPa（30mmHg）时，虽然静脉血液回流的速度明显大于2.40kPa（18mmHg）者，但却可使踝部皮下组织中的供血量锐减，而造成不良后果。近来学者们提出，踝部、腓肠肌部和大腿的压力，以2.25kPa、1.93kPa和0.85kPa（16.9mmHg、14.5mmHg和6.4mmHg）为最佳。

近年来，学者们通过临床研究指出，定制的GEC并不优于非定制品。因此，患者不必按患肢的尺寸定制。此外，学者们还认为，长筒GEC（由踝至大腿根部）的价格较贵，常造成患肢不适感，其预防血栓形成的效果也不优于短筒GEC（由踝至膝部）。

三、GEC的适应证和并发症

Ramaswami等报道，目前国外将可能发生DVT的患者分为低危、中危和高危三类。①低危患者：40岁以下、30min以内的小手术，或者年龄超过40岁但无危险因素。②中危患者：40岁以下做大手术者、口服避孕药物者、40岁以上做任何手术者。③高危患者：60岁以上做任何手术者、有深静脉血栓形成史或肺梗死史者、有其他危险因素者。其中低危患者只需采用GEC预防，而中危和高危患者的预防则包括机械和药物等措施。对抗血栓药物有禁忌者，也应采用GEC。应用GEC者应从手术前至少2h起，包括术中直至术后起床恢复正常活动时为止。用长筒GEC者，若术后早期起床，但行走活动较少而较长期处于坐位时，则因膝关节处于90°屈曲位，可使腘静脉过度受压，反而造成不良后果。

GEC所引起的并发症，主要是能使受压部位的血供发生障碍，虽然在临床并不多见，但必须在使用时给予足够的重视。当GEC的压力增高1.33kPa（10mmHg）时，皮下的动脉血供即减少10%；为4.00kPa（30mmHg）时，减少25%；8.00kPa（60mmHg）时，减少84%。因此，有周围动脉硬化闭塞性病变，或者糖尿病性患足神经营养障碍者，GEC使用不当时，有可能造成局部坏死，甚至需要截肢。穿戴GEC时，尤其是患肢有较明显的肿胀者，需注意挑选或随时更换合适尺寸的GEC；应避免较松的GEC向踝部滑落，而使局部过度受压。一般认为，凡踝肱指数小于0.7者，不能使用GEC。

四、GEC的疗效

学者们对GEC预防DVT的作用，都一致持肯定态度。综合文献报道，DVT的发生率在未采用GEC的525例中达22.5%；采用GEC的541例中仅为8.2%，发生率降低64%。Ramaswaml等综合文献报道指出，采用GEC预防组的术后DVT发生率为6.8%，而对照组为26%，采用GEC使术后DVT减少74%。GEC在外科各专业学科中，预防DVT的效果各有差异，具体情况如下。

1. 普外科（腹部手术） 文献报道，未采用 GEC 的 757 例中，有 144 例发生 DVT（19%）；在采用 GEC 的 748 例中，发生 DVT 者仅 51 例（7%），较前者下降 64% 此外，术后长期使用 GEC，对防止 DVT 复发、减轻 DVT 后遗症等均有显著效果。

2. 骨科 一般认为，GEC（和抗血栓药物）预防术后并发 DVT 的效果均差于其他各专业学科，主要表现在髋关节和膝关节置换手术。1999 年，Agu 等综合 4 篇文献报道（1978—1996 年）发现，未采用 GEC 的 111 例中，发生 DVT 者为 61 例（55%）；而采用 GEC 的 125 例中仅 32 例（26%），较前者下降 57%。有些骨科专家主张单独采用 GEC 来预防 DVT，他们认为，抗血栓药物可能引起创口内血肿、感染和移植物的失败。但是近年来不少学者都认为，GEC 和低分子量肝素联合应用，对预防髋关节置换术后 DVT 的效果远优于单独使用 LMWH。膝关节置换术常易并发 DVT，这主要因为手术操作范围涉及深静脉主干，并且术中大腿用止血带 [59.9~66.5kPa（450~500mmHg）]，容易使静脉回流障碍、损伤血管内膜，促使 DVT 的形成。Hui 等报道一组膝关节置换术的患者，其中采用短统 GEC 和未使用 GEC 者的 DVT 发生率，分别为 32% 和 66%。学者们发现，施行关节置换术的患者，最迟可在手术 5 周后发生 DVT，因此主张在术后较长时间内使用 GEC。

3. 妇产科和泌尿科 以恶性肿瘤患者术后 DVT 的发生率最高；妊娠妇女的发生率较同年龄组的未孕妇女高出 4 倍。Turner 等报道 196 例妇科手术的患者中，使用 GEC 者均未发生 DVT，未使用者的发生率为 4%。Hobel 等发现，弹力袜还可降低体内儿茶酚胺的释出量，而有利于孕妇的血液循环。Hansberry 等将一组 74 例泌尿系统癌肿做手术治疗的患者，分为单独使用 GEC、单独使用 IPC 和单独使用肝素 3 组，发现每组 DVT 的降低率均无明显差异。

4. 神经内、外科 DVT 主要并发于脊柱损伤、脑肿瘤、颅部外伤、脑卒中和神经外科术后。据 Hamilton 等统计，神经外科手术后 DVT 的发生率为 19%~50%。不少学者认为，单独采用 GEC，可避免用药物预防所能造成的颅内和脊髓出血。Nurmohamed 等综合文献报道发现，GEC 和 LMWH 联合应用与单独采用 GEC 相比较，能使 DVT 的发生率从 21% 下降为 14%。

5. 内科 DVT 也常并发于某些内科疾病，如心力衰竭、心肌梗死和肺部感染等。Keiekegaard 等报道，在一组 80 例年龄 70 岁以上心肌梗死的患者中，使用 GEC 者，无 1 例发生 DVT，而未使用者，则有 8 例发生 DVT。

6. 复发性 DVT GEC 对防止 DVT 的复发也有显著的效果。Belcaro 等对 244 例 DVT 患者随访 3 年，发现未采用 GEC 者 DVT 的复发率为 46%；而单独采用 GEC、单独采用 LMWH 和联合应用 GEC 和 LMWH 者，则分别为 9%、5%

和2%。

五、GEC与抗血栓药物联合应用的效果

Agu 等综合大量文献报道指出，在普外科手术中 GEC 与小剂量肝素（LDH）联合应用的疗效为：①单独应用 LDH，DVT 发生率为 15%。②单独使用 GEC 时，为 21%。③联合应用 GEC 和 LDH，则为 4%。他们又分析文献中骨科和神经外科手术的患者发现，单独应用 GEC 者 DVT 的发生率为 38.25%；采用 GEC 和 LMWH 者为 25%。Imperiale 等综合大量髋关节置换术的文献报道指出，采用 GEC、LMWH 和 LDH 的 DVT 发生率，分别为 21%、16% 和 24%。因此，无论从使用方便、安全、可靠，还是从疗效等方面来考虑，联合应用 GEC 和 LM-WH，是防止 DVT 的最佳方法。

近年来，学者们认为 GEC 对下肢深静脉倒流性病变，也有令人满意的对症治疗效果。术后应用 GEC 有防止静脉曲张复发的效果。

近几年来，在国内临床广泛采用的治疗静脉倒流性和回流障碍性疾病的药物为：①强力脉痔灵（又名迈之灵），其成分含马栗树籽的提取物七叶皂苷素，主要的药理作用是抗渗透作用；改善静脉的血流动力学和改善静脉功能（使弹性和收缩性恢复正常）。因此，有减轻或消除患肢肿胀、酸胀，减轻皮肤营养障碍性病变等功效。②爱脉朗，主要成分为黄酮和橙皮苷等，具有保护血管和提高静脉张力、增加淋巴回流、改善毛细血管通透性等功效。③拜瑞妥，是最近从国外引进的新药，对防止手术后 DVT 有较好的作用。

第四节　小腿深静脉血栓形成

小腿深静脉血栓形成（calf vein thrombosis，CVT）是指小腿深静脉系统内血液的非正常凝结，是下肢 DVT 中的一种类型。按照发病静脉的不同，可分为小腿深静脉血栓形成（胫浅静脉、胫后静脉和腓静脉血栓形成）和小腿肌肉内静脉丛血栓形成（腓肠肌和比目鱼肌静脉丛血栓形成，muscular calf vein thrombosis，MCVT）。临床上多数患者常常累及多处小腿深静脉，主要表现为小腿肿胀和疼痛。在所有收治的下肢 DVT 患肢中占 17.3%。一般认为，CVT 的临床表现较轻，给予抗凝、溶栓治疗后，多能很快痊愈，因此长期以来对 CVT 未加重视，文献资料中有关 CVT 的报道很少，至今尚未制定规范化的诊治原则。但近来，有学者们提出，CVT 有潜在的向中心静脉扩展的可能，可导致致死性肺栓塞或严重的深静脉血栓后遗症，应给予足够的重视。

一、病因和发病情况

CVT 常见的危险因素为肿瘤、高凝状态（怀孕、使用雌激素、蛋白 C/蛋白 S/抗凝血酶缺乏等）；近期普外科、妇科、血管外科或骨科手术；静脉疾病（静脉曲张、既往深静脉血栓形成或血栓性浅静脉炎等）；心脏疾病（如冠心病、心力衰竭、心律不齐等）。最近，Kuldeep 等报道 CVT156 例，共 180 条下肢；年龄为 22～94 岁，平均 77 岁。其中女性 92 例（59.0%），男性 64 例；左侧下肢 66 条，右侧 66 条，双侧 24 例；血栓累及比目鱼肌静脉丛共 90 条（40.9%），腓静脉 55 条（25.0%），胫后静脉 43 条，腓肠肌静脉丛 30 条，胫前静脉 2 条。临床表现主要为腓肠肌处疼痛和肿胀。

二、诊断和鉴别诊断

对 CVT 的检查过去首选下肢深静脉顺行造影术，可见病变静脉段造影剂分布不均，甚至完全不显影。近年来，无创的彩超检测，因其操作方便、可以重复、不需造影剂等优点，已经成为检测 CVT 的首选方法。文献报道，超声诊断下肢静脉血栓形成总的敏感性为98%，特异性为94%。在诊断过程中，因注意与其他疾病相鉴别，如肌肉间血肿、皮下软组织水肿和 Baker 囊肿等。肌肉间血肿常伴有肌肉撕裂，多有外伤史，血肿占据肌肉的一部分，有时受探头挤压可以变形，而 CVT 由于有静脉壁与周围肌肉分隔，所以血栓形成处与周围的肌肉界限清晰、整齐，肌纤维是完整的。皮下软组织水肿二维图像为软组织增厚，皮下组织出现网格状或迷路样扩张的淋巴管暗区，而小腿深静脉均不扩张，血流通畅。Baker 囊肿通常位于腓肠肌内侧和半腱肌与半膜肌之间，囊内有时可见细线状分隔带和散在的絮状低回声团块，仔细扫查可发现 Baker 囊肿向深处延伸至关节腔，追问病史，这类患者常有关节炎病史。

三、治疗

虽然早期抗凝治疗、弹力支持和超声随访是目前为大多数学者所执行的治疗方法，但截至目前，尚无确切的临床证据，表明抗凝治疗能有效减少血栓扩展、复发和肺栓塞的发生。2008 年，ACCP 建议对首次发病，无明显诱因的患者，做抗凝治疗的时间应不长于 3 个月，但本疗法并未得到临床试验的支持，在 2012 年 ACCP 第 9 版《抗栓治疗及预防血栓形成指南》中，已将此建议删除。

四、并发症

1. 血栓向近心端扩展 血栓可向腘、股甚至髂静脉扩展，使病情加重，引起不良后果。综合文献报道，未做抗凝治疗者，血栓向近心端蔓延的发生率约为 8%。但 Schwarz 等报道，在 107 例低致病因素患者中，短期抗凝和单纯弹力支持者，血栓蔓延的发生率，二者均为 1.9%。对于抗凝治疗是否能够有效减少血栓蔓延发生率的问题，目前尚有争论。Schwarz 等通过非随机回顾性分析 84 例 CVT 发现，未接受抗凝治疗组患者的血栓蔓延发生率高于抗凝治疗组。近年来，美国胸科医师协会（ACCP）、澳大利亚血栓和止血协会和英国 DVT 共识协会均推荐对 CVT 患者采取抗凝治疗。

2. 肺栓塞　CVT 并发肺栓塞的发生率相对较低，但仍有致死性肺栓塞的报道，多与血栓蔓延有关。Hull、Bentley 和 Partsch 等报道，CVT 患者经正规抗凝治疗，随访过程中肺栓塞的发生率为 1.0% ~6.2%。其中 Pattsch 报道共 238 例 CVT 患者经肺通气灌注显像随访发现，肺栓塞的发生率为 3.4%，大部分为无症状肺栓塞，1 例表现为中度肺栓塞，但该研究随访时间仅为发病后 1 ~10d。多篇对接受抗凝治疗的患者行中长期随访（大于 3 个月）表明，肺栓塞的发生率为 0 ~1.5%，其中 Shaughnessy 报道 1 例致死性肺栓塞的发生。

3. 血栓复发　CVT 血栓复发率高于中央型 DVT，Pinede 等在 DOTAVK 研究中报道两者的发生率分别为 2.6% 和 8.4%，并且该研究推荐将口服抗凝药物的时间由 12 周缩短为 6 周。CVT 患者是否接受抗凝治疗与血栓复发密切相关。Lagerstedt 等报道，CVT 未行抗凝治疗组在发病后 3 个月随访的血栓复发率高达 29%，而抗凝组无 1 例血栓复发。

4. 血栓形成后遗症　CVT 的长期治疗效果令人满意。Gillet 等对 128 例 CVT 患者长期彩超随访发现，在抗凝治疗 1、3 和 9 个月后，原血栓闭塞静脉段已完全再通者，分别占 54.8%、84.7% 和 96.0%。Meissner 等报道，CVT 发病后 1 年患肢疼痛、肿胀的发生率为 23%，但无色素沉着和溃疡等严重症状的发生。Asbeutah 等通过对患者长达 5 年长期随访表明，CEAP 4 ~6 级症状的发生率为 11%。

近来，国外学者们指出，对 CVT 必须加以重视，尽早制订治疗原则和方案，以提高治疗效果。治疗后应做较长期的定期跟踪随访，防止静脉血栓复发。

第五节　下肢深静脉血栓形成的治疗现状

急性下肢深静脉血栓形成（DVT）是人群中的常见病。除下肢静脉回流受阻，引起患肢静脉高压，出现肿胀、胀痛、浅静脉曲张等临床表现外，最严重的并发症是血栓脱落导致肺梗死（PE）。其次是发病率较少的股青肿（PCD），这是在毛细血管网内血栓形成，使患肢发生急性静脉性坏疽，造成截肢甚至死亡。若血栓不能及时消融，于数年后即可发生血栓后遗症（PTS），使患者处于半致残状态。长期以来，对 DVT 的治疗效果并不满意，所以，DVT 一直是医学研究的重点课题。

一、发病和病情演进情况

最近，据 Meissner 等报道，在发达国家总人口中，DVT 的患病率为每年（56~122）/10 万人。Menon 等报道，在美国每年因 DVT 死亡者有 5 万~20 万人；在英国前 3 位最常见的心血管疾病为冠心病、脑卒中和 DVT。Baldwin 等报道，在发展中国家，每年有 DVT 患者 3 000 万~6 000 万人。

DVT 急性和慢性期的并发症，都具有较高的致残和死亡率，PE 可使 10%。DVT 的住院患者死亡；PCD 使患肢严重肿胀、皮肤青紫，其死亡率为 20%~41%。PTS 系静脉回流障碍、静脉倒流和瓣膜关闭不全等综合因素，引起的严重并发症。约 80% DVT 患者发生 PTS，其中 40%~15% 患肢远段有溃疡形成。

二、CDT 治疗 DVT

近 20 年来，DVT 标准的治疗方法，首先是采用抗凝剂，包括肝素（UH）或低分子量肝素（LMWH）等，然后长期口服维生素 K 拮抗剂如华法林等。其治疗效果是能制止血栓扩展、蔓延和 DVT 复发，并降低 PE 的发生率和减少死亡率，并且对 PCD 有效。但是其缺点是短期内不能使血栓的体积缩小。此外，由于不具有溶栓作用，所以不能制止 PTS 的发生。

近年来，全身应用溶栓剂如尿激酶、链激酶和组织型纤溶酶原活化剂（t-PA）等，都有显著的溶栓作用。但是这些药物的不良反应较多，主要可引起严重的出血并发症，包括颅内出血和腹膜后血肿等。为防止溶栓药物引起出血性并发症的不良后果，近来导管腔内溶栓术（CDT）已在临床广泛开展。操作方法为通过经皮穿刺，将导管插入深静脉的血栓内，然后将高浓度溶栓药物经导管注入栓块中，促使血栓消融，并保证在溶栓同时，全身血液循环中药物的含量并不明显增加，从而可防止出血性并发症。在做 CDT 治疗时，还可根据患者的具体情况，采用支架成形术或腔静脉滤器置放术等。最近又有新药 u-PA 问世，据文献报道其并发症的发生率和死亡率都接近于 0。

三、CDT 的疗效

（一）近期治疗和疗效

与 CDT 以前的各种溶栓方法相比较，CDT 具有良好的快速溶栓能力，

Elsharawy 等报道，将采用肝素和华法林患者，与做 CDT 者相比，在治疗 6 个月后，前者血栓段通畅者占 12%，后者则为 72%。CDT 对髂 - 股段和股 - 腘段均有良好的溶栓效果，前者和后者分别为 87% 和 79%。经 CDT 治疗者中，约 1/3 能使血栓完全消融，从而不再复发，也不会发生 PTS 后遗症。据文献报道，CDT + 腔内祛栓术，对 PCD 也有较好的治疗作用。

血栓一旦形成后，如不及时治疗，血栓即将逐步发生机化，从而显著降低溶栓药物的效果。因此，急性 DVT 应及早做溶栓治疗，以达到防止 PTS 的目的。目前，有些学者如 Gogalniceanu 等认为，在起病 10d 以内的急性期溶栓效果良好，10d 以上者溶栓的能力明显逐步下降。因此，将 10d 作为急性和慢性 DVT 的界限。同时 Gasparis 等提出，DVT 形成 14d 以内为急性期，15 ~ 30d 者为亚急性期，30d 以上为慢性期。Rhodes 等报道，在动物实验中发现，在发病 4 周内及时溶栓，有望保持内膜和瓣膜的完好。Meissner 等报道，在人体 DVT 发病 90d 内，如果能使血栓完全消融，则瓣膜结构和功能可能保全，而不发生 PTS。

CDT 仍有并发局部和全身出血的可能。最近，Comerota 等报道出血的发生率为 5% ~ 11%。同期，Janssen 等指出，溶栓时间过长、药物剂量过大时，均易发生出血。据美国统计资料，颅内出血发生率为 1% 以下，腹膜后血肿为 1%，肌肉骨骼、泌尿生殖系统和胃肠道出血为 3%。

有些学者认为，CDT 溶栓过程中易引起 PE，个别笔者报道 PE 的并发率为 4.5%。但是，近期学者们报道的数值均在 1% 左右。CDT 的死亡率为 0% ~ 0.4%。

（二）远期疗效

髂 - 股段 DVT 在 DVT 中占 70% ~ 80%，因其管径较大，残留的血栓可导致回流障碍、血液倒流和瓣膜损坏等病变，造成长期存在的静脉高压，最后引起 PTS。因此，急性 DVT 患者及时采用 CDT 治疗能防止发生 PTS。最近，Segal 等和 Protack 等报道，在治疗 6 个月后，做 CDT + 华法林者和只做抗凝者相比较，二者的血栓段通畅率分别为 70% 和 12%；3 年后前者中未发生 PTS 的占 75% 以上。

四、DVT 的药物 - 机械治疗

最近，新的药物 - 机械治疗（PhMT）已在临床试用，并取得初步疗效。这是将 CDT 与经皮穿刺腔内机械祛栓术联合应用的新方法。主要内容为：①于血栓近、远侧置入气囊导管，阻断血流并固定血栓。②经导管向血栓段注入高浓度的溶栓药物。③利用不同的物理方法祛除血栓，然后清除残屑恢复患肢血液回流的通道。在临床采用的经皮机械祛栓的器械已有 10 余种之多，可配合溶栓药物应用，也可单独应用。目前经美国 FDA 批准上市的主要器械为：①Amplatz 器械：利用高速旋转的叶片，切除血栓并吸出体外，初步报道，能将血栓全部清除者占 75% ~83%；术后 6 个月仍保持通畅者占 77%。②Arrow - Trerotala 器械：利用电流驱动导管顶端 4 片螺旋形排列的金属丝，切除腔内的血栓，据报道祛栓成功率可达 100%，术后 16 个月仍保持通畅者占 92%。③Angiojet 器械：利用高速生理盐水喷射器，于导管顶端周围形成 1 个低压区（ - 760mmHg），做机械祛栓。④Trellis 导管：为节段药物 - 机械动力取栓器械，是 1 个具有双腔的导管。操作时先用气囊在血栓两端阻断循环，先向血栓段注入高浓度溶栓药物，然后再插入旋切探头，切削血栓 15 ~20min，最后将碎屑取出。造影显示血栓已取净后，再依次处理其他病变段。本器械应用时间不长，有待做出其疗效的评估。

采用这些新方法，治疗 DVT 的目的为：①防止血栓扩展和脱落。②防止血栓复发。③恢复管腔通畅。④保全瓣膜功能。疗效的评定标准为：①完全消融：90% 以上的血栓消失。②部分消融：50% ~90% 的血栓消失。③不完全消融：小于 50% 的血栓消失；Gasparis 等指出，治疗后即使有少量血栓残留，但只要彩超检测，表明静脉回流较通畅，无明显血液倒流，可望获得长期良好的效果。

近来，学者们多认为，治疗 DVT 最佳的选择是 CDT 和 PhMT，可根据具体病情，在二者中选用一项，或者二者联合应用，同时特别强调，祛栓必须完全、彻底，才能防止 DVT 复发，避免发生 PTS。

近期，Comerota 等指出，髂 - 股静脉血栓是 DVT 复发的独立危险因素，并通过临床研究证明 DVT 的复发与血栓残余量密切相关。他们根据 Mewissen 等改良的静脉评分法，将下肢静脉系统分为 9 个节段，包括下腔静脉、髂总静脉、髂外静脉、股总静脉、近侧股静脉、远侧股静脉、腘静脉、胫静脉和股深静脉，并按以下方式评分。0 分：无血栓；1 分：1% ~49% 血栓性或狭窄性管腔丧失；2 分：50% ~99% 管腔丧失；3 分：管腔完全闭塞。他们将做 CDT 治疗的患者 75 例按大于等于 50%（8 例）和 <50%（67 例）血栓残余量分为两组。随访 3 年的结果为：①总体患者 3 年复发率为 8%（6/75）。②血栓残余量大于等于 50% 者血栓复发率为 38%。③小于 50% 的复发率为 5%，两组之间有显著差异。因此，他们指出，治疗者用 CDT 注入药物溶栓，血栓消融不完全者，术后复发率和 PTS 发生率都明显高于祛栓彻底者。因此溶栓的彻底与否是决定复发率的关键。血栓残余量越多，则复发者也越多，最后出现 PTS 者也更多。治疗 DVT 的要点为，尽快清除栓块，保持血管通畅，保护瓣膜功能，以降低血栓复发和 PTS。

最近，Broholm 等报道，髂 - 股静脉血栓形成 109 例，共 111 条下肢。全组均做 CDT 治疗，平均随访 71 个月后发现，发生 PTS 者 18 例，占 16.5%，其中轻度 PTS 者 13 例，4 例为中度 PTS，另 1 例为重度 PTS。他们认为，CDT 治疗者，以后血栓复发和发生 PTS 者明显减少；多节段深静脉血栓形成者，以及深静脉血液倒流和回流障碍同时存在者，远期疗效较差，并多发生踝部溃疡。

五、DVT 影像学检查

长期以来，下肢深静脉顺行造影被认为是检测 DVT 的"金标准"。近年来，彩色多普勒超声检测技术使我们对 DVT 病情的演进有了新的认识。①过去认为，血栓的再通是一个漫长的过程，但是现在经彩超检查发现，在 DVT 发生的同时，再通也已开始，在急性期时往往仍可探及血流信号；发病 1 个月后，血栓段血流信号加强，部分显现管腔者占 1/3，但此时静脉造影病变段多不显影。②部分 DVT 患者发病 1 年后症状和体征好转，但静脉造影仍不显影。此时用彩超检测可发现血栓已基本再通。这可能是血栓段仍处于狭窄状态，通过的造影剂剂量很少，所以造影时不显影，可误判为仍处于完全闭塞状态。③血栓再通还不完全时，常常仅有数只细小的管道供血液通过，但在 X 线下如显影重叠，则可能误判为完全再通。因此，学者们一般都认为，彩超检查可避免造影的缺点和不足，是检测 DVT 的优选方法。

第五章　大动脉炎

第一节　多发性大动脉炎

多发性大动脉炎是一种累及主动脉及其主要分支、肺动脉的慢性非特异性炎症性疾病，由日本 Takayasu 于 1908 年首先详细报道一例 21 岁女性患者眼底病变及因白内障而导致失明的病例，故又名 Takayasu's 病。其后 Onish 和 Sano 等认为眼部病变及无脉是由于主动脉弓分支病变所致。1942 年，Martorell 叙述了主动脉弓阻塞病变，又称 Martorell 综合征。因该病可发生在大动脉的多个部位而引起不同的临床表现而又有很多名称，如高安氏病、无脉症、主动脉弓综合征、不典型主动脉狭窄、青年女性动脉炎、青年特发性大动脉炎、缩窄性大动脉炎、巨细胞性主动脉炎等。

多发性大动脉炎的发病率不高，因此，有些患者动脉狭窄未引起明显的血流动力学变化时，可没有明显症状而不就诊或被漏诊。因此发病率具体不详。Restrepo 于 1969 年综合 14 个国家 22 000 例尸检发现 0.61% 有大动脉炎。但本病一般不至于死亡，发病率要高于此。多发性大动脉炎全球各地均有病例报道，有明显的地区性，以日本、中国、印度等东南亚国家发病率最高，其次为墨西哥等南美洲地区。我国由 Brown 在 1929 年报道第一例，目前较大病例报道是北京阜外心血管病医院 1990 年报道 500 例，但病例数逐年增多。

一、病因

病因迄今尚未明确，多数学者认为该病为自身免疫性疾病。本病的发病可能由多种因素所致。主要与下列因素有关：

(一) 自身免疫因素

患者血清 α、β 球蛋白、免疫球蛋白升高尤其是 IgA、IgM 及 C 反应蛋白等升高，类风湿因子等常呈阳性。抗主动脉抗体活动期阳性率可达 90%。在静止期可下降或转阴。患者的抗内皮细胞抗体 AECA（antiendothelial cell antibodies）常呈阳性，滴度与正常人有显著差异。而且实验显示单克隆抗体 mAECA 可促

· 133 ·

进大动脉内皮细胞黏附分子的表达，促进单核细胞的附着，而对小动脉的作用不强。因此，ACEA 有可能参与本病的病理过程。但 ACEA 不具有特异性，Wegner 肉芽肿、系统性红斑狼疮等对 ACEA 也具有抗原特异性，有的患者发病前常有链球菌、结核杆菌等的感染史，有可能感染性变态反应导致大动脉抗原抗体反应，使主动脉壁产生炎性反应。动脉病变处 CD8T 细胞占多数。

（二）遗传因素

多发性大动脉炎的遗传因素近年来越来越得到重视。尤其是 HLA 基因与多发性大动脉炎的关系。日本、中国、印度等国均有报道本病可发生在孪生姐妹等同一家属人员中，且发现一例年仅 4 个月的多发性大动脉炎患者。流行病学调查显示，多发性大动脉炎患者某些 HLA 基因高表达，如 HLA - B52、HLA - B39 等。因 HLA 具有多态性，不同地区、种族有差异。不同地区的多发性大动脉炎患者 HLA 的基因型有差别。在日本以 HLA - B52 最显著，在南美洲以 HLA - DR6、B39 等与多发性大动脉炎关系密切，泰国为 HLA - A31、B52，印度为 HLA - B5。在日本以 Ⅰ、Ⅱ型主动脉弓分支和升降主动脉病变较多，症状多有无脉，主动脉反流。印度以Ⅳ型腹主动脉及其分支病变偏多。而且有些资料显示 HLA 基因型与临床表现有一定的联系，以 HLA - B52 表型高表达的患者主动脉反流、缺血性心脏病、肺梗死显著，HLA - B39 肾动脉狭窄较多。基因分析显示墨西哥患者 HLA - B39 * 062、39 * 061、DRB1 * 1301 与日本 HLA - B * 5101、52012 基因的 3' 末端内显子 2 与 5' 端外显子 3 一致。因此有人推测是否存在一个特异性的序列而不是一个特异等位基因邻近并促发使动脉炎发病的有关基因表达而引起发病。免疫病理病变部位有 γδT 细胞、αβT 细胞、CTL 细胞和 NK 细胞而且 HSP - 65、HLAI、Ⅱ高表达。γδT 细胞、αβT 细胞的作用具有抗原限制性，因此提出是否有特意性的抗原。其基因与 MICA（MHCA class Ⅰ chain related）相邻并通过识别 MICA 分子起反应。而感染可触发这一反应。有研究示 MICA - 1.2、- 1.4 与多发性大动脉炎，Burger 病相关。但在无 HLA - B52，MICA - 1.2 与多发性大动脉炎正相关。而只有在 HLA - B54，MICA - 1.4 呈正相关。Burger 病在 HLA - B54 下 MICA - 1.4 与之呈正相关。因此多发性大动脉炎相关基因接近于 MICA 基因。但在我国除个别报道外，此方面研究尚不多。HLA 与本病遗传易感性的关系，值得进一步探讨。

（三）性激素

本病好发于青年女性，男女比例为 1 : 3。1978 年 Numano 等发现女性多发性大动脉炎患者 24h 尿雌激素含量高于正常女性。实验给家兔喂服己烯雌酚可使主动脉发生动脉中层坏死、弹力纤维断裂，类似于多发性大动脉炎样的病理改变。而且长期服用雌激素类药物患者可损伤血管壁，引起内膜纤维增厚、中膜纤维组织变性、弹力纤维断裂等病理改变。性激素可影响免疫调节功能，也能影响血管内皮黏附因子的表达。人体内雌激素的持续高水平，可导致主动脉及其分支非炎症性病理改变。

二、病理

多发性大动脉炎可在主动脉全程任何部位发生并可累及所有主动脉的一级分支，以及肺动脉和其叶段分支，大多数病例（80%）可累及 2 支以上的动脉分支。但以头臂动脉（尤以左锁骨下动脉）、肾动脉、胸腹主动脉为多发。胸腹主动脉病变常可累及腹腔内内脏大分支。肺动脉病变常较轻。有时冠状动脉亦可累及。病变血管大体标本为病变的血管呈灰白色，管壁僵硬、钙化、萎缩，与周围组织有粘连，管腔狭窄或闭塞。上述病变的发展均较缓慢，在逐渐引起动脉狭窄、闭塞的同时，常在周围产生侧支血管。病变早期或活动期以肉芽肿型炎症为主。动脉的外膜、中层、内膜全层均有淋巴细胞、巨噬细胞、单核细胞等炎性细胞浸润，然后纤维组织增生，外膜滋养血管改变明显。外膜可与周围组织形成粘连，纤维增生。中层基质增多，弹力纤维肿胀断裂破坏。平滑肌坏死，肉芽组织形成，淋巴细胞、浆细胞浸润，中层还常有上皮样细胞和郎汉斯细胞形成结节样改变，增生纤维化使管壁变厚，纤维收缩及内膜增厚使整段动脉变细狭窄，壁内亦可有钙化。壁内中层坏死变薄可有局部扩张或动脉瘤形成。根据临床好发部位可分为：

1. 头臂型　本型患者的血管病变均在颈总动脉、锁骨下动脉及无名动脉等主动脉弓的大分支上，可以是单独一个分支受累，也可以同时累及各支。当颈总动脉、无名动脉产生狭窄或闭塞时，导致明显的脑部缺血。颈动脉、椎动脉的闭塞程度直接影响着大脑的供血。锁骨下动脉起始段或无名动脉近心端阻塞，导致部分脑血流经 Willis 经椎动脉逆行灌入压力低的患侧上肢，引起或加重颅内缺血，引起椎–基底动脉供血不足的症状。但临床上多发性大动脉炎导致锁骨下动脉的病变多位于椎动脉开口以远，因此少有导致椎–基底动脉供血不全者。

2. 胸腹主动脉型　该型患者的病变主要发生在胸主动脉和（或）腹主动脉，大多导致胸腹主动脉的狭窄、闭塞或瘤样扩张，主动脉外膜与纵隔粘连较明显。可导致上肢高血压、下肢低血压，以及肾缺血性高血压。甚至有出现下肢间歇跛行者。严重者可有脏器、脊髓供血障碍。因后负荷增大，有时可引起主动脉瓣反流，心脏也有代偿性扩大，特别是左心室壁明显增厚。严重者可出现心力衰竭。

3. 肾动脉型　这类患者为肾动脉的狭窄或闭塞。有时可侵及肾内动脉。引起肾缺血性高血压、肾衰竭。可出现一系列肾性高血压的症状及体征。

4. 混合型　2 型以上病变为混合型。混合型的患者其血管受累的范围较广，其中肾动脉同时受累者最多。病理生理改变因病变部位而不同，但较复杂严重。

5. 肺动脉型　病变可累及肺动脉主干、叶、段动脉产生广泛性、节段性狭窄。以右肺上叶、左肺下叶动脉最多见。可引起狭窄近段肺动脉、右心室压力增高。

冠状动脉受累文献报道亦不少见，表现为狭窄或瘤样扩张，可导致心肌缺血。

三、临床表现

临床上青少年发病率较高，尤其是女性，多在 12～30 岁出现症状，但最小者可在出生后 2 个月发生。亦有 40 岁以上出现症状者。临床表现呈多样性。轻者可无症状，重者可危及生命。症状的出现常显示动脉病变导致内脏或肢体缺血。可以包括血管、神经、心脏、和肺部的多种表现。临床表现与病变部位及病程不同时期（急、慢性和早、晚期）有关。病变活动期可有全身不适、发热、易疲劳、食欲不振、体重下降、多汗、月经不调等症状。有时可有不典型表现如无原因发热，或心包积液等。皮肤表现有感染性皮肤结节、结节性红斑、坏疽性脓皮病。有些患者可有结核、风湿热。亦有与 Cronh 病并发。小儿主要表现为高血压、无脉、心衰、心肌病、心瓣膜病。轻者可无明显临床症状，严重时出现局部症状，局部表现与累及部位有关。现按病变部位分类叙述：

1. 头臂型　当颈总动脉、无名动脉产生狭窄或闭塞时，可导致脑部缺血症状，可有耳鸣、视物模糊、头晕、头痛、记忆力减退、嗜睡或失眠、多梦等。也可有短暂性脑缺血性发作如眩晕、黑矇，重者可有发作性昏厥甚至偏瘫昏迷，少数患者有视力下降，偏盲、复视甚至突发性失明。颈动脉狭窄以后可引起眼部的缺血表现，如角膜白斑、白内障、虹膜萎缩、视网膜萎缩或色素沉着、视盘萎缩、静脉出血等。患者失明多以白内障为多。当锁骨下动脉第一段闭塞时可因锁骨下动脉窃血导致或加重脑部缺血症状，当无名动脉或锁骨下动脉受累时，则出现上肢血供不足的症状，开始时可有脉搏减弱，或单纯表现为无脉症。血压测不出或明显降低，严重者有明显缺血症状，如手指发凉、酸麻、乏力、上肢肌肉萎缩。因上肢有丰富的侧支循环形成，所以即使到病变后期，指端也不发生坏死。

2. 胸腹主动脉型　该型患者的病变大多导致胸腹主动脉的狭窄或闭塞。临床上主要表现为头颈、上肢的高血压及下肢供血不足的症状，如头晕、头痛、心悸、下肢发凉、行走后双下肢酸麻无力、间歇性跛行等。严重者可因影响脊髓供血不足在下肢活动后产生大小便失禁或下肢暂时性无力而失跌。有时腹腔干、肠系膜上动脉等腹主动脉分支可累及，但因病变时间长，常有丰富的侧支形成，较少引起胃肠道缺血症状。当病变在肾动脉以上时，继发肾缺血性高血压。上肢血压可明显升高，达到 24.0 ~ 32.6kPa/12 ~ 18kPa（180 ~ 245mmHg/90 ~ 135mmHg），甚至更高，降压药效果欠佳。严重者因主动脉血反流而导致主动脉瓣关闭不全，更甚者可出现心力衰竭。

3. 肾动脉型 多因肾缺血产生一系列肾血管性高血压的症状及体征。此类血压升高持续，幅度高，舒张压升高较重，降压效果欠佳，严重时可产生高血压危象，表现为头痛、头晕，血压骤然升高，视物不清，可有眼底出血，恶心、呕吐。腹背部可听到杂音。

4. 混合型 混合型的患者其血管受累的范围较广，在临床表现上可同时出现上述头臂型、胸腹主动脉型和（或）肾动脉型的症状及体征。其中肾动脉同时受累者最多。但症状和体征常较严重。

5. 肺动脉型 因病程长，发展较缓慢，出现的症状较轻而且较晚。可有肺动脉高压（轻-中度）的表现如心悸、气短等。

患者的症状与病变部位、狭窄程度，病变进展的快慢、侧支循环的建立、病期以及是否有继发血栓形成等多因素有关。多处狭窄者可有综合表现。多发性大动脉炎多为慢性起病，而且多有侧支循环建立而减轻脏器的供血不足引起的症状和体征。但侧支较细，血流阻力大，多不足以应付负荷的增加或减轻因缺血所致的症状。

四、辅助检查

1. 血液检查 多发性大动脉炎病变活动期，患者的红细胞沉降率大多增快、C反应蛋白呈阳性、白细胞轻度增高，组织因子、VW因子、血栓素、组织型纤溶酶原激活因子、ICAM-1、VCAM-1、PECAM-1、E-选择素均升高，但与正常人对照无显著性差异，临床上常用红细胞沉降率来判断疾病的活动性，但需指出的是，目前尚无一项血清学指标能确切反映病变活动。患者尚可有轻度贫血、血浆白蛋白减少、α 及 γ 球蛋白升高、免疫球蛋白IgG升高。抗O抗体、类风湿因子、结核菌素实验等有时阳性。多发性大动脉炎患者有时血液呈高凝状态，血液流变学检查有异常。

2. 超声血管检查 Doppler超声血管检查，对多发性大动脉炎患者可用于测定病变动脉近、远端的血流及波形，也可测定肢体的动脉压力，了解动脉狭窄和阻塞的程度。眼球容积描记（OPG）检查、OPG眼动脉测压，可间接提示颈内动脉压力，对诊断颈内动脉严重狭窄或闭塞有一定的价值。彩色血管超声检查从形态上显示病变动脉的图像，能测量病变动脉的血流量和流速，尤其是对颈动脉的检查诊断的正确率高达96%，对临床诊断有十分重要的指导意义。经颅多普勒可评价 Willis 环的血流量和血流方向。这些检查项目简单实用，为无创伤检查，患者无痛苦。检查可重复进行，因此在临床上应用很广泛。但彩色多普勒图像及频谱分析在精确性及符合率上不及常规造影。

3. 脑血流图　头臂型大动脉炎，颈动脉严重受累者，脑供血不全，脑血流图可显示脑血流量明显减少。

4. 眼底检查　有常规眼底检查、荧光素血管检查、电子视网膜照相检查。颈动脉重度狭窄或闭塞者可致眼部缺血，眼底检查可发现视网膜缺血性变性或萎缩等病变。荧光素血管检查可见视网膜静脉扩张、动静脉短路、新生血管及缺血管区。有约35%无症状性视力功能损害。因此甚至有学者建议行常规眼底检查。

5. 超声心动图及心电图　持续高血压、左室肥厚、病变累及主动脉瓣时，超声心动图和心电图检查可显示心脏及主动脉瓣病变。

6. 磁共振检查（MRI）　　MRI 和 MRA 是较先进的无创影像学检查方法，能清晰显示动脉的形态、结构，能在动脉造影发现狭窄前显示早期病变动脉段管壁增厚，而且这些改变与血沉、C－反应蛋白的水平呈正相关。对比增强性三维 MRA 可较精确敏感地显示主、肺动脉病变。早期见主动脉、颈动脉及其周围增强信号，慢性期管壁对比增强显示病变活动，同时也可显示内腔变化，尤其是对于动脉内膜和管壁的早期病变参考价值大。顺磁性造影剂没有肾毒性，过敏反应也罕见，而且没有电离辐射，因此用于长期随访的安全度较高。软组织对比的分辨率较高，能清楚发现管腔壁水肿。

7. 动脉造影　动脉造影（DSA）仍是主要的检查手段。可以详细了解病变的部位、范围及程度，以及侧支形成情况。动脉造影为手术和腔内治疗提供最有价值的影像学依据。动脉造影时，常可发现病变动脉段闭塞或狭窄，周围可见丰富的侧支血管，依靠这些侧支血管与远心端的血管再通。由于大动脉炎有多发的特点，造影时注意了解降主动脉、腹主动脉、肾动脉等大中动脉有无病变，必要时可用局部选择性造影或分段造影来验证。头臂型大动脉炎造影时，锁骨下动脉、无名动脉、颈动脉造影的延期像有特别重要的诊断意义。在延期片上，仔细寻找通过侧支血管再通的颈总动脉或颈内动脉的影像，是争取动脉重建的最可靠的依据。此外，应注意发现锁骨下动脉窃血的征象。

8. 放射性核素肾图、肾显像　肾动脉狭窄者，可用于了解肾灌注及肾功能。

9. 正电子发射断层成像术（PET）　　近年来，^{18}F 氟脱氧葡萄糖正电子发射断层成像术开始用来诊断和监测大血管炎性疾病的活动。[18]F氟脱氧葡萄糖可识别高糖代谢活动的区域。针对信号强度不足以诊断炎症的缺点，联合应用增强CT可以提高其敏感度。[18]F氟脱氧葡萄糖的沉积度用以显示 TA 活动性水平，提示其可以用来估计病变范围和内科治疗效果。PET 检查存在高度的辐射剂量。因其可用范围有限，不适合长期随访应用。临床上尚未广泛应用。

10. 计算机断层摄影动脉造影术（CTA）　是将 CT 增强技术与薄层、大范围、快速扫描技术相结合，通过合理的后处理，清晰显示全身各部位血管细节，具有无创和操作简便的特点，CTA 无需动脉导管穿刺，通过重组 CT 的血管影像而产生不同切面的二维或三维立体血管影像，对于血管变异、血管疾病以及显示病变和周围组织与血管的关系有重要价值。针对多发性大动脉炎的动脉病变，CTA 检查可以清晰、直观地显示病变的部位、程度和范围以及流出道的情况，但是对侧支血管的成像欠佳。目前，CTA 在临床上广泛应用，对于多数病例可以替代动脉造影，作为制订治疗方案的依据（图 5-1）。

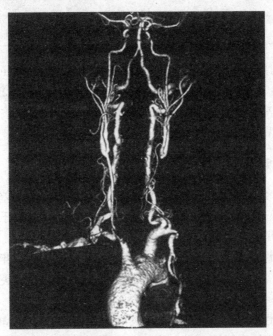

图 5-1　多发性大动脉炎头臂型：左侧颈总动脉闭塞、
右侧颈总动脉狭窄，双侧锁骨下动脉狭窄闭塞（椎动
脉开口以远）。左侧颈内动脉、颈外动脉显影良好

五、诊断

多发性大动脉炎的诊断，主要依据病史、临床表现和影像学辅助检查。典

型患者诊断一般并不困难。在年轻尤其是女性有上述表现及体征时应想到本病。进行详细体格检查包括全身各部可触及动脉的脉搏搏动。听诊有否杂音，测定四肢血压。对肾动脉狭窄还可进一步做肾素血管紧张素活性的测定。

美国风湿病学会（American College of Rheumatology，ACR）制定的多发性大动脉炎诊断标准需要符合6项中的至少3项（表5-1），即可达到90.5%的诊断敏感度和97.8%的特异性。

表5-1 1990年美国风湿病学会大动脉炎诊断标准

标准	定义
发病年龄小于40岁	与大动脉炎相关病症的发生或发展年龄小于40岁
肢体运动障碍	一个或多个肢体肌肉疲劳不适发展或恶化，特别是手臂肌肉
上肢动脉搏动减弱	一只或两只上肢动脉搏动减弱
血压差大于1.33kPa（10mmHg）	上肢收缩压差大于1.33kPa（10mmHg）
锁骨下动脉或主动脉杂音	一侧或双侧锁骨下动脉或腹主动脉听诊可闻及杂音
血管造影异常	整个主动脉血管及其主要分支，肢体近端大动脉非动脉硬化，肌纤维性发育不良导致的狭窄或阻塞。通常是局灶或节段性病变

TA急性期的判定标准沿用NIH（National Institute of Health）制定的标准。①全身系统症状：发热，肌肉骨骼痛（非其他原因造成）。②血沉加快。③血管缺血或血管炎表现：跛行，脉搏细弱或脉搏消失，血管杂音，任意上下肢血压不对称。④典型的血管造影特征。

六、鉴别诊断

1. 先天性主动脉缩窄 胸腹主动脉型患者有上下肢血压差者需与先天性主动脉缩窄相鉴别。先天性主动脉缩窄多为男性，部位多局限于主动脉弓降部起始部。可在婴幼儿时即出现症状或并发其他先天性心脏病。

2. 血栓闭塞性脉管炎 可有下肢间歇性跛行，好发于青年男性，常有吸烟嗜好。但病变多侵及四肢中、小动、静脉，可有游走性静脉炎，常引起肢端的坏疽。

3. 动脉硬化性疾病 一般发病均在中老年发病，常有胆固醇、三酰甘油等升高，动脉造影可见内膜不平整，可以伴有明显的动脉壁钙化。而多发性大动脉炎常呈节段性病变，有时呈鼠尾样逐渐变细而闭塞。

4. 胸廓出口综合征 锁骨下动脉可因在胸腔出口处的肋骨斜角肌裂孔、肋骨锁骨管道等处因斜角肌、纤维膜、肋骨、锁骨等组织解剖异常受压迫而引起桡动脉脉搏减弱、指端发凉、麻木、乏力等上肢动脉缺血性表现。但常有神经、静脉方面的体征如上肢的痉挛性疼痛、麻痹，上臂肿胀等。体格检查 Adson 征常为阳性，上肢外展某一位置症状显著。肌电图示神经传导速度减慢。

七、治疗

多发性大动脉炎的治疗包括手术和非手术治疗。原则是尽量恢复远端动脉的血流，改善脏器肢体血供。

（一）非手术治疗

多发性大动脉炎活动期，原则上不应该手术或腔内治疗，应给予皮质激素类等药物治疗直至病情稳定。多发性大动脉炎活动期的患者多很难在短时间内经药物治疗得到控制：如患者缺血症状严重，可以考虑在最小药物剂量，且血沉和 C 反应蛋白（CRP）正常的情况下，行外科手术或腔内治疗，以降低感染风险以及动脉重建术后再狭窄或假性动脉瘤发生的风险。药物治疗包括皮质激素、免疫抑制剂等。并发有结核等感染性疾病时给予抗感染治疗。到目前为止血沉和 CRP 仍是监测大动脉炎活动期的主要化验指标，如血沉尚未正常时，应尽量先采用保守治疗。

1. 激素类药物　激素治疗在活动期改善症状、缓解病情有一定效果。多用口服泼尼松、地塞米松，重者可静脉给药，使低热逐渐消退，肌肉、关节的酸痛等全身症状消失。当血沉正常后，激素可逐渐减量，直至完全停用激素。血沉恢复正常后可考虑手术治疗。部分患者经治疗脉搏可恢复正常（限于急性、早期）。病情经治疗不见缓解或感染不易控制，恶性高血压者不得长期使用。有文献报道指出术前和术后的激素治疗有利于改善预后。

2. 免疫抑制剂　如硫唑嘌呤、环磷酰胺等可与激素同用。但应注意药物反应。甲氨蝶呤对儿童也能较有效地控制病情。

3. 扩血管、祛聚类药物　常用扩血管、祛聚类药物有低分子右旋糖酐、复方丹参和川芎嗪注射液等。有患者呈高凝状态，应服用肠溶阿司匹林、氯吡格雷等抗血小板药物。

4. 降压药物　患者常有肾素血管紧张素活性增高，因此血管紧张素转化酶抑制剂（ACEI）和受体拮抗剂（ARB）类药物降压较有效。亦有文献报道 β 受体阻滞剂可通过减轻后负荷等改善因主动脉反流所致左心室高压引起的扩张和肥厚。但是对肾功能异常或双肾动脉病变者，应慎用或禁用 ACEI 或 ARB 类药物。

（二）介入治疗

近年来国内外腔内治疗已较广泛地应用于多发性大动脉炎，包括经皮腔内血管成形术和支架植入术。具有微创、简单、易行及可多次反复应用的特点。治疗效果与狭窄病变长度相关，短段狭窄者比长段闭塞者远期疗效好。对于胸腹中动脉型患者，尤其适用于年龄较轻的患者。支架常运用于扩张失败及反复狭窄者。支架再狭窄病理见内膜纤维沉积，大量机化和钙化血栓。腔内治疗的运用越来越多，其远期疗效与手术相比目前尚无大样本统计，但越来越受到重视，有部分学者将腔内治疗列为首选治疗。

腔内治疗成功率通常较高，肾动脉 PTA 成功率为 89.2% ~ 95.0%，锁骨下动脉闭塞腔内治疗成功率为 81.0% ~ 86.5%。一项支架治疗主动脉缩窄的研究表明，治疗成功率可达 100%。

肾动脉狭窄者扩张术后 22 个月再狭窄率为 16%，球囊扩张和（或）支架术后 1、3、5 通畅率分别为 73%、49%、和 49%。大多数学者认为，对于多发性大动脉炎肾动脉狭窄者，由于支架术后远期通畅率不佳，不建议施行支架植入术；可以反复施行单纯的球囊扩张术以解决术后再狭窄。

目前对于颈动脉支架术后随访均为单中心报道，病例数较少。Hu 等随访了 5 例长段颈动脉狭窄病例（大于 80mm），平均随访时间 19.2 个月（6 ~ 30 个月），只有 1 例于术后 8 个月出现支架再狭窄，且考虑原因为患者自行停药。腔内治疗多发性大动脉炎颈动脉狭窄的病例数较少，其应用价值尚需观察。对于颈动脉闭塞的病例，以外科手术重建颈动脉为首选。

胸腹主动脉型行球囊扩张和支架术可显著改善动脉压差，Tyagis 等测量 PSG（peaksystolic pressure gradient）可从术前（91 ± 33.5）mmHg 降至（12.4 ± 12.5）mmHg，术后除恶心、呕吐等胃肠道症状外无其他不适，随访 12 ~ 57 个月心力衰竭、间歇性跛行均有改善。对于小儿患者，主动脉的球囊扩张成功率可达 92.7%，可显著改善高血压、心力衰竭、跛行症状；随访（58.8 ± 36.0）个月，高血压治愈率 29%、改善 63%、无变化 8%，心力衰竭改善者可达 95.4%，舒张末径较术前有明显的改善。

1987—2012 年，北京安贞医院应用经皮穿刺血管腔内成形术扩张胸腹主动脉狭窄段，治疗 21 例胸腹主动脉型多发性大动脉炎的患者。其中男性 1 例，女性 20 例。年龄 8 ~ 52 岁。其中成人 19 例，儿童 2 例。诊断均为多发性大动脉炎混合型，胸腹主动脉狭窄伴有头壁动脉和（或）肾动脉狭窄或闭塞。术中扩张压力 10 ~ 15atm。所有病例均取得满意疗效，无死亡率，扩张术后病变狭窄程度均小于 50%。扩张前跨狭窄段压力差 3.33 ~ 5.99kPa（25 ~ 45mmHg），平均压差 4.88kPa（36.7mmHg），扩张后狭窄段近远端压差为 0.67 ~ 1.26kPa（5 ~ 9.5mmHg），平均压差为 0.97kPa（7.3mmHg），双侧下肢动脉 Doppler 测压，压力增加 1.33 ~ 4.66kPa（10 ~ 35mmHg）。1 例患者术中出现腹主动脉夹层，放置直径 12mm × 40mm 裸支架；1 例患儿术后第 3d 右侧髂外动脉 – 股总动脉（造影穿刺侧）急性动脉血栓形成，在溶栓治疗后肢体血供恢复。余无并发症出现。

术后随访，1例因多发性大动脉炎活动期复发，腹主动脉发生再狭窄，其余病例在随访过程中无明显再狭窄者和闭塞者。无真性或假性动脉瘤形成，无动脉夹层形成。作者认为经皮穿刺腔内血管成形术是治疗胸腹主动脉型多发性大动脉炎的有效方法，创伤小、并发症少、死亡率低，尤其对年幼患者是首选的治疗方法，可以避免人工血管重建术后人工血管的直径和长度无法适应患者生长、发育的需求。而且PTA可以反复施行，有效地解决远期再狭窄的问题。病变为限局性狭窄者PTA治疗效果和预后均较长段狭窄者为佳，但对长段狭窄或病变多发者，单纯旁路移植手术亦不能取得满意疗效，PTA可作为手术治疗的辅助手段。本组病例中即有1例在行胸腹主动脉和左肾动脉扩张后二期再行右肾自体肾移植，不仅有效地降低血压，而且增加了下肢血供。在扩张之前需做影像学检查明确动脉狭窄部位、长度和狭窄程度，了解分支动脉和远端流出道情况，并确定无继发血栓形成，并依据测量正常和狭窄段动脉直径来选择球囊扩张导管，球囊直径以等同于或略小于狭窄前、后之正常动脉直径为宜。扩张前后测量狭窄两端压差，是了解病变对血流动力学的影响和判断疗效及预后的决定性指标。手术前、后肢体动脉Doppler阶段测压也是判断疗效和随访的重要依据。病理学和血流动力学提示，病变动脉狭窄率小于50%。不会引起明显的血流动力学改变，且狭窄段动脉常有狭窄后动脉代偿性扩张发生，基于上述原因，作者认为不必勉强将狭窄段动脉扩张至与邻近动脉一致的口径，只需满意地降低跨段压力差即可，并可避免动脉破裂、假性动脉瘤和主动脉夹层形成等严重并发症出现。主动脉狭窄段有分支动脉存在的情况下，PTA需谨慎操作，应短暂、反复进行扩张，逐渐增加压力，以免分支动脉撕裂，术后及时应用血管扩张药物和抗血小板药物，可有效地预防分支动脉继发血栓形成。需指出的是，PTA操作时需要有血管外科医师在场，以备在有严重并发症出现时能够及时干预治疗。对经皮穿刺腔内血管成形术后是否再行动脉腔内支架治疗多发性大动脉炎导致的主动脉狭窄，作者持有不同意见。鉴于本组病例随访未发现有扩张后出现再狭窄者，作者认为主动脉腔内压力高和血液流速快是使主动脉扩张后不易闭塞和再狭窄的主要原因。支架放置术后如出现再狭窄或血栓形成，将给再次治疗造成很大困难。对大动脉狭窄者，血管腔内支架治疗需谨慎行之。经皮穿刺血管腔内成形术是治疗短段狭窄的胸腹主动脉型大动脉炎的首选治疗手段，并且还可作为外科手术治疗的辅助方法。其优点是手术创伤小、安全、能达到立竿见影的疗效，缩短患者住院时间等，值得在临床推广应用。

（三）手术治疗

手术治疗的原则是重建动脉，改善远端血液供应。因多发性大动脉炎病变累及全层，且与周围组织粘连严重，甚至有广泛钙化，管壁病变部脆弱，直接手术渗血多，游离困难，组织不牢固，下针吻合、缝合不可靠，术后早晚期均可发生吻合口哆开，假性动脉瘤形成。因此，内膜剥脱术、局部补片成形术均较少应用。多采用病变远、近端正常动脉旁路转流术，手术一般不游离显露病变近、远端的正常动脉，使手术简化，安全，效果较好。并可保留已建立的侧支循环，疗效满意，是本病首选的手术方法。手术方案的确定主要根据病变部位，患者全身情况，受累范围而设计。建议在多发性大动脉炎非活动期行手术治疗，手术应在脏器（如肾脏）功能尚未消失时进行，以期改善血供，维持功能。

Tetsuro Miyata 等随访了 108 例大动脉炎患者外科手术疗效。颈动脉、锁骨下动脉、主动脉、肾动脉、肠系膜动脉重建术后 10 年血管通畅率分别为 88%、64%、100%、68% 和 67%。

1. 头臂型　如下所述：

1）胸内途径转流术：当主动脉弓的分支发生多发性病变，特别是无名动脉及左颈总动脉和左锁骨下动脉均被累及时，为改善脑或上肢的血供，做主动脉弓分支之间的旁路移植术已无济于事，应行此术式。由 Debakey 于 1959 年首先报道。根据病变部位、范围有多种形式转流术：升主动脉－颈总动脉或锁骨下动脉旁路转流、升主动脉－双颈总动脉转流等。

全身麻醉，气管插管，仰卧位。取胸骨正中切口，再根据转流情况向上延至颈部，或在颈部另做切口。牵开胸骨，切开心包，充分显露升主动脉、主动脉弓及其分支。静脉肝素化后，主动脉侧壁钳部分钳闭升主动脉，按转流血管直径做纵向切口并行端－侧吻合。另一端至颈总动脉或锁骨下闭塞血管远段做端－侧吻合。多支病变可选用分叉血管或人工血管移植在血管桥上。彻底止血后常规关闭胸部和颈部切口并行纵隔引流。

2）胸外途径转流：胸外途径转流术式手术创伤小，并发症少，手术死亡率低，术后效果满意，临床上较常应用。可采用自体静脉或人工血管做移植材料。当有两支以上病变时可采用序贯转流。常用术式有：

（1）锁骨下动脉－颈总动脉旁路移植术：适用于颈总动脉或锁骨下动脉起始部狭窄或闭塞者。全身麻醉，气管插管，仰卧位。于锁骨上做平行切口。切开皮肤、皮下组织和颈阔肌后横断胸锁乳突肌，显露脂肪垫、膈神经，在前斜角肌外侧见锁骨下动脉。分离牵引保护好膈神经，注意勿损伤胸导管，显露锁骨下动脉。在其内侧解剖脂肪垫游离出颈总动脉。静脉肝素化后，阻断颈总动脉，行自体静脉或人工血管端－侧吻合，开放阻断钳排气和驱除碎屑并阻断移植血管，远端与锁骨下动脉端－侧吻合。打最后一结时松开阻断钳排除气体和碎屑。创面依层缝合。

（2）颈总动脉－颈总动脉转流术：适用于无名动脉或左颈总动脉狭窄闭塞。在颈前锁骨上做平行切口，按前述方法解剖游离左、右颈总动脉，移植入转流血管。

3）腋动脉－腋动脉旁路移植术：适用于高龄高危患者，可有效改善患侧上肢缺血及椎动脉窃血。全身麻醉为宜，肩部垫高，上肢外展，在两侧锁骨下2cm 做平行切口显露两侧腋动脉，于胸前切口间做皮下隧道置入移植血管，先行端－侧缝合一侧，再同法吻合另一侧。

无名动脉、颈动脉、锁骨下动脉有 2 支病变时，选用锁骨下动脉－颈动脉－颈动脉、锁骨下－锁骨下－颈动脉序贯转流术等。

手术主要并发症：

（1）脑梗死：由于手术过程中阻断动脉血栓形成或松钳后血栓、气栓、碎屑等进入脑内动脉所致。因此在阻断动脉前需静脉肝素化，充分排气和碎屑后再开放阻断钳。

（2）脑缺血性损伤：由阻断或牵拉颈总动脉时间过长所致。因此术前可行颈动脉压迫实验，增加脑缺血耐受能力。术中尽量减少阻断时间，必要时在术中测量颈动脉远端压力，如大于 6.67kPa，常可耐受手术，如小于 6.67kPa 可考虑行应行内转流术。

（3）移植血管的闭塞和压迫：行升主动脉多支血管转流或序贯血管转流常位于上纵隔或胸腔上口，加上组织反应性水肿等，可使移植血管扭曲闭塞，或使静脉、气管等受压。引起头面部水肿或呼吸困难。因此常尽可能选用小口径移植血管。

（4）神经损伤：迷走神经伴随颈动脉下行，膈神经、喉返神经经过颈部锁骨下动脉。游离显露动脉时易损伤，因此操作需精细，且要避免过分牵拉。

（5）淋巴漏：术中颈淋巴管和胸导管损伤可致淋巴漏，如损伤时可行结扎或缝合于静脉。

术后处理：注意观察血压、呼吸、脉搏等生命体征；定时观察神志、瞳孔等神经体征；常规行祛聚，甘露醇脱水治疗。

2. 胸腹主动脉型　如下所述：

（1）胸主动脉－腹主动脉旁路移植术：适用于狭窄或闭塞，有明显上肢高血压及下肢缺血表现者。

全身麻醉，双腔气管插管为佳。右侧卧位，左侧胸部垫高约 60°，腹部垫高，采用胸腹联合切口。腹部切口为腹正中切口，至病变部位远端。至胸部行右后外侧切口，根据病变部位高低选择相应肋间进胸，如第 5、6、7、8 肋间。胸部纵行切开纵隔胸膜，分离一段胸主动脉，无损伤血管钳夹闭主动脉侧壁做纵切口行端－侧吻合。于膈肌主动脉孔切开扩大做隧道，使人工血管通过。游离脾区和左结肠区，将小肠等移向右侧，切开后腹膜，探查腹主动脉及其分支，用无损伤血管钳夹闭主动脉侧壁，人工血管与腹主动脉端－侧吻合。注意排气和碎屑。检查吻合口无漏血后，常规关胸、腹部，放置胸腔引流管。并发肾动脉病变时，亦可做肾动脉人工血管转流，或做人工血管桥至肾狭窄闭塞动脉远端。

（2）升主动脉－腹主动脉旁路移植术：胸腹主动脉长段狭窄，无法行胸腹主动脉旁路移植术时可采用。

全身麻醉，气管插管，仰卧位。采用胸腹部正中联合切口。近端与升主动脉行端－侧吻合，膈下显露腹主动脉，剪开膈肌角游离膈下腹主动脉，人工血管于右房右侧和下腔静脉前方穿过膈肌，在肝右叶后方至小网膜囊，于腹膜后肾动脉下或腹腔动脉上做端－侧吻合。

（3）腋动脉－股动脉或双侧股动脉旁路移植术：对全身情况差而又有胸腹主动脉狭窄或当腹主动脉病变广泛累及单侧或双侧髂总动脉时，为改善下肢动脉血供，可行此术式。

主动脉根部或弓部狭窄闭塞并发主动脉瓣关闭不全可行 Bentall 手术和象鼻术式置换主动脉根部、弓部。5 年生存率87％，10 年生存率75％。累及冠状动脉时，行冠状动脉重建。

3. 肾动脉型　肾动脉是多发性大动脉炎好发部位，且可致严重高血压，应积极恢复肾血运，腹肾动脉转流应为首选。亦有髂肾转流，主动脉置换加肾动脉重建。对双侧严重受累或仅有孤立肾者宜慎重手术。双肾者可分期先行重肾侧，成功后再行另侧。若一侧功能已严重受损，动脉重建后难以改进功能者应力求保住功能较好侧，后切除重肾。肾动脉条件不佳时可选用自体肾移植。

形成动脉瘤者则应行动脉瘤切除移植术，或旁路移植术。对于从主动脉根部至腹主动脉分叉广泛性动脉瘤形成，可以 Bentall 术式和象鼻技术先行升主－弓部置换，第二步在部分心肺转流下行降胸主动脉置换。

4. 肺动脉型　由于肺血管常为多发，且远端也常累及，一般难于行外科手术。

对病情严重、病变广泛，双肾均因高血压有继发小动脉硬化改变，手术难以改善功能者不宜手术，以免术后血压波动严重出现恶性高血压危及生命。术后对高血压患者仍需给予适当药物治疗维护肾功能。

术后近远期效果在94％和83％，手术死亡率6％。常见原因为肾功能衰竭、血管栓塞等。晚期并发症有再狭窄、人工血管血栓形成、假性动脉瘤形成。

大动脉的治疗有时往往需要多种治疗方法相结合，如先药物控制病变的活动，改善症状，其后再采用腔内或手术治疗，或腔内与手术并用。

八、预后

多发性大动脉炎系慢性进行性疾病，有自然缓解及复发的可能。受累局部常有丰富的侧支循环，很少发生器官和肢体缺血坏死者。多数自然或治疗后转为过渡到慢性期。预后与高血压的程度、肾功能和脑供血有关。尸检死亡原因多为脑出血、肾衰竭、心力衰竭、动脉瘤破裂和肺栓塞，无法控制的高血压及其对心、脑、肾的影响。5 年存活率在 93.1%，10 年存活率在 90.1%。

第二节　重症头臂型大动脉炎治疗

大动脉炎头臂型最为常见，临床症状多，且病情重。这主要是由于头臂型大动脉炎往往严重影响患者脑动脉供血，而造成一系列脑缺血症状。特别是头臂动脉干均完全闭塞或极重度狭窄的头臂型大动脉炎患者，由于严重的脑缺血症状，往往患者活动严重受限，甚至日常生活均不能自理，而且治疗难度极大，属大动脉炎患者中症状最重、治疗最困难的一类（图 5 - 2，图 5 - 3）。

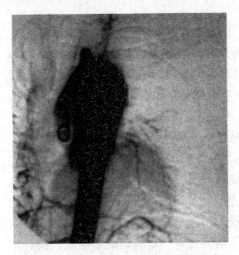 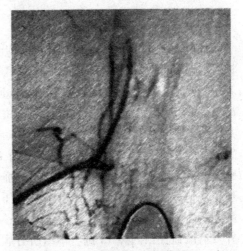

图 5 - 2　升主动脉造影显示头臂干动脉几乎完全闭塞

图 5 - 3　升主动脉造影延期像显示，左颈总 - 颈内动脉闭塞，左锁骨下动脉 - 左椎动脉闭塞，右颈总、颈内动脉远心端显影；右椎动脉 - 锁骨下动脉通过窃血显影

一、病理和病理生理

头臂动脉干可极重度狭窄或主干完全闭塞，仅靠细小的侧支动脉与远心端的颈内动脉再通，造成严重的脑缺血症状。眼底动脉的供血不全可造成视网膜病变、并发白内障，导致视力下降、视物模糊。颈动脉、椎动脉的闭塞程度直接影响着大脑的供血。颈动脉狭窄 70% 以上时，同侧的脑血流可减少 30% 以上。一般情况下，人脑血流减少至正常的 60% 左右时，便可产生意识障碍，若减少至 75% 时，可产生大脑病理性变化。大脑基底动脉、颈内动脉和椎动脉之间靠 Wills 环交通，这对于大脑侧支循环的建立有着重要的意义。重症头臂型大动脉炎的患者，入颅动脉一般均受累，有时仅剩靠一支颈动脉或一支椎动脉供血，且该动脉也有严重狭窄，此时这微弱的血流靠 Wills 环的交通作用，勉强维持着两侧的大脑半球的供血。假如患者同时存在无名动脉及左锁骨下动脉近心端完全性闭塞，导致脑血流经 Wills 动脉环，再经同侧的椎动脉逆流至患侧上肢，椎动脉的反流造成椎 - 基底动脉供血不全的一系列综合征，临床上称之为锁骨下动脉窃血综合征，这就进一步加重了脑缺血的症状。认识这一病理生理的概念对血管重建手术方式的选择有着重要的指导意义。只要有效地完成一侧的颈动脉和锁骨下动脉的重建，患者就可以得到康复。

二、临床表现

重症头臂型大动脉炎的患者，表现为反复发生晕厥、视力明显下降、视物模糊、失明、持久脑缺血症状或脑卒中等。由于脑灌注压极低、脑供血的严重不足，患者只能平卧，一旦坐起或站立所造成的血压差，也可使患者发生晕厥，严重影响患者活动及生活质量。并发椎 - 基底动脉缺血时还可有耳鸣、耳聋、共济失调、昏睡等症状。并发锁骨下动脉或无名动脉病变的患者上肢可无力、发麻、发冷、无脉等。北京安贞医院自 1991—2012 年间共收治重症头臂型大动脉炎患者近 50 例。本组患者均因脑缺血症状严重，日常生活很难或根本不能自理，病情严重者因不能耐受起床后的压力差，甚至只能平卧。本组均以头晕、头痛为主要主诉。反复发生晕厥 29 例；视力明显下降和（或）视物模糊 43 例，并发有缺血性白内障 15 例。本组所有病例均因为有严重的脑缺血症状，而日常生活很难或根本不能自理。本组病例均行动脉造影或磁共振动脉成像（MRA）或 CTA 检查，病变均累及双侧的头臂动脉。本组中，38 例为单纯的头臂型大动脉炎；11 例为混合型大动脉炎，并发腹腔动脉、肠系膜上动脉完全性闭塞，降主动脉、腹主动脉、双肾动脉狭窄。大动脉炎活动期 11 例，其余为非活动期。

三、治疗

（一）药物治疗

药物治疗的目的为：①对大动脉炎活动期患者，应用激素等药物控制控制血沉。②增加脑组织的血供，改善缺血症状，为进一步治疗做准备。③术后药物治疗巩固疗效，防止复发。通过保守治疗，患者脑缺血的症状均可以得到不同程度的缓解，使其能够耐受手术的打击，提高了外科手术或腔内治疗的安全性，使重症头臂型大动脉炎患者获得了进一步治疗的机会。少数患者可以临床症状基本消失，不需要手术治疗，但对这样的病例要严密随访。因此药物治疗是手术和腔内治疗重症头臂型大动脉炎不可缺少的辅助手段，也是术后巩固疗效、防止复发的主要方法。本组所有病例入院时脑缺血的症状均很严重，甚至不能耐受手术的打击，所以在进行术前检查的同时均行药物治疗。术前应用皮质激素，辅以雷公藤等中药制剂，必要时加用环磷酰胺等免疫抑制剂，控制大动脉炎活动期；同时应用罂粟碱、前列腺素 E_1、肠溶阿司匹林以及降纤酶类药物等，增加脑血供，改善缺血症状，为进一步治疗做准备。本组所有病例经过药物治疗后临床症状均有不同程度的缓解，共有 6 例患者因为多发性大动脉炎活动期单纯行保守治疗，其中 5 例患者脑缺血症状得到明显的缓解，血沉恢复正常，日常生活完全能够自理。1 例大动脉炎活动期的患者在保守治疗过程中出现脑梗死，转入神经内科治疗好转后出院。其余 5 例活动期的患者均在转为非活动期后外科手术治疗。

（二）介入治疗

重症头臂型大动脉炎患者，病变多累及双侧颈动脉，动脉管腔狭窄程度重，部分病例无法行动脉重建手术治疗；还有一些患者病情危重，不能够耐受手术时的脑缺血。此时腔内治疗却可以有效地增加对脑的血供，缓解缺血症状。作者认为由于病变的特点，不必勉强将病变动脉扩张至正常管径；每次扩张持续时间尽量缩短（本组扩张每次小于 3s），扩张间隔适当延长，保障脑的血供，以免造成不可逆的脑缺血损伤；在进行腔内治疗的同时可酌情应用罂粟碱或尼莫地平等药物，以防止手术操作造成的脑血管痉挛。腔内治疗近期疗效尚满意，远期通畅情况、再狭窄的发生与否有待于进一步的随访观察，作者认为单纯球囊扩张术可以反复施行，能够良好地解决再狭窄问题。扩张后动脉支架的置入需要谨慎行之，因为支架一旦阻塞，进一步治疗将会很困难。本组中行腔内治疗 6 例，腔内治疗方法为单纯的球囊扩张术。采用直径 4mm 和 6mm 的球囊扩张导管，以 4~6 个大气压的压力反复进行扩张，每次扩张持续时间均小于 3s，间隔时间 30~60s。1 例术中出现右上肢运动功能障碍，经给予罂粟碱和尼莫地平治疗约 10min 后恢复正常。余者无并发症出现。术后脑缺血症状均消失，术后 9~51 个月随访，病情稳定，动脉造影或彩色超声复查，扩张之颈总动脉通畅良好，无明显再狭窄发生，病情稳定，无明显不适。

（三）手术治疗

手术治疗 37 例 36 人次（1 例因术后 7 个月人工血管内血栓形成而再次手术）。显露升主动脉的方法包括：正中劈开胸骨的方法显露升主动脉，人工血管与升主动脉行端-侧吻合术，人工血管另一端与头臂动脉行端-侧吻合术，人工血管走行于胸骨后前纵隔；或者右侧第 4 肋间开胸的方法显露升主动脉，吻合术同上，人工血管从第 1 肋间出胸，经皮下、锁骨前进入颈部。采用的术式包括升主动脉-双颈动脉转流（包括同时行单、双侧锁骨下动脉转流）、升主动脉-右（或左）颈动脉转流（包括同时行锁骨下动脉转流）（图 5-4）。术中升主动脉采用无创阻断钳侧壁钳夹部分阻断法（图 5-5），保证升主动脉血流不间断，不需要体外循环辅助，避免造成脊髓及腹腔内重要脏器的缺血性损伤。本组病例术后脑缺血症状均得到明显缓解甚至完全消失。升主动脉-双颈动脉转流的病例术后均有明显的脑水肿发生，给予脱水治疗后，在术后 1~3d 症状明显缓解；而行升主动脉-单侧颈动脉转流者，术后脑水肿的程度均较双侧颈动脉重建后者明显减轻。随访期间 1 例于术后 7 个月因胸骨柄压迫导致人工血管血栓形成，再行人工血管转流术；1 例术后因脑梗死造成短暂的左侧肢体偏瘫，药物治疗后恢复；其余病例人工血管通畅，无明显再狭窄者，脑缺血症状近完全缓解，能够正常工作和生活。

手术治疗的体会：

1. 手术径路　我们认为如用口径较粗的"Y"形人工血管应选择右侧第 4 肋间开胸的方法，避免胸骨柄压迫人工血管造成血栓形成。本组中有 1 例患者因而再次行人工血管转流术。如用口径较细的 6mm、8mm 直型人工血管，应选择正中劈开胸骨的方法。而以后者行人工血管与升主动脉吻合较易，且人工血管的走行更符合正常解剖和血流动力学的要求。

2. 人工血管口径　直径 16mm×8mm 及 14mm×7mm "Y"形人工血管行升主动脉-双颈动脉转流术与直径 6mm 直型人工血管行升主动脉-单侧颈动脉转流术相比较，从临床症状改善情况比较无明显差异，且后者手术并发症明显少于前者，特别是在减少和避免术中、术后脑水肿的发生方面，后者明显优于前者。因此作者认为，对于有严重脑缺血的头臂型大动脉炎患者只改善一侧颈动脉供血（用直径 6mm 人工血管）就足以改善脑缺血症状，并能较好地避免或减少脑水肿的发生。对于颈内动脉直径较粗者，可以选择应用直径 8mm 的人工血管。

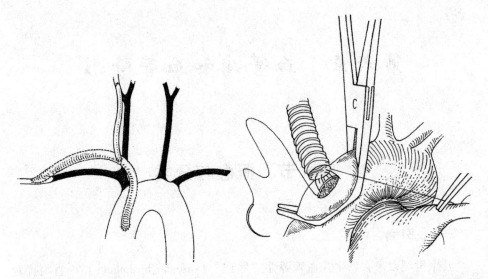

图5-4　升主动脉－颈内动脉及
锁骨下动脉人造血管转流

图5-5　无创钳部分阻断升主动脉，
人造血管与升主动脉做端－侧吻合术

3. 术中、术后的脑保护　术中用冰帽进行头部降温；阻断颈动脉前静脉肝素化；颈动脉吻合前彻底冲洗颈动脉腔，防止小的动脉硬化斑块或动脉内膜被血流冲入脑动脉而造成脑梗死；尽量缩短颈动脉阻断时间；颈动脉开放前彻底排气并及时应用甘露醇预防脑水肿；术后继续常规应用甘露醇及少量激素，并适当控制血压，预防或治疗脑水肿；适当给予脑血管扩张药物，防止脑血管痉挛。

总之，重症头臂型大动脉炎病情复杂，并发症多，危险性大，治疗难度高。无论选用哪种治疗方法都应仔细、慎重。如选用腔内治疗或手术治疗，必须首先行血管造影，明确了解各动脉狭窄或闭塞的确切部位、范围和程度，根据实际情况再决定具体的治疗方案并且尽量在血沉被控制在正常范围时实行腔内或手术治疗。如血沉尚未正常时，应尽量先采用保守治疗。

第六章　血管瘤和血管畸形

第一节　概念与分类

一、引言

几个世纪以来，新生儿血管源性"胎记"（vascular birthmarks）一直困扰着临床医生。传统上，这些"胎记"都统称为"血管瘤"（hemangioma）。对于血管瘤，过去的认识和学术争论，始终没有一个较完整和合适的定义，各类文献诠释也比较混乱。如"由胚胎期间成血管细胞增生而形成的常见于皮肤和软组织的良性肿瘤""以血管为主要成分的先天性畸形"等，具有肿瘤和畸形的双重特性。1863 年，由细胞病理学之父 Virchow 提出了最初的分类概念，即根据"血管瘤"的外观表现分为毛细血管瘤、海绵状血管瘤和蔓状血管瘤，但这些概念都是描述性的，对于疾病的诊断与治疗没有实质性的帮助。过去的十年间，人们对"血管瘤"的认识有了广泛的提高，血管畸形（vascular malformation）概念从血管瘤中独立出来，以不同的血管病变的发生、发展的生物学特征及血流动力学，区别于各种"血管瘤"病变，两者诊断和治疗方法的选择及判断预后等方面，也极为不同。

血管瘤和血管畸形是最常见的先天性血管系统发育异常，是一组常见的血管疾患，发病率为 2% 左右，发生在口腔颌面部占全身的 40% ~60%，主要在颜面皮肤、皮下组织、肌层及口腔黏膜，其次为四肢、躯干等部位，也可发生于内脏、大脑等器官和组织，不仅影响人体的外貌、解剖结构、生理功能，并由于其造成畸形及容貌缺陷给患者带来巨大的精神压力甚至心理障碍。还有一部分因病变复杂，累及范围较广泛，且发生溃疡、感染、出血，或特殊部位危及生命，而治疗上又没有特别有效的手段，给医务工作者带来了极大的困惑与挑战。病变治疗涉及血管外科、整形外科、口腔颌面外科、骨科、眼科、五官科、皮肤科等多个学科，同时该领域涉及显微重建、颅颌面、美容外科、介入、激光医学和许多专项治疗，长期以来临床各科对血管瘤、血管畸形分类诊断缺乏科学统一的分类标准，疗效的差异也很悬殊，需要多学科共同参与，相辅相成。近年，人们对该领域取得了一些经验和认识进展，国际上有了新的分类方法，根据新的分类方法同时更新了治疗策略。

二、分类

血管瘤和血管畸形是两种性质完全不同的病变，有着完全不同的临床表现、病程和转归，过去由于对两者的分类和诊断比较混乱，给临床治疗带来很多困难，也给患者增加了不必要的痛苦。最初的分类大多数是临床描述性的，如草莓状血管瘤、海绵状血管瘤和蔓状血管瘤，虽然这种分类把血管瘤与其他血管恶性疾病区分开来，但由于很多不同性质的血管瘤病变具有相同的外观表现，容易误导进一步的诊断和治疗。

"血管瘤"基于组织病理学和胚胎学的生物学分类是一大进步，它最初阐明了"血管瘤"这一血管发育畸形病变（vscular anomalies）由两种不同的血管病变组织发生而来，即血管瘤和血管畸形，由 Mulliken 和 Glowaki 等于 1982 年首先正式提出，将具有血管内皮增殖和消退行为的归为血管瘤，而不具增殖倾向的血管内皮及衬里组成的血管病变归为血管畸形，两者还是有本质的区别（表 6-1）。1988 年，国际脉管性疾病研究协会（ISSVA）汉堡国际研讨会在 Mulliken 生物学分类的基础上确立了现代的 Hamburg 分类，并被各国学者接受。

表 6-1 血管瘤和血管畸形的区别

	血管瘤	血管畸形
发病时间	多在出生后 1 个月内	通常出生时即存在
发病率（男/女）	1.3 ~ 7.0	1 : 1
生长速度	增殖期限于身体发育	与身体发育同步
自然消退	50% ~ 70% 可完全消退	无
雌激素水平	E_2 多明显增高	E_2 无明显增高
泼尼松治疗	可加速病变消退	多无效
病理学改变	增殖期：可见大量增生活跃的内皮细胞，形成团块状偶见核分裂象肥大细胞数目明显增多，管腔少或形成裂隙，基底膜多层。消退期血管内皮细胞明显减少形成大量的毛细血管管腔血管之间纤维组织增多在完全消退期间，原管腔部分被大量纤维组织和脂肪组织所代替，管腔受压变窄	仅表现为结构异常，是正常的内皮细胞更新，毛细血管小静脉及淋巴管等异常扩张或形成腔窦周围有纤维结缔组织包绕，无内皮细胞及肥大细胞增多基底膜单层

在此之后，1993 年，在 Mulliken 分类的基础上，Jackson 等根据血液流速和

动静脉分流速度，将血管畸形进一步区分为高流量的动静脉畸形和低流量的静脉畸形。1995 年，Waner 和 Suen 在前者的基础上又加以补充和改善，提出更新的分类方法，将血管畸形具体分为微静脉畸形、静脉畸形、动脉畸形、淋巴管畸形、动静脉畸形以及混合型血管畸形等（表6-2）。

表6-2　传统血管瘤概念的生物学分类法

血管瘤（hemangioma）	增生期（proliferating）
	消退期（involuting）
血管畸形（vascular malformations）	
高血流量（high - flow）	动静脉畸形（arteriovenous malformations）
	动静脉瘘（arteriovenous fistulae）
低血流量（low - flow）	静脉畸形（venous malformations）
	淋巴畸形（lymphatic malformations）
	毛细血管畸形（capillary malformations）
	混合型畸形（mixed malformations）

1996 年，国际脉管性疾病研究协会（ISSVA）正式采用 Mulliken 的生物学分类，1996 年，Enjolras 和 Mulliken 将血管瘤除婴儿血管瘤外，还提出先天性血管瘤的概念，包括迅速消退型先天性血管瘤（rapidly involuting congenital hemanyoma，RICH）和不消退型先天性血管瘤（noninvoluting congenital hemangioma，NICH），RICH 可在 1 年左右完全消退，NICH 却不发生消退，又增加了卡波血管内皮瘤（kaposiform hemangioendothelioma）、簇状血管瘤（tufted angioma）、梭形细胞血管内皮瘤（spindle cell hemangioendothelioma）、其他罕见血管内皮瘤（other，rare hemangioendotheliomas）、皮肤获得性脉管肿瘤（dermatologic acquired vascular tumors），原先 hemangioma 的英文概念也进一步扩大为 vascular tumors，从而系统形成了血管瘤和血管畸形的 ISSVA 国际现代学分类（表6-3）。对于血管畸形分为高低血流量型还是快慢血流型，笔者认为没有本质上的区别。

表6-3　血管瘤和血管畸形的 ISSVA 国际现代学分类法

血管瘤（vascular tumors）	婴幼儿血管瘤（infantile hemangioma）
	先天性血管瘤（congenital hemangiomas）
	迅速消退型（RICH）
	不消退型（NICH）
	簇状血管瘤（tufted angioma）

	卡波血管内皮瘤（Kaposiform hemangioendothelioma）
	梭形细胞血管内皮瘤（spindle cell hemangioendothelioma）
	其他罕见血管内皮瘤（other, rare hemangioendotheliomas）
	皮肤获得性脉管瘤（dermatologic acquired vascular tumors）
血管畸形（vascular malformations）	
慢血流型（slow - flow）	
	毛细血管畸形（capillary malformations, CM）
	葡萄酒色斑或鲜红斑痣（port - wine stain）
	毛细血管扩张（telangiectasia）
	血管角质瘤（angiokeratoma）
	静脉畸形（venous malformations, VM）
	普通散发型（common sporadic）
	Bean 综合征（Bean syndrome）
	家族型表皮与肌间静脉畸形（familial cutaneous and mucosaI, VM）
	静脉球变畸形（Glomuvenous malformation, GVM）
	Maffucci 综合征（Maffucci 8yndrome）
	淋巴畸形（lymphatic malformations, LM）
快血流型（fast - flow）	
	动脉畸形（arterial malformations, AM）
	动静脉畸形（arteriovenous malformations, AVM）
	动静脉瘘（arteriovenous fistulae, AVF）
混合型畸形（complex - combined vascular malformations）	
	CVM、CLM、LVM、CLVM、AVM - LM、CM - AVM

另外，根据先天性血管畸形的临床特征分类，还可分为局部、弥漫和主干型。较轻的是局部型，有高阻力血流异常交通的肿块明显；弥漫型较局部型在循环方面有更大的重要性，下肢较上肢易受累；主干型血流动力学更活跃。

血管瘤和血管畸形这样的分类与过去的形态学分类是相互关联的，比如葡萄酒色斑，又称鲜红斑痣，属于真皮毛细血管畸形，因此，现也称为先天性毛细血管畸形；部分先天性淋巴水肿患者存在淋巴管畸形。海绵状血管瘤往往以静脉畸形为主，故可称为海绵状静脉畸形。蔓状血管瘤中存在不同程度的动静脉畸形，尤其是以先天性动静脉瘘为特征。Klippel - Trenaunay 综合征属于CVM，即毛细血管畸形。因此，这样的分类更有利于对疾病性质的判断和指导治疗。但是，南于形态学分类中的疾病名称很形象，而且已经被长期使用，因而在本书中仍然根据形态学分类的顺序对各类血管瘤和血管畸形逐一叙述，同时在使用中注意和细胞生物学分类结合，强调对各类血管瘤和血管畸形性质的认识。

第二节　血管瘤

血管瘤是一种良性血管内皮细胞增生性疾病，以血管内皮细胞阶段性增生形成致密的网格状肿块为特征。在增生期，由于新的滋养和引流血管的不断形成，形态学上可能与高流速的血管畸形相似，但随后的退化和最终的消退现象，是区别于血管畸形的主要特征。所以冠以"血管瘤"一词，意为良性肿瘤并且伴异常的细胞增生，这些病变在某些阶段有内皮细胞的分裂活性。

一、病理基础及发病机制

1. 病理基础　①增生期血管瘤的组织病理学表现，以丰满的增生性内皮细胞构成明确的、无包膜的团块状小叶为特征，其中有外皮细胞参与；细胞团中央形成含红细胞的小腔隙；血管内皮性的管道由血管外皮细胞紧密包绕，有过碘酸雪夫反应（PAS）阳性的基底膜；内皮细胞和外皮细胞有丰富的、有时为透明的胞质，较大的、深染的细胞核，正常的核分裂象不难见到，有时较多，甚至可见轻度的多形性；肿瘤团外可有增生毛细血管形成的小的卫星结节；此期的血管腔隙常不明显，网状纤维染色显示网状纤维围绕内皮细胞团，说明血管的形成。②退化期，早期血管数量明显增加，扩张的毛细血管排列紧密，结缔组织间质少；尽管血管内皮为扁平状，仍可见到分裂象；随着退化的进展，增生的血管数量减少，疏松的纤维性或纤维脂肪性组织在小叶内和小叶间开始分隔血管；由于结缔组织性替代持续进展，有内皮细胞增生和小管腔的小叶减少；虽然血管减少，整个退化期血管的密度还是较高；可根据其是否有残留的增生灶再分亚型；当分裂活性不明显时，病变相似于静脉和动静脉畸形。③在末期整个病变均为纤维和（或）脂肪性背景，肥大细胞数量相似于正常皮肤；病变中见分散的少量类似于正常的毛细血管和静脉，一些毛细血管壁增厚，呈玻璃样变的表现，提示先前存在的血管瘤，无内皮和外皮的分裂；局部破坏真皮乳头层者可伴反复溃疡的病变，表现为真皮萎缩，纤维性瘢痕组织形成，皮肤附件丧失；罕见情况下可见营养不良性钙化灶；退化不完全的病例存在增生的毛细血管岛。

2. 发生与消退机制　作为发病率高达 1% 以上的最常见儿童期良性肿瘤，

发生机制的研究将是和特异治疗相关的关键点。大多数血管瘤具有四个令人关注的特点，即出生后短期快速增殖、女婴多见、自发溃疡、自行消退，它们均可能成为机制研究的突破口。新增的研究进展形成各种假说：①血管瘤由停滞在血管分化早期发育阶段的胚胎全能成血管细胞，如在增生期血管瘤中存在的内皮祖细胞（EPCs），在局部聚集并增生所致，CD14、CD83 在增生期血管瘤内皮细胞上共表达，提示其髓样细胞来源。②利用组织学和基因芯片技术发现血管瘤和胎盘表达谱具有强相似性，如共表达 GLUT - 1、Lewis Y、CD32 等胎盘标志物，提示血管瘤源于"意外"脱落后增殖的胎盘细胞。③少数面部血管瘤存在的节段分布特征，以及血管瘤合并颅、动脉、心和眼部异常的 PHACE 综合征，骶部血管瘤伴发的泌尿生殖器的异常特殊病例，均提示其可能是发育区缺陷的表现。④血管生成失衡学说引发大量促血管生成因子和抑制因子的表达水平研究，目前仍未获得期待中的核心调控因子。⑤受血管瘤自发溃疡启发，我们发现缺氧诱导因子 HIF - 1α/VEGF 通路活化可能起重要作用。⑥与非内皮细胞，比如肥大细胞、树突状细胞、血管周细胞、髓样细胞等分泌细胞因子有关。⑦增生期吲哚胺 2，3 - 双加氧酶（IOD）表达上调，T 细胞抑制，使得血管瘤逃脱免疫监视而快速增生等。当然，血管瘤消退机制研究相对较少，推测肥大细胞、线粒体 cyt - b 等通过增加内皮细胞凋亡。此外，大量存在于增生期的具有脂肪形成潜能的间充质干细胞至消退期分化成脂肪，参与了血管瘤的消退机制。这是至今被学者们认可的研究方向。

二、临床表现和影像学诊断

1. 临床表现　不同于血管畸形的是，血管瘤通常于出生时并不存在，而在 1 个月时明显显现，常见于高加索人、女性和早产儿，头颈部好发，是最常见的新生儿肿瘤，比例高达 10% ～12%。血管瘤的发病部位决定其临床表现，如果浅表，典型表现为小的红痣或红斑，可在出生后 6～12 个月时快速增生，可形成局部肿块（似草莓状），肿块有时生长巨大（图 6－1），草莓色外观是由于肿块浅层多量的红色血管聚集而致。如果病灶深在，表面覆盖的正常皮肤由于深部的病灶而似浅蓝色。病灶表面温度偏暖，在增殖期可有轻微搏动感。12 个月之后，大多数血管瘤进入消退期，此期可长达 5 年以上，超过 50% 的病灶于 5 岁时完全退化，超过 70% 的病灶在 7 岁时完全退化，最晚可达 12 岁。当血管瘤退化后，病灶软化、萎缩，被纤维脂肪组织替代，色泽也由红色变为单一灰色。原先体积比较大的病灶，由于病灶萎缩，表面皮肤可能变得松弛而成皱纸样（crepe paper）。退化的病灶偶尔表面可遗留瘢痕或毛细血管扩张。血管瘤的并发症通常出现于早期 6 个月内，最常见的是溃疡，可发生于 10% 的患者，特别是嘴唇和生殖器受累者。出血的并发症较少见，通常也不严重。血管瘤也可出现先天性心功能衰竭（如肝脏血管内皮瘤），或出现血小板消耗（如 Kasa-hach – Merritt 综合征），这些疾病将在后面的章节中谈到。弥漫性的病灶可能会压迫呼吸道、影响视觉、出现听力障碍。病灶引发骨骼畸形非常少见。罕见血管瘤病例可伴发其他发育不良性疾病，比如颅后窝畸形、右位主动脉弓、主动脉缩窄、泌尿生殖系统发育异常和脊柱裂等。

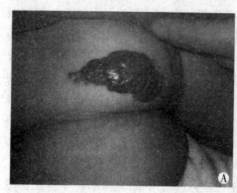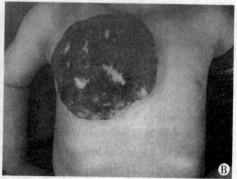

图 6 - 1　典型"草莓状"血管瘤

2. 影像学诊断　浅表的血管瘤根据上述临床表现易于诊断，但为了确切治疗有症状的血管瘤，需要了解清楚它的累及范围。对于诊断有困难的病例，影像学检查必不可少。在 CT 或 MR 增强图像上，表现为范围明确的造影剂浓聚的局部肿块（图 6 - 2），在增生期甚至可以看到供养动脉和引流静脉。MR 目前仍是血管瘤最佳的形态学诊断与评估手段，增生期典型表现为 T_1 加权像低于肌肉组织的低信号表现和 T_2 加权像的高信号表现，而在消退期可能表现为 T_1 加权像高信号的脂肪影像，缺少血流信号。如果病灶缺乏有力的临床表现及影像学诊断依据，那么病理检查是排除婴幼儿横纹肌肉瘤、纤维肉瘤、神经纤维肉瘤等恶性肿瘤的最终手段。

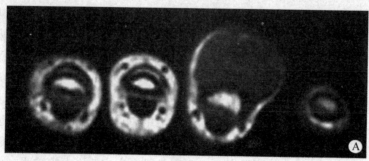

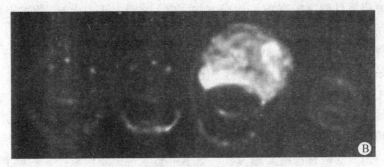

图 6-2　手指增生性血管瘤 MR 表现

A. T_1 加权像低信号；B. 含钆造影剂增强示高信号

三、治疗

大约75%的血管瘤会自行消退而无需治疗。血管瘤治疗的指征取决于多因素，比如小孩的年龄、情感需求、病灶的部位、有无消退迹象和有无症状等。急于求成的盲目治疗极不合理，在做数月动态随访观察之后，根据病灶的变化再做治疗方案，病灶增大迅速而无明确消退迹象，或出现各种并发症甚至累及周围重要解剖部位时，可考虑积极治疗。当幼儿入学前，血管瘤范围已经在缩小或者病灶本来就比较小，可采取适当的观察。当确实需要治疗时，首先可考虑药物治疗：①系统药物治疗：口服激素敏感比例超过70%，仍是治疗难治性、多发性及危重的增生期血管瘤的首选疗法，但有胃肠道反应、体重增加、高血压、免疫抑制和生长迟缓等副作用，从大样本的治疗经验看，用药者很少出现明显并发症。②危及生命而激素治疗无效的重症血管瘤，包括 Kasabach-Merritt综合征，可考虑使用干扰素，或长春新碱治疗，后者已有8年随访报道提示其安全性，值得关注，但少数病例使用α-干扰素可能引发中枢神经系统副作用比如痉挛性双瘫，对于难治性的血管瘤应限制使用。③局部药物治疗：适用于局限的小面积病灶，皮质类固醇激素瘤体内注射最常采用。抗肿瘤药物如平阳霉素等注射亦有效，主要见于国内报道，急需循证医学数据，国外使用博来霉素，其治疗机制也是抑制血管内皮细胞增殖，但要控制平阳霉素总量，婴幼儿不超过40mg，病变范围较大、平阳霉素注射量较多时，治疗前和治疗结束时要拍胸片，检查肺部是否出现异常。④新型免疫调节剂是新增治疗，如咪喹莫特霜剂局部应用，可诱导机体局部产生细胞因子如干扰素、白介素、肿瘤坏死因子等作用于血管瘤内皮细胞，抑制其增殖并促进凋亡，笔者所在医院使用的经验是未达期待的理想结果。⑤对小面积的增生期浅表病灶进行及时、微小剂量的放射性核素敷贴如^{99m}Tc或^{90}Se，不增加皮肤损伤，起效和消退迅速，是较好的适应证。

激光仍是目前比较理想的治疗方法，常用的为 Nd：YAG 激光连续照射。特别适用于婴幼儿初发的较小病灶，不需要麻醉，手术时间仅数十秒。预后为局部的浅表瘢痕。Nd：YAG 激光对病灶组织有选择性治疗作用，优于放射性核素敷贴，α射线对病灶和正常组织同时有杀伤作用。对于病灶迅速增大者，主张应用激光分次照射，可先行病灶周围缘扫描照射，再过渡到整个病变区，缺点是治疗后瘢痕较明显。对于深在病灶，可用脉冲式 Nd：YAG 激光，能量 $200 \sim 240 J/cm^2$，脉冲宽度 $30 \sim 50ms$，同时设置动态冷却系统。注意治疗的即刻反应，以病灶略有苍白萎缩为宜，应尽可能地避免光斑重叠，否则容易产生剂量过度而引发组织瘢痕，治疗的原则是低剂量的激光促进血管瘤向消退方向发展。另外，脉冲染料激光建议用于消退后残留的毛细血管扩张或出现溃疡出血的血管瘤，后者可加速愈合。

由于毛细血管瘤的特性，单纯的激光治疗仍有复发可能性，采用外科手术切除瘤体的方法才能彻底治愈。原则上说，对于局限的、能直接切除缝合的小病灶完全可以在增生早期即进行外科切除，但术前应考虑使术后瘢痕不甚明显。对于出生后不久的婴幼儿也可以考虑手术，缝合应尽可能做得十分精细，力求根治，对后期外观影响也要小。笔者所在科室曾对 2 例半岁内婴儿的胸壁血管瘤进行手术切除，瘤体虽然巨大，占据大半胸壁，但仍可完整切除，且考虑女性患儿的特殊性，保存了乳头结构（图 6 - 3）。对于生长于眼睛等不适合行药物治疗的关键部位血管瘤，手术是唯一手段，引发气道压迫的病灶需行手术尽快切除。对于头颈部血管瘤，为改善外观，也可进行手术治疗，这主要依赖于患者及父母的主观要求。同时手术也应用于那些消退后遗留皮肤松弛或纤维脂肪组织增生的病例，可改善外观。少数病例经药物、激光等治疗仍无法消退，也可行外科手术彻底切除。但往往有些病灶范围较广难以彻底切除，目前该类血管瘤的治疗仍是一个棘手问题。

四、Kaposiform 血管内皮瘤

Kaposiform 血管内皮瘤是一种浸润性、多变的幼儿血管瘤，主要生长于躯干和四肢，形成大小不一的紫色水肿样肿块（图 6 - 4）。它也有增生和消退现象，但比血管瘤持久，易浸润周围组织，并大量消耗血小板（Kasabach - Merritt 现象），最终可导致出血。尽管持续输入血小板，但血小板仍会处于低水平（小于 $5 \times 10^9/L$）。治疗上有多种方案，化疗、激素、α - 干扰素、放疗等疗效不一。外科手术切除能治愈，但多数病例不行手术，因为术中、术后出血的风险很高。近来，应用微导管技术进行介入栓塞治疗取得了较好的效果。PVA 颗粒和无水乙醇比较常用，但栓塞技术要求比较高，而且非常耗时，因为该类病

灶的供养血管很丰富，要全部栓塞难度很大，远期的介入栓塞疗效还未见新的报道。

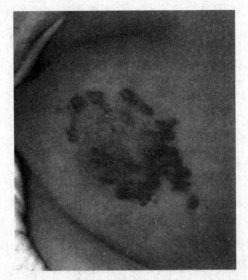

图 6 – 3　胸前壁巨大血管瘤，术后保存乳头结构

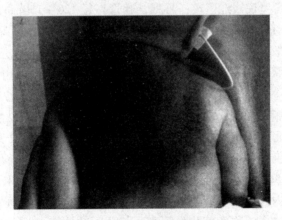

图 6 – 4　Kaposiform 血管内皮瘤

第三节　血管畸形

　　血管畸形是胚胎血管发生过程中结构异常，血管内皮细胞无异常增殖，整齐排列成管腔，周围有正常网状结缔组织包绕，可见平滑肌组织，随年龄而逐渐增大，不会发生自然消退。对绝大多数病例来说，出生后早期快速增生的病

史可以鉴别血管瘤与血管畸形。对确诊的血管瘤，消退是通常的结果。对疑难的病例来说，病理特点和诸多新增的细胞学标志物的免疫组化检测和血尿检测都是鉴别的新手段，基因芯片将来亦可作为新增工具。各种新的细胞学、分子生物学检测手段，都揭示了血管瘤与血管畸形完全不同的发病机制。

一、病理基础与发病机制

1. 病理基础　①毛细血管畸形：过去被称为毛细血管瘤、葡萄酒色斑或鲜红斑痣（PWS），这些病变在临床和组织学都属于真性畸形，由乳头丛内毛细血管后微静脉组成，故称毛细血管畸形或微静脉畸形。光镜下毛细血管畸形无内皮细胞过度增生，仅表现为结构异常、上皮下血管丛增多，毛细血管一般以薄壁及管径正常为特征，似呈扩张状，其累及的范围可由表皮下达真皮深层参差不齐，扩张或增多的毛细血管内往往含有红细胞，而周围组织无异常，肥大细胞数目接近正常，基膜为单层。毛细血管畸形随年龄增长，颜色逐渐加深，厚度增加，在 20～30 岁后，PWS 会出现鹅卵石样结节病变。1999 年，Waner 等根据静脉扩张程度将病变分为四型：Ⅰ型，早期病变，血管直径 50～80μm，病变呈浅或深粉红色斑，在强光 6 倍透射电镜下观察可看到血管；Ⅱ型，血管直径 80～120μm，病变呈现浅红色斑；Ⅲ型，脉管直径 120～150μm，病变呈深红色斑；Ⅳ型，血管直径 >150μm，病变常呈紫色、深紫色，并出现鹅卵石样结节。②静脉畸形：一般的静脉畸形仅表现为静脉管壁的增厚增粗；光镜下，HE 染色见多数静脉畸形组织内衬有血管内皮细胞的薄壁血窦结构，中间夹杂多量大小不等、不规则微小血管及毛细血管结构，伴有血管平滑肌细胞，细胞外间质成分生长，少数见脂肪细胞。肌间静脉畸形可见大量肌细胞。少数浸润性病变组织结构紊乱，血窦结构丰富，不规则微小血管众多且呈纵横交错排列的网状结构，管腔内红细胞充盈，部分血栓形成，细胞外间质成分生长活跃，富含成纤维细胞和胶原组织，平滑肌丰富，可见较多量的中性粒细胞和淋巴细胞存在。部分病例可见腔内红细胞、血小板钙化而形成的静脉石。③动静脉畸形：为高流量血管畸形，过去被称为蔓状血管瘤，其共同结构特点为：在不同程度的静脉畸形或毛细血管畸形的基础上，伴有先天性动静脉瘘存在，病灶及周围区域内可见念珠状或索状弯曲迂回的粗大而带搏动的血管，是由大动静脉瘘和泛发的大量微小动静脉瘘共同构成的畸形血管结构，与结构单纯的后天性动静脉瘘有较大区别。

2. 发病机制　①毛细血管畸形：从病理生理研究上看，除了先天血管发育畸形的病例基础外，有学者还发现病灶周围的神经分布密度减少，提示毛细血管畸形的血管扩张与血管缺乏神经支配有关。国内的研究也发现，随着年龄的增大，出现的结节状增生的改变中，以单纯的扩张为主，没有发现细胞增殖和血管新生的迹象，是一种随年龄而逐渐进行性血管扩张的过程，可能伴有局部微小动静脉瘘的存在。②静脉畸形：在出生时即存在，不同于肿瘤等后天获得性疾病，在以后漫长的自然病程中，常常随着身体发育而相应成比例生长，青春期或怀孕时体内激素水平的改变，或创伤、感染等因素的刺激，均可促进病变的生长，出现畸形血管扩张迂曲、病灶内血栓、静脉石或新的动静脉沟通，甚至引发感觉、活动异常、关节畸形等功能障碍，这些均提示了静脉畸形病变存在着病理结构的不稳定性，以及进行性发展的"恶性化"特点。由于静脉畸形是由衬有内皮细胞的无数血窦所组成，伴有血管平滑肌细胞，处于大量的ECM 中，有 ECM 的降解、重构及血管成形和重塑的病理基础。对于以降解ECM 为主要生理功能的 MMPs/TIMPs 来说，特别是 MMP – 9/TIMP – 1，很可能参与静脉畸形 ECM 的降解、重构，以及其内血管成形和重塑的过程，从而导致VM 呈进行性发展，而且可能出现弥漫性、浸润性生长的"恶性化"病理过程。上海某医院血管外科通过病例免疫组化研究发现，MMP – 9 在周围静脉畸形中总表达率为 82.35%（图 6 – 5），MMP – 9 蛋白阳性染色，主要见于静脉畸形组织微小血管内皮胞质及胞膜，呈棕黄色，部分血管平滑肌细胞可见阳性染色，血管中膜阳性染色多见，外膜基本无阳性染色，少量细胞外间质细胞和血细胞阳性染色，部分重度反应者，可见细胞核阳性染色，说明 MMP – 9 的表达与静脉畸形的发生密切有关。MMP – 9 在静脉组织内可能受到某种因素激活，这些因素可能是创伤、炎症，或是青春期、怀孕等体内激素改变，而静脉畸形内血液淤滞所造成的缺血、缺氧环境是不容忽视的因素，这些因素所致人体内环境的变化刺激血管内皮细胞、平滑肌细胞、中性粒细胞、巨噬细胞等，使MMP – 9 被大量分泌并激活，正常组织内，MMP – 9 缺乏必要的分泌刺激因素，呈低表达，一旦正常组织和部分非浸润病变，受到内外刺激因素的明显影响，各种产 MMPs 细胞受到激活后，分泌 MMP – 9 蛋白大量增加，产生瀑布效应，过度启动细胞外基质 ECM 的降解，破坏血管基底膜，产生内皮细胞的移位、炎症细胞浸润等诱发血管成形和重塑，病灶逐步在周围组织内进行性生长，形成类似肿瘤组织浸润的现象；静脉畸形多散发，但有遗传性，在部分静脉畸形患者染色体 9p21 上发现特异性的基因片段 VMCM1，在血管内皮细胞特异性受体TIE – 2 上发现基因突变，这种突变很有可能与血管畸形的发生有关。③动静脉畸形：目前研究未发现动静脉畸形有增殖能力的依据，主要认为是畸形血管在异常血流动力学作用下的结果，更确切的机制至今仍然存在争议：畸形血管结构引发异常的血流动力学状态，导致局部的血流阻抗更低，血流量加大，促使病灶进一步扩张和发展：病灶中的组织一方面因为阻抗低而"盗血"，占用大量的血流，另一方面又因动静脉瘘效应导致滋养区域的缺氧状态，使局部组织的营养和愈合能力都较低下，同时缺氧还可能导致新生血管形成而加重了原发疾病；广泛的动静脉瘘造成回心血量的大大增加，导致心脏容量负荷增大，形成心功能不全及衰竭的潜在危险。

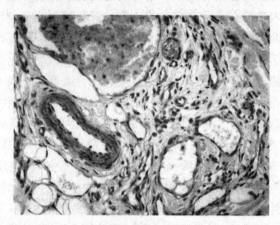

图6-5　MMP-9阳性染色主要见于静脉畸形微小血管内皮细胞胞质及胞膜

二、临床表现

血管畸形不同于血管瘤，不是新生物，是血管或淋巴管在形态发育上的变异，有高流量与低流量之分，前面分类时已有介绍。它的主要特点是出生时即有，并随着身体的发育而生长，大多数的病例可以通过病史和体格检查发现，确诊仍需要影像学检查。

1. 毛细血管畸形　由于其外观表现，毛细血管畸形一般被称为葡萄酒色斑（PWS）或鲜红斑痣，或称为微静脉畸形（图6-6），发生率国外统计为新生儿的0.3%～5.0%，占血管畸形的20%左右，临床比较常见。可并发另一类发育畸形（太田痣）。广义毛细血管畸形还包括单纯毛细血管扩张或后天获得性毛细血管扩张症，如蜘蛛痣、螨虫感染、肝脏疾病造成的"肝掌"、外伤后毛细血管扩张症等。

鲜红斑痣表现为出生时即有的皮肤红斑，可为粉红色、鲜红色、紫红色（暗红色）等，不高出于皮肤表面，绝大多数临床压诊无褪色，无皮温升高。患者年龄增大以后，病变几何形态多数不发生改变，呈现按部位同比例增大的特征，多数病灶颜色逐年加深，自然病程无消退现象，怀孕、手术和创伤可能导致疾病的发展。患者大多无不适主诉，极个别伴有异常出汗或感觉异常，一般无明显功能障碍，少数因伴有各种综合征而出现相应症状。

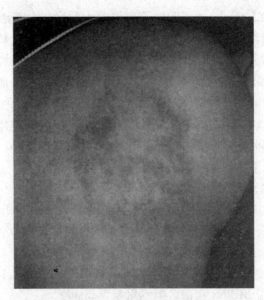

图6-6　肩背部葡萄酒色斑

很多混合型血管畸形综合征常伴发鲜红斑痣，主要有：①S－W综合征（Sturge－Weber syndrome）：以颅面部毛细血管扩张伴大脑的钙化为特征，往往发生于三叉神经第1支供应的皮肤，有同侧脑膜毛细血管畸形和皮质萎缩。②K－T综合征（Klippel－Trenaunay syndrome）：以葡萄酒色斑、静脉畸形、骨与软组织肥大为三联征，也称为先天性静脉畸形骨肥大综合征，后面章节还会详细介绍。③V－H－L病（Von Hippel－Lindau disease）：是一种遗传性疾病，为常染色体优势的病损，由视网膜血管畸形和良性成血管性血管扩张畸形构成，可伴随有嗜铬细胞瘤、肾上腺样瘤、胰和肾脏囊肿。④R－T综合征（Rubinstein－Taybi syndrome）：表现为精神和行为退化、拇指和眶距增宽、生长障碍、小头畸形、视觉异常。⑤B－W综合征（Beckwith－Wieoleman syndrome）：表现为腹壁闭合不全、脐疝和直肠分离、大内脏、巨人症、超骨龄、小头不对称、性腺缺失、肌肥大、膈异常。⑥Cohb综合征（Cohb's syndrome）：极为罕见，有单发的皮肤和脑脊膜血管畸形。⑦Coat病（Coat's disease）：是一种良性毛细血管扩张，常见于脸部、胸部、关节和甲床。

2. 静脉畸形　或称为海绵状血管畸形，临床上最为常见，是由衬有内皮细胞的无数血窦所组成，是一种低流速的血管畸形，传统分类称为海绵状血管瘤。

病变特点为出生时即已出现畸形，病变大多发生于头面部、口腔黏膜、四肢、肝脏、脊柱及其他部位，表现为弥散的多点状、网状扩张的静脉，表面皮肤可见蓝色、紫色病灶。发生于肌肉内或肌束间，称为肌间静脉畸形（intramuscular venous malformations）。四肢等部位发生的病变由于血管"瘤体"构成上的差别，可表现为海绵状血管畸形，或具有蜂窝状的血管畸形。绝大部分均表现为随着年龄增大而缓慢增大、增厚的病灶，极少数出现神经受压的疼痛症状，而大多数均无不适症状，不慎外伤时，可出现较多的出血，继发感染时常有出血。体格检查时，静脉畸形常表现为皮肤或黏膜下的蓝色肿块，质地柔软，容易压缩，体位试验阳性，即令患者置瘤体低于心脏的特定体位，数分钟后会出现瘤体增大、膨胀的现象，高于心脏体位后，瘤体即缩小、瘪陷，肿块内可扪及硬性颗粒，为静脉石。

与静脉畸形相关的综合征如下：

（1）蓝色橡皮 - 大疱性痣综合征（blue rubber bleb nevus syndrome, BRBNS）：发病罕见，以全身持续多发的皮肤、黏膜、肌肉、骨组织静脉畸形为特征，包括胃肠系统，部分病例证实有染色体 9p 的基因突变。

（2）家族性皮肤黏膜静脉畸形（mucoculaneous familial venous malformations）：发病特征与 BRBNS 相似，但不累及胃肠病变。

（3）血管球细胞静脉畸形（glomovenous malformations, GVM）：也称为"血管球瘤"，是与血管球细胞相关的静脉畸形，血管壁的平滑肌细胞层由血管球细胞形成，这些球细胞被称为平滑肌原细胞，易复发，硬化剂治疗有效。

（4）Maffucci 综合征（Maffucci's syndrome）：静脉畸形合并多发性内生软骨瘤，骨组织内静脉畸形和内生软骨瘤易导致骨损害。

3. 动静脉畸形　动静脉畸形是由联系大的供血动脉与引流静脉间的大量不规则血管（血管巢）所组成，缺乏毛细血管床。

动静脉畸形男女发病率相似，青春期、怀孕或激素治疗的激素水平变化可能刺激其生长。国际脉管性疾病研究协会（ISSVA）Schobinger 分型将动静脉畸形在临床上分为四期。Ⅰ期：静止期，毛细血管性色素沉着或微小皮肤搏动性包块；Ⅱ期：临床扩展期，病情和临床症状加重，表现为界限不清的膨隆，皮肤呈现正常或暗红色，皮肤温度升高，触诊动脉搏动更加有力，听诊可闻吹风样杂音，质地较硬，无明显压缩感，可见增大引流静脉；Ⅲ期：组织破坏期，出现破溃、出血、骨损害等并发症；Ⅳ期：失代偿期，过度动静脉分流致循环血量增加、心动过速和心室肥大，引起心力衰竭，发病率约 2.5%。动静脉畸形可累及头颈部、躯干、内脏器官（如肺、肝、肾、脾和胰），可局限，多数弥漫，累及多层组织，出现出血、破溃或肿块巨大时可损害邻近或全身组织器官。

肢体的动静脉畸形典型表现为皮肤温度高、皮色红、质韧、肿胀的软组织包块，引流静脉通常清晰可见，并可触及震颤，听诊可闻及杂音，并发软组织缺血和水肿时，往往导致溃疡。皮肤破溃甚至坏死的原因，部分是由于动静脉分流的关系，与软组织静脉高压和肿块压迫作用也关系密切。溃疡最终可能引发致命的出血，或并发感染，没有溃疡和外伤的自发性出血很少见。肌间的静脉畸形可产生明显的疼痛感。盆腔内静脉畸形罕见，表现为盆腔疼痛、足部水肿、月经过多、出血（产前、产后）或盆腔搏动性肿块，男性可表现为排尿困难、尿频、尿急、里急后重和尿血。动静脉畸形还可产生溶骨性骨质破坏或肢体过度生长，病灶巨大、持续时间长或发生于婴幼儿者，可致充血性心力衰竭，生长在颅内可引起颅内出血、脑梗死、癫痫、局限性脑神经功能损害，脊髓动静脉畸形表现为出血或脊髓神经根病。牙槽骨动静脉畸形可由于拔牙、出牙或感染而发生致命性出血。

腹部内脏器官的动静脉畸形比较少见，一旦发生，则越接近脏器黏膜出血的可能性越大。肝脏动静脉畸形临床表现与肝脏血管内皮瘤相似，容易混淆。胰腺动静脉畸形通常伴发遗传性出血性毛细血管扩张症（Osler – Weber – Rendu syndrome 或 Hereditary HemorrhagicTelangiectasia：常染色体显性疾病，表现为毛细血管扩张、反复鼻出血以及毛细血管扩张症的家族史）。脾脏动静脉畸形通常无症状，偶尔尸检发现，有症状者表现为脾肿大、疼痛、脾出血、门静脉高压或脾功能亢进。肾脏的血管畸形罕见。

肺动静脉畸形可孤立发病（15%），或合并 Osler – Weber – Rendu 综合征（60%~90%），多发（55%），双侧发病（40%），大多位于肺下叶，多数只有一根供血动脉（80%），症状主要为动静脉分流引发的供氧不足，表现为呼吸困难和发绀，反常栓塞可致脑血管意外（CVA）、短暂性脑缺血发作（TIA）或脑脓肿和（或）充血性心力衰竭。

三、诊断与治疗

1. 毛细血管畸形　根据临床表现，诊断比较容易。至今尚无完美的治疗手段能达到理想的 PWS 清除率。近来多采取激光光动力疗法（PDT），主要有脉冲染料激光、氩激光及氪激光，机制是利用产生的光化学反应产物（单态氧、自由基等），导致血管内皮细胞损伤，管壁破坏、机化后，毛细血管闭锁。临床资料表明，此法具有破坏病灶血管，但不损伤皮肤的选择性特点，疗效显著。近来的工作集中于探索更为精确的激光治疗最佳波长以及能量参数，以期达到更好的治疗效果。增加了波长、脉宽、能量选择及动态冷却系统的第二代 PDL，能够作用于更深、更粗的血管，虽然临床上没有能够实现清除能力的飞跃性进展，但痛苦少，并发症率下降，清除率稍升。强脉冲光治疗，体现挑战激光的临床清除率，因其参数选择多样，故具临床研究潜力。在方法学上，一次多遍激光是可能有效的新进展。临床重点在于对治疗相关预后因子的研究，比如经过 videomicroscopy 获知血管深度，连续组织切片三维血管重建获知血管直径，因为直径小于 $12\mu m$ 的微血管难获有效凝固。个体之间的异质性，提示非侵入性成像系统和数学模型预测个性化治疗参数对激光治疗的价值。光动力学（PDT）治疗原理和激光完全不同，处于领先地位的国内临床实践，已经证实其能达到更自然的消退结果，在多方面具有优势和潜力，但治疗对经验依赖更高。光敏剂的发展将会使 PDT 治疗的推广突破瓶颈，带动新产业和临床研究，成为最重要的方向之一。有学者在 488nm 波长氩激光与混合氩激光动力比较研究的基础上，提出"光敏剂与激励激光匹配"理论，选择与光敏剂 PsD – 007 吸收峰对应 413nm 氪激光，提高光动力效应，降低激光照射功率密度，以减少热效应所致皮肤损伤，治疗鲜红斑痣 50 余例，均取得显著疗效，并无 1 例发生渗出、结痂、色素改变、瘢痕形成等并发症，是目前鲜红斑痣最佳的治疗手段。对于一些无效、伴发瘢痕或扩张增生的 PWS 病例，设计得当的皮肤扩张手术优于植皮，是选择整形手术的核心对象，激光可辅助边缘复发灶的治疗。

2. 静脉畸形

1）诊断：根据临床表现，结合穿刺、影像学检查不难明确诊断。

采用穿刺活检，获得暗红色可凝血液即可确立诊断，若为清亮液体则多为淋巴管瘤，血性不凝固液体多为神经纤维瘤，鲜红色血液需排除动静脉畸形，或可能是误穿入动脉。穿刺最好在超声引导下，使用带皮条的 20 ~ 21 号针头直接穿刺病灶，连接注射器后，缓慢负压回抽，见回血后，注入造影剂（建议使用低渗性碘离子造影剂），拍片后可显示典型的三种图像（图 6 – 7）：①密集造影剂浓聚区和晚期正常引流静脉影。②弥散造影剂浓聚区和晚期引流静脉影。③变异不规则静脉影。

B 超可以区分血管瘤和血管畸形，并进一步区分各种类型的血管畸形，一般使用高频线性探头（5 ~ 12MHz）。在灰度图像上，静脉畸形表现为可压陷的低回声或异质性病灶，可发现特征性的钙化图像（小于 200% 的病例），也可见无回声通道。彩色多普勒血流显像（CDFI）对显示血流和器官的灌注有很高的灵敏度和分辨率，对于初步区分静脉畸形和动静脉畸形有一定的优势，静脉畸形可见瘤体的衬里及腔内液性回声，呈单相低速血流，同时有静脉频谱也是区分其他血管病变的有力依据，动静脉畸形的病灶血流信号较静脉畸形病灶明显丰富（图 6 – 8）。超声的优点在于无创、简便、价廉，缺点是人为因素影响较大，对于表现病变的范围或病变与邻近结构的关系有一定的局限性，无法显示立体解剖外形及与邻近组织的清晰界面，20% 的静脉畸形病灶彩超检查可无血流信号，因此仅适合做血管畸形的初步筛查方法。Valsalva 和手动压迫等操作有助于发现病灶内血流信号。

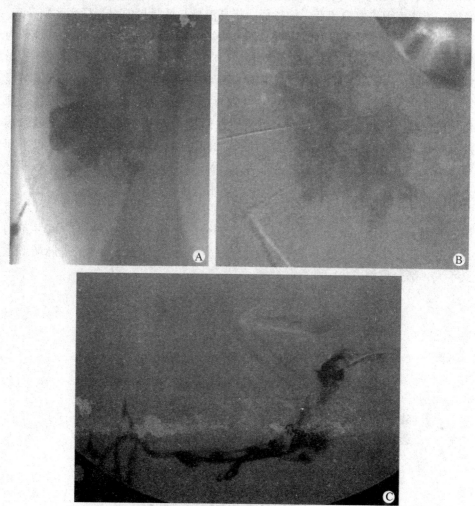

图6-7 密集型（A）；弥散型（B）；变异不规则型（C）

X线平片显示静脉石，可以间接证实静脉畸形的诊断，一般少见，软组织水肿和骨损害可以在平片上得到初步评估。

CT检查可以很好地显示静脉畸形中的静脉石，但病变本身若无强化，难以显示病变与周围结构的关系。近来出现的多层螺旋CT血管造影（3D-CTA），可多角度、立体显示病变的范围、血供特点及与邻近血管、肌肉、骨关节等结构的关系，使病变更加直观、清晰、逼真，在高流量的动静脉畸形的显示上有很大优势，对于低流量的静脉畸形显示效果不如MR。

MRI检查是评估静脉畸形的最好方法，可以清晰显示病变的范围及与周围结构的关系，特别以 T_2 加权和脂肪抑制像的显示为优，可直接提供各种层面的影像，还能表现出血液流变学的特征，将高流量与低流量的血管病变区别开来。在 T_1 加权像时，静脉畸形病灶呈低信号，病灶内有出血或血栓形成时可表现为异质性信号，在 T_2 加权像时表现为明显的高信号，结合脂肪抑制像和含钆造影剂（马根维显等）增强显影，可以明确显示病灶的充血灌注像，三维成像可显示引流静脉。高信号区域内的低信号可能为血栓块、静脉石或病灶内隔膜。硬化剂注射后，病灶在 T_1 和 T_2 像上呈异质性信号，造影剂增强后可显示残余病灶。临床上体格检查往往低估静脉畸形病灶的范围、深度及个数，故建议术前常规检查。对于骨组织和钙化病变的显示，MRI 不如 CT。MRI 的缺点是可能存在数字"伪影"，具体应用时需紧密结合临床表现和超声检查。

血管造影是诊断静脉畸形的传统标准，穿刺后血管造影可以明确病灶的范围，有利于行硬化剂或栓塞治疗，但由于部分蜂窝状静脉畸形各腔之间并不沟通，故穿刺造影显示可能不完全，动脉穿刺 DSA 检查对于低流量的静脉畸形意义不大，部分病例可显示动静脉微瘘。

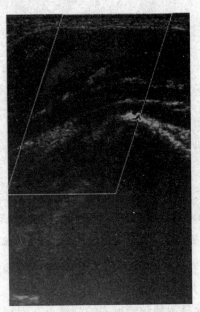

图 6-8　静脉畸形彩色多普勒血流显像

2）临床分型：静脉畸形按其病变范围、部位和深度，一般分为局限型和弥漫型两大类。病变局限、包膜完整者常可通过手术治疗取得良好疗效，而弥漫型病变范同广，广泛累及皮肤、皮下脂肪组织，并侵入肌肉、骨关节、血管神经间隙，手术往往难以完整切除，若勉强切除，则因大范围肌肉切除，或因神经损伤而产生相应功能障碍。在此分类的基础上，某医院血管外科通过手术治疗的 281 例周围静脉畸形的病例分析，结合 MRI 所示病变范围、部位、深度以及有无浸润性，将静脉畸形分为 4 型（图 6 - 9）：①局限性非浸润型（A）：病变局限，可有完整病灶外膜，多为单个，也可为多个散在分布，多位于深浅筋膜之间，部分可位于深筋膜下，不浸润肌肉、肌腱、神经或血管。②局限性浸润型（B）：病变局限，无包膜，多为单个，多位于深筋膜下，浸润肌肉、肌腱、骨关节、神经或血管，位于浅表者，表现为累及皮肤和（或）皮下组织。③弥漫性非浸润型（C）：病变弥漫，无明确界限，病变直径多超过 8cm，位于深浅筋膜之间，不广泛浸润皮肤、肌肉、肌腱、神经或血管。④弥漫性浸润型（D）：病变弥漫，无界限，病变直径超过 8cm，广泛浸润皮肤、皮下组织、肌肉、肌腱、骨关节、神经或血管，少数累及整侧肢体。这 4 型病变的手术方式、手术疗效以及术后并发症的情况均各有不同。

3）治疗：静脉畸形的治疗应该遵从多途径、个体化的治疗原则，疗效取决于病灶的部位、大小、范围和功能影响程度，以及患者的美容要求。治疗的主要目的是减缓患者的症状和提高组织器官功能。方法包括抗凝祛聚（减少血栓或 DIC）、弹力压迫、硬化剂注射、激光和手术切除等。

无症状的静脉畸形可采取保守治疗，特别是青春期、怀孕和口服避孕药的患者。肢体弥漫性的静脉畸形以弹力袜治疗为主。对于已发生血栓的病变可适当使用抗炎治疗。环氧合酶 2（COX - 2，cyclooxygenase - 2）抑制剂（如西乐葆等）有助于缓解疼痛。静脉畸形病灶内可形成局部血管内凝血，临床上可无症状和体征，慢性的消耗性血管内凝血可有 D - D 二聚体阳性，血小板和纤维蛋白原 Fg 水平可正常或下降。静脉畸形术前凝血异常必须得到纠正，推荐使用低分子量肝素和医用弹力袜，必要时输注冷凝蛋白质、血小板和新鲜血浆。糖皮质激素、干扰素和其他抗血管生成药物，已证实对静脉畸形基本无用。

硬化剂注射疗法或结合手术切除，是目前治疗有症状的静脉畸形的主流手段。直接瘤腔内注射硬化剂可以使病灶渐进萎缩，在大多数的脉管畸形疾病中心已成为首选治疗，特别适合伴有疼痛的局限性病灶，治疗后即使病灶残留疼痛也可消失。单一的硬化剂注射治疗已渐少用，与其他方法联合应用可提高治疗效果，常作为手术前的辅助治疗，缩小病变、减少术中出血，或作为手术激光治疗后的辅助措施，进一步处理残留病灶。硬化剂主要通过对血管内皮细胞的破坏来达到治疗目的，具体机制因硬化剂种类的不同而异；化学反应型制剂如离子碘或无水乙醇；渗透作用型制剂如水杨酸类或高渗盐水；清涤剂如鱼肝油酸钠、十四烷硫酸钠、聚多卡醇和泛影酸钠。目前常用无水乙醇、5% 鱼肝油酸钠和平阳霉素，疗效比较肯定，其他高渗葡萄糖和脲素等，疗效不一，与硬化剂类型、剂量、病变类型、范围等有关。随着硬化剂和硬化治疗的不断发展，治疗静脉畸形的效果将越来越肯定。

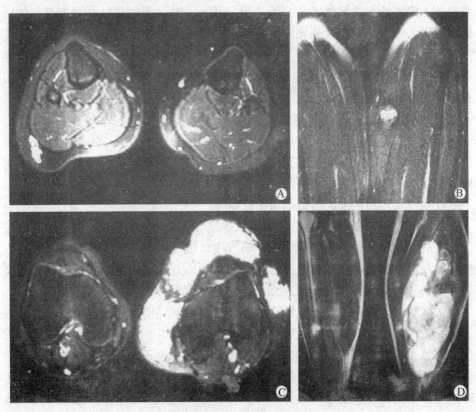

图6－9　静脉畸形类型
A：局限性非浸润型；B：局限性浸润型；C：弥漫性非浸润型；D：弥漫性浸润型

硬化剂腔内注射的技术要点：注射须在透视下操作，使用20～24号20号穿刺针（Catlllon、Teflon等），经B超、CT或MR引导下穿刺置管，然后造影评估病灶形态、范围及容量大小，特别需要注意引流静脉。在引流静脉显示前，根据充分灌注整个病灶所需的造影剂量可粗略计算出硬化剂的初次注射剂量，必要时可加用剂量，以更好地硬化病灶．同时可驱除病灶内积血。肢体部位病灶可使用止血带，提高硬化效果。有条件可使用自动加压驱血带，采用低于动脉收缩压的压力值，持续阻断静脉引流，可适当调整压力值，最好能使引流静脉不显影。注射造影剂后维持驱血带20～30min，减少无水乙醇或血凝块进入引流静脉的风险，去除驱血带前最好缓慢降低压力。驱血带的使用也有争议，有学者认为手动压迫引流静脉可操作性强，可有效避免肺栓塞的发生。皮肤表面应用冷盐水可减少皮肤损害。

主要硬化剂的介绍见表6-4。

表6-4　主要硬化剂介绍

硬化剂	使用方法（乳化）	剂量
无水乙醇	7ml 无水乙醇与甲泛葡胺粉剂（3.75g）或与非离子型造影剂混合	最大剂量：1ml/kg
3%十四烷硫酸钠	与甲泛葡胺粉剂或稀释造影剂混合	最大剂量：30ml/次
泡沫剂	5ml 十四烃基硫酸钠：2ml 碘油造影剂：5~10ml 空气	未明确报道
		推荐：20ml/次
Ethibloc	7.5ml 成品，2ml 乙醇稀释	最大剂量：14ml/次
		肌间最大 7.5ml

1）无水乙醇（95%~98%乙醇）：无水乙醇是最常用的硬化剂，药效强，对内皮细胞的破坏作用最大。乙醇可引发内皮细胞即刻蛋白凝固和血栓形成。注射时，单用非稀释无水乙醇或与碘油造影剂乳化（9∶1或10∶2）或与甲泛葡胺粉剂乳化，在透视下注射。每次注射总剂量不能超过1ml/kg（或60ml），血液中乙醇水平与注射剂量之间相关。无水乙醇硬化作用最有效，但相应的副作用也最多最严重。最常见的并发症是局部组织损伤，如皮肤坏死（10%~15%）、周围神经损伤（约1%）。大多数并发症是暂时性的，也有永久性损害的报道。乙醇栓塞的发生率从7.5%到23.0%不等。严重并发症有心跳骤停和肺栓塞。有学者报道50 000例栓塞或硬化剂治疗中发生4例心肺衰竭，发生机制不明，可能为肺血管痉挛、肺栓塞或即刻心脏毒性反应。中枢神经系统障碍、低血糖症、高血压、甲状腺功能亢进、溶血、肺栓塞、肺血管痉挛、心律失常、电机械分离等文献中均有报道。因此，操作时全程心电监护至关重要，特别是处理巨大血管畸形时，有学者建议全身麻醉，甚至进行肺动脉压监测。

2）聚多卡醇（aetoxisclerol, polidocanol）（3%）：是清涤剂之一，乳剂型，主要用于小范围的静脉畸形，对血管内皮细胞变性作用强，注射时产生的气泡影可有助于识别引流静脉，指导压迫相邻正常静脉，避免使硬化剂流入。有学者建议与利多卡因混合使用，可减轻注射后疼痛。注射时，每次腔内注射1ml，总剂量不超过6ml，配合使用1%利多卡因液0.2~1.0ml。并发症为皮肤坏死、坐骨神经损伤或感染，发生率在6%~8%，心脏骤停有1例报道。

3）十四烷硫酸钠（sotradecol, sodium tetradecyl sulfate）：也是清涤剂之一，其作用机制是使血管内皮血栓形成或纤维化，液态剂型，暴露于空气中可形成泡沫。泡沫型作用时间久，与血液可形成分明界限。注射时，5ml 十四烷硫酸钠、2ml 碘油造影剂与5~10ml 空气混合，可使用两个注射器接于三通上，硬化剂与空气同时注入，比例在1∶4或1∶5。注射剂量目前没有明确报道。有学者报道 15 例患者中 3 例发生皮肤坏死。

4）乙醇胺油酸酯（etbanolamine oleate）（5%）：与碘油造影剂混合使用（5：1）～（5：2），剂量为每次 2ml，总次数不超过 10 次，总剂量不超过 20ml。不饱和脂肪酸致血栓作用明显，约 50% 的油酸 30min 内与血清蛋白发生结合，这也可能导致肾毒性、血管内溶血和肝毒性的副作用，注射过程中或注射后可使用结合珠蛋白以防止此类并发症的发生。有学者报道结合使用弹簧圈，总疗效可达 92%（23/25），对于头面部的静脉畸形可使用球囊暂时性阻断颈内静脉以防止硬化剂进入循环系统，有 2 例发生牙关紧闭现象，均于 1 周内缓解。

5）Ethibloc（ethicon，hamburg）：一种植物提炼的乙醇衍生物，是玉米蛋白、乙醇、造影剂的混合剂，作用机制主要是强大的细胞炎性反应。注射用法：有注射成品。并发症：无严重持续性并发症，10% 的患者出现硬化剂外溢现象。有学者报道总有效率约 74%（28/38）。

6）组织黏合剂（histoacyl）：是一种遇血液等含离子型物，即产生多聚合作用的生物制剂，多用于术前，有报道用于眼眶静脉畸形。

另外，弹簧圈常用于阻断引流静脉，使硬化剂滞留于病灶内，避免肺栓塞的发生，特别是在引流静脉显影迅速以及正常静脉与畸形病灶毗邻的情况下。弹簧圈可直接于穿刺针内置入，或常规于股静脉或颈静脉经导管置入。对于肢体的静脉畸形，周围静脉内导管还可及时行静脉造影，以评估硬化剂注射时肢体的缺血性变化。

血管内治疗消除了大出血、非特异损伤、复发、解剖视野差、切除难等 VM 治疗的外科难题，甚至避免了皮肤瘢痕。对于大、中型体积和流量较高的 VM，需选择栓塞引流静脉的硬化治疗，较之单纯硬化剂注射明显增效，通过内皮细胞、血红蛋白变性，导致血栓形成，减低流量，大大增加硬化效果，病灶消退增快而少复发。林晓曦等在大宗病例实践中仅遇到低发生率的局部坏死和一过性的周围神经损伤病例。但国外报道涉及的中枢神经抑制、溶血、肺栓塞、肺血管痉挛、心搏骤停致死等严重并发症，提示意外可能超越严密的监护和医生的经验，故值得更多告知、权衡和更多相关研究。对小型低流量 VM，平阳霉素注射治疗亦可。微波热凝结合手术治疗机制，主要是利用微波使瘤体组织内血管闭塞、血液凝固，致瘤体迅速变性和萎缩，辅以手术切除炭化变性组织，以促进愈合及矫正畸形。此外，铜针和电化学治疗可望减少皮肤等非特异创伤，将有益于流量过大病灶的后续硬化治疗。长脉冲 Nd：YAG 激光为代表的激光治疗，已提供了治疗浅表小畸形静脉的理想方法，大部分代替了传统的硬化技术，可作为后续辅助，原理是运用波长为 1064nm 的 Nd：YAG 激光对病变内血红蛋白特异性的热凝固效应来破坏病灶，使病灶炭化、萎缩，达到消除病灶的目的。缺点是穿透力不足，对深部病变作用小，如增大功率或连续激光照射，可致高温对重要神经组织的损伤。

近年来出现的高功率半导体激光，以其诸多性能及临床方面的优势，已被众多激光医学专家所接受，并就"半导体激光代表着医用激光发展的方向"这一论点达成共识。英国 DIOMED 公司，率先制造了全球第一台高功率医用半导体激光仪，应用最为普遍，在下肢浅静脉曲张的腔内治疗上已取得了肯定的疗效。国外部分学者已尝试应用半导体激光腔内治疗静脉畸形，其理论与 Nd：YAG 激光相似，也是利用激光对静脉畸形病灶内的血红蛋白的特异性作用，使病灶炭化、萎缩，但治疗方式由非接触式改变为可接触式，术后短期疗效肯定。DIOMED 半导体激光在原理上使激光技术发生革命性的突破，它的发射介质是由多个半导体芯片二维阵列组成。由于半导体激光的电光转换率高（30%），没有多余的热量产生，从而避免了传统激光 Nd：YAG、KTP、Ho：YAG 及 CO_2 激光所需的庞大水冷系统，因此体积精巧，重量轻。810nm 激光波长，汽化效果较 1064nm 快 3 倍，同时兼具良好的止血效果，所以术中、术后出血少。接触式光纤直接深入病灶，解决了 Nd：YAG 激光不能穿透皮肤的缺陷，光纤可多方位多层次作用于病灶，汽化效果更强。术中光束在血液中的穿透力仅为 0.3mm 对血管外的神经和组织没有电刺激，所以患者的损伤小，出血少，疼痛轻，愈合快，并发症少，患者住院时间短。上海某医院血管外科初步尝试经皮穿刺置入 Diomed 半导体激光仪光纤治疗皮下软组织间静脉畸形病变，目前治疗 100 余例，得到比较好的近期疗效，远期疗效有待进一步随访观察（图 6 - 10）。腔内激光治疗的总体疗效满意，局限型疗效优于弥漫型，与手术切除疗效类似。主要体会有：①术前常规行彩色多普勒超声（图 6 - 11），有利于对病灶的进一步明确，标记定位穿刺点及穿刺方向，有利于腔内激光的"靶向"作用，不易直接损伤神经和其他组织，无神经损伤及组织坏死等严重并发症。②穿刺深度已见明确回血为佳，有条件入短导丝者，可顺导丝途径置入短鞘，使光纤充分深入病灶，加强激光作用。③较大病灶可反复多次穿刺激光，可尝试不同穿刺方向进入病灶，或间隔性多次激光，激光间歇，助手按压病灶。④对于浅表病灶，避免光纤直接接触皮肤，激光照射时术区以普通生理盐水冲洗降温，可有效防止光纤近距离接触对皮肤的损伤。⑤激光后即刻可能不会出现如同浅静脉曲张后的硬结样效果，经过术后加压包扎仍可达到闭塞病灶的效果。⑥术后激光术区覆盖凡士林油纱或酒精纱布，可减少或减轻术后皮肤烧灼伤。⑦术后超声随访简便易行，可及时发现未完全闭塞病灶，经过再次腔内激光仍可达到完全闭塞效果。⑧术前 MR 或超声提示病灶内有静脉石者，不建议行腔内激光，对缓解病灶疼痛可能意义不大。⑨术前术后建议常规查出凝血指标 PT、APTT、

Fg，特别需注意纤维蛋白原Fg，据以往经验，静脉畸形患者切除术后易出现Fg过低。

手术切除仍是目前最彻底的治疗方法。局限型的静脉畸形可行手术切除，但要充分估计失血量并采取相应措施，切除后的创面大多可直接缝合，多个或面积较大病灶切除后的组织缺损，可用植皮、局部皮瓣转移或游离皮瓣移植修复。对于弥漫型或侵犯神经、血管、肌肉、骨关节的静脉畸形，单一的手术切除往往难以奏效，必须结合其他方法。所以，手术可能仅是肢体浅筋膜巨大VM占位等特殊病例治疗之首选。对于眼眶内、颅内外沟通、部分肢体肌间泛发病灶，继发骨关节畸形，即需多学科合作制订治疗计划。

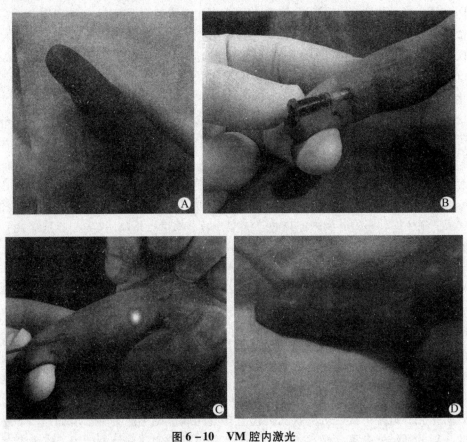

图6-10　VM腔内激光

A. 术前观；B. 病灶穿刺见明确回血；C. 瞄准光下发射激光；D. 术后7d，病灶闭塞

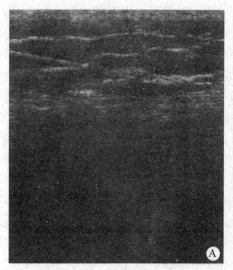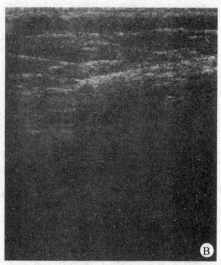

图 6 – 11 彩超引导下 VM 腔内激光
A. 光纤置入病灶；B. 激光发射

　　术前按局限性非浸润型、局限性浸润型、弥漫性非浸润型、弥漫性浸润型来分型，对手术治疗具有指导意义，根据病变分型的不同采用不同的手术方式是必要的。①局限性非浸润型：以单纯手术切除为主，切除彻底，总有效率达98%以上，复发率低于2%，对于多发局限性病变，可能因术中遗漏较小病灶，致病灶残留而引起日后复发，手术并发症少，多为切口下积液或切口脂肪液化等（图 6 – 12）。②局限性浸润型：若手术切除不引起大的组织缺损或功能损害，则以手术切除为主，可联合 Nd：YAG 激光治疗，加强对残余病灶的处理，尽量使病灶达到完整清除，降低复发率。少数病变浸润较深，由于 Nd：YAG 激光的穿透力不足，病灶不能达到完全清除，仍有残余复发。此类病变伴有组织浸润，术后并发症相对较多，单纯手术切除者多见切口下血肿，考虑残余病灶出血可能；切口愈合不良、皮瓣坏死，多为累及皮肤、皮下组织病变的过量切除后致皮肤血供障碍引起；浸润肌肉、肌腱、神经的病变，经手术创伤后出现相应功能障碍。运用 Nd：YAG 激光治疗后，由于其对病灶的特异性凝固作用，一般不损伤正常组织，术后并发症相对较少，少数有肢体肿胀，多为激光照射引起的组织水肿。③弥漫性非浸润型：病灶巨大但未累及神经、肌肉、血管、骨关节等重要组织结构。以往多数认为此型病变广泛，难以完整切除而达不到良好的手术效果，或担心术中大量出血，或怕大范围软组织切除后出现伤口不愈，甚至感染等棘手并发症，因而在处理上多以保守为主。经临床及 MRI分析，我们发现此型病变虽广泛但界限相对清晰，手术仍可直接切除，仔细解剖一般不损伤重要组织结构。由于病变一般局限于深、浅筋膜之间，出血相对较少，术后严重并发症少。尽量一期完整切除，皮肤切除过多者可一期行植皮术，可能是由于组织本身血供较丰富的缘故，术后植皮成活率较高。病变确实广泛者，可分部位分期手术，部分可联合 Nd ： YAG 激光治疗残余病灶。手术体会：尽量于病灶外周及底部翻剥病灶，而不从病灶中间开始向两侧翻剥皮瓣，此法可大大减少出血量，病灶切除亦较完整，病灶表面皮肤可再利用，反取皮后植于创面，无需另外取皮，相应减少手术创伤，切除后创面需严格止血，植皮创面加压包扎时间可适当延长，10d 左右为宜，具体据创面实际情况来定，如有异味可尽早拆开（图 6 – 13）。④弥漫性浸润型：此类病变既广泛生长又伴浸润，病例相对常见。以病变区手术翻瓣联合 Nd ： YAG 激光治疗术为主，病变广泛多需分部位多次手术。单纯手术难以完整切除，勉强切除者，因过多肌肉切除，或因神经损伤而产生相应功能障碍。术后并发症的数量和种类相对增多，主要为单纯手术切除术后患者，运用 Nd ： YAG 激光治疗后，术后并发症明显较少。手术翻瓣结合 Nd ： YAG 激光治疗术，是先手术逐层暴露静脉畸形病灶，再运用 Nd ： YAG 激光对病变内血红蛋白特异性的热凝固效应来破坏病灶，使病灶炭化、萎缩，达到消除病灶的目的。对浸润性特别是弥漫性病变，具有创伤小、出血少、疗效确切、术后出现功能障碍少等优点，可避免皮肤的损害，达到较好治疗效果，也可避免因大范围切除病灶而引发的组织缺损和功能障碍，相对来说也是一种微创治疗手段，有良好的应用发展前景。术中注意问题：有条件上止血带者，应充分合理的运用止血带，可有效减轻术中、术后的出血；病灶清除应力求彻底，勿遗漏或遗留病灶，以减少复发；激光照射时术区以冰生理盐水冲洗术区降温，可有效防止连续 Nd ： YAG 激光所致高温对重要神经组织的损伤：对于较深层的病灶，可先行浅层病灶激光凝固，剥离后继续暴露深层再以激光照射，直至病灶完全萎缩；激光照射后出现的组织渗出与反应性肿胀，术后可适当加用激素防治。

就静脉畸形的治疗前景来看，单一的治疗模式已经不能满足现实的需要，新分类方法的出现，为分类选择优化综合治疗模式确立了可能性，以期达到不同类型病变分别处理的最佳效果。但目前对于静脉畸形的治疗手段还相当有限，仍需进一步探索。

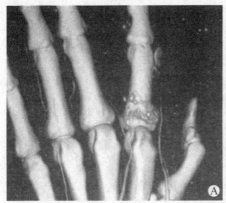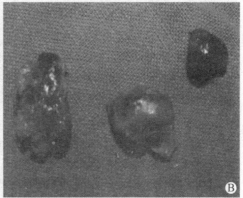

图 6 – 12　局限性非浸润型静脉畸形可完整切除

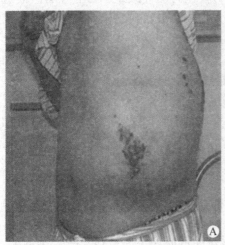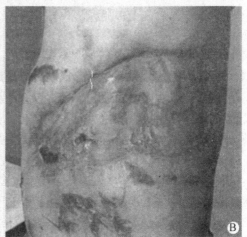

图 6 – 13　弥漫性非浸润型静脉畸形也可直接完整切除

3. 动静脉畸形

（1）诊断：动静脉畸形特征性的影像学表现为粗大的供血动脉和引流静脉，CT 增强或 MR T_1 和 T_2 加权像旋转回音序列上显著的流空效应可助诊断。在 MR 梯度回音序列上血管影表现为高亮信号，通常不显示实质包块或血管巢，这与血肿表现明显不同。若病灶内有出血可出现各种不同的信号变化。CT 和 MR 也有助于发现软组织水肿与骨骼变化。肢体的病变根据病史与体格检查易于诊断，影像学诊断有助于进一步明确病变的范围和深度。对于肺动静脉畸形，CT 诊断优于 MR。腹部内脏器官动静脉畸形大多需要通过 CT 或 MR 得到明确诊断。血管造影因其创伤性，目前很少用于常规诊断，仅用于疑难疾病诊断和栓塞治疗，但血管造影显示供血动脉、畸形血管巢和引流静脉最为清晰（图 6 – 14）。

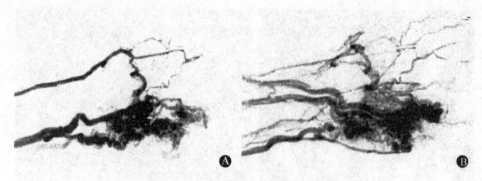

图 6 - 14　动静脉畸形 DSA 动脉像及静脉像表现

（2）治疗：大多数的动静脉畸形累及多个手术层次，浸润深部组织，完整手术切除难度很大，严重出血的风险很高，甚至可能导致组织器官损害。经过成功栓塞治疗后，手术切除的可能性则大大增加。但目前的栓塞技术还不足以达到完全、彻底地阻塞消除病灶，主要还是用以控制疾病症状，比如疼痛、远端缺血性溃疡、出血和充血性心力衰竭等。对于肢体广泛性的动静脉畸形，如果无法施行栓塞术控制症状，截肢可能是最终的办法。

施行栓塞之前，通常需要进行诊断性动脉造影。最好栓塞与造影分期进行，一方面可以减少造影剂量，另一方面可以有充足的时间准备合适的栓塞器械和材料，而对于小儿患者，造影与栓塞需要在全麻下操作，为减少全身麻醉风险，一般同期进行。

目前的栓塞技术以超选择性动脉插管栓塞为佳，需配合使用微导管技术。该技术目的是为了选择性地栓塞畸形"血管巢"的供养动脉，而不影响对邻近器官组织的必要血供，达到精确"靶效应"。由于大多数的动静脉畸形病灶有大小不等多根供养动脉和引流静脉，因此超选栓塞技术要求比较高，难度大，而且相当费时。栓塞需要尽可能地靠近血管巢，由远及近，尽可能栓塞所有供养血管，如果阻塞太靠近供养血管近端，则可能导致新的供养血管生成，导致栓塞失去相应疗效，这也是复发的常见原因。另外，过早阻塞供养血管近端，也就不能进一步深入血管巢进行栓塞，栓塞的效果不能满意。如果经动脉途径不能很好地栓塞病灶，那么直接穿刺，甚至经静脉途径均是可行的。

常用的栓塞材料有 PVA 颗粒、无水乙醇、组织胶等。PVA 颗粒大小从 $50\mu m$ 到 $1000\mu m$ 不等。栓塞颗粒的大小取决于所需栓塞血管的直径，必须足够大，避免进入静脉系统。PVA 的栓塞往往不完全，效果比较短暂，复发率很高，反而影响复发后进一步栓塞治疗，所以目前一般用于手术切除前辅助治疗，减少术中出血。无水乙醇在前面静脉畸形章节已经谈到过，是一个非常强效的栓塞剂，它通过强烈的炎症反应来破坏血管壁成分。乙醇栓塞的技术重点是要尽可能地加大无水乙醇对血管巢的破坏作用，而同时防止乙醇对其他重要组织器官的损害。一般采用超选择性导管技术或直接经皮穿刺，将无水乙醇准确送入血管巢。阻断供养动脉或引流静脉有助于加强栓塞作用，可使乙醇较长时间滞留在血管巢内。供养动脉阻断可使用球囊导管，如果不可行，就进行引流静脉阻断，方法有止血带、血压袖带或手动压迫，可根据病灶的部位进行相应调整。通过造影，可以估计栓塞剂需要的剂量，一般为引流静脉显示前所需要使用的造影剂量。每次注入乙醇后，让其滞留几分钟后再松开供养血管或引流血管的阻断，随后再进行造影，直至造影剂滞留在血管巢内为治疗最终目标。无水乙醇栓塞的效果明显，并发症发生率比较高，最高报道达 15%，最重要的是要评估毗邻重要组织器官发生坏死的风险，特别是皮肤组织。总剂量也需要控制，如果超过 1ml/kg 或大于 60ml，则全身性中毒反应的风险明显加大。虽然并发症大多有其自限性或可以成功治愈（比如皮肤坏死可通过植皮来治疗），但神经损伤往往呈永久性。为减少栓塞引起的局部或全身的反应，有学者建议全部患者均使用全麻，更多的学者仅对小儿使用全麻，成年患者可使用镇静剂令其处于清醒状态，如此可以及时评估乙醇栓塞后的局部或全身反应，特别是评估肢体的神经损害情况。组织胶（N – butyl – cyanoacrylate，NBCA）在血管巢内形成紧密的充填物而达到治疗的目的，它以液体形式注入，遇血液中离子物即产生多聚反应而形成固态。组织胶可使用于非常高流速的动静脉畸形，可以快速阻塞病灶，而避免栓塞剂流入静脉系统。相比无水乙醇而言，组织胶并不彻底破坏血管巢，可能导致最终血管巢再通。弹簧圈和可脱卸式球囊只能阻塞近端供养动脉，对血管巢阻塞效果差，不建议使用于动静脉畸形，特别是肢体部位，除非动静脉瘘支特别大，或者没有组织胶等栓塞材料。大约 80% 的肺动静脉畸形为单一供养动脉型，使用弹簧圈和可脱卸式球囊效果可靠，治愈率可达 84%。肾动静脉畸形很罕见，通常比较小，经皮栓塞治疗主要解决血尿、高血压、充血性心力衰竭等症状，材料主要有弹簧圈、吸收性明胶海绵、PVA 颗粒和 NBCA 胶等。乙烯乙烯醇共聚物（ethylene vinyl alcohol copol – ymer，Onyx），是近来出现的一种新的生物相容性液态栓塞剂，溶于二甲基亚砜（DMSO）溶液后使用。当该混合物与血相遇后，DMSO 迅速扩散开，而 Onyx 则在原位迅速固化形成柔软而有弹性的不与血管壁粘连的栓塞体。溶于 DMSO 中的 Onyx 浓度决定了栓塞的速度，浓度越低栓塞速度越慢，但在沟通支中的栓塞距离也更远，适合于低流量的静脉畸形病变。相反，高浓度适合于高流量的动静脉畸形病变，栓塞速度快则可避免栓塞剂流入引流静脉，引起肺栓塞。由于 Onyx 比 NBCA 更能进入畸形病灶异常丰富的沟通支，故栓塞效果更为理想。另外，Onyx 不与血管粘连，可保持血管的完整性，故栓塞术后的手术切除比 NBCA 也更容易。远期疗效有待进一步验证。

上海某医院血管外科在治疗动静脉畸形方面有比较丰富的经验，早期在一组先天性动静脉畸形的手术治疗中，对于局灶性和部位较表浅的患者，在控制血流的情况下，先做瘘支结扎，再行病灶切除，取得了较好临床效果，复发率低（图6－15）。然而，大多数的先天性动静脉畸形患者，其病变呈弥散性、部位较深或累及重要组织、器官，手术无法切除或术中无法控制出血，治疗非常困难。根据其病变的部位和范围，采用不同的治疗方法，如病变位于主干血管周围，切除病灶有可能损伤主干血管者，则行瘘支结扎、病灶切除和血流重建术；如病灶弥散、位置较浅，则采用分期、分段结扎瘘支和病灶切除，术前或术中行介入栓塞，皮肤缺损可行皮瓣移植（图6－16）；如病灶位置深或累及重要组织、器官，则采用一次或多次介入栓塞治疗（图6－17）。对于弥散性、范围较广的动静脉畸形患者，经治疗后大部分有不同程度复发，症状加重者必须行截肢或截趾（指）术，但这些患者术后短期内症状均有不同程度缓解，患者的生活质量得到明显改善，对合并有严重症状的病变采用手术和介入治疗是必要的。手术或介入的重点是切除或闭塞病灶，因为只有去除和闭塞病灶才能消除血流的压力差，消除"蓄水池效应"，阻断病变的发生和发展。因此如何彻底去除先天性动静脉畸形的病灶，是今后治疗本症的研究方向，理想的栓塞剂的出现越来越值得期盼。

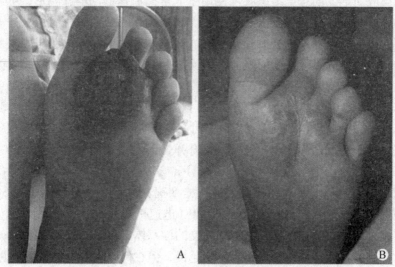

图6－15 足底动静脉畸形病灶行单纯切除术

A. 术前；B. 术后

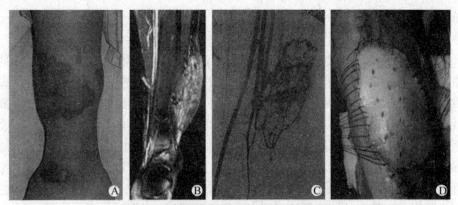

图 6 - 16   动静脉畸形病灶切除加皮瓣移植术

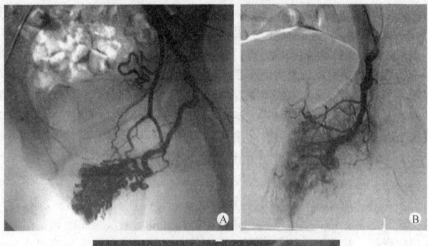

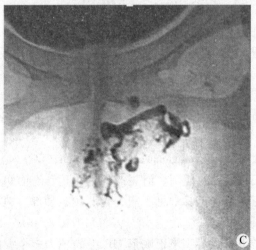

图 6 - 17   盆腔动静脉畸形病灶 NBCA 栓塞术

四、特殊类型血管畸形

1. 先天性动静脉瘘　虽然也属于高流速血管畸形，但有别于动静脉畸形，主要定义为连接单一动脉和静脉间的粗大的瘘支，少儿时不常见，多为创伤后发生。动静脉分流可导致充血性心力衰竭。小的动静脉瘘可自行闭塞，大的病灶会随时间逐渐增大，在肢体表现为搏动性肿块，并可闻及血管杂音。经动脉造影，易于诊断。内脏动静脉瘘多为医源性，内出血为主要特征。治疗上主要通过弹簧圈、可脱卸式球囊、乙醇等栓塞，旨在阻断动静脉瘘支或紧邻的引流静脉。也有报道使用动脉覆膜支架覆盖瘘支治疗成功的。如果供养动脉为非主干血管，可以用弹簧圈、脱卸式球囊或组织胶封闭该血管。

2. 淋巴畸形　比静脉畸形少见，也被称为淋巴水囊肿或淋巴管瘤，是淋巴系统的发育异常，可累及多层皮下组织，以低流量为特征，通常呈多房、多腔，按形态分为微囊型（旧称毛细血管型，水囊直径＜2cm）、大囊型（旧称囊性水瘤）和混合型。微囊型淋巴管畸形主要累及软组织，包括皮肤、黏膜，主要发生在舌、颊、口底、舌根等部位黏膜层和黏膜下层。大囊型淋巴管畸形来源于胚胎的迷走淋巴组织，是充满淋巴液的先天病变，可见黄色胆固醇结晶，由单个或多个大小不同的囊腔组成，各囊腔有纤维隔分开，囊腔可以互通，囊壁菲薄，并且透明，具有浸润性生长方式，可以侵及皮下组织、肌肉及腺体，或深层形成大的肿块，较为局限。主要发生在颈部、颌下区及口底。

(1) 临床表现：与其他血管畸形相似，出生时即有，头、颈、腋窝好发，男女发病相近，主要发生于皮肤、黏膜下。部分淋巴畸形生长迅速，范围可累及多层软组织，甚至可生长入纵隔。肿块巨大者可压迫气道。并发出血后，肿块质地变硬，而出现继发性感染、质地可变软、皮肤温度增高、出现红斑。合并病毒感染性疾病，肿块往往会增大。过度发展的淋巴畸形还可有其他并发症，如上腔静脉压迫、乳糜胸、肺发育不全，甚至死亡。淋巴畸形多伴其他血管畸形，如毛细血管畸形、静脉畸形等，并可伴有相邻骨骼的过度生长。但不同于静脉畸形，淋巴畸形一般压迫后不会缩小，而 Valsalva 动作后不增大，体位试验多为阴性。

局限性淋巴管瘤（lymphangioma circumscriptum，LC）是最为表浅的淋巴畸形，表现为皮肤表面可见的薄壁、清亮的囊性小疱，有时可有淋巴液溢出，若有出血，水疱可变为粉红色，常见于肩、臀、颈、嘴部。典型皮下的淋巴畸形表面往往覆盖局限性淋巴管瘤。

(2) 影像学诊断：大囊型淋巴畸形 MR 上表现为多个大的囊肿，T_1 加权像与肌肉等信号，T_2 加权像呈高信号，钆造影剂增强后呈边缘增强影、隔膜型增强影或无增强，液性信号特征可能提示囊肿内有血性产物。囊肿周围软组织可表现为水肿样变。肢体骨骼变化和过度生长在 CT 上表现最佳。微囊型淋巴畸形在 MR 上表现相似，在 T_2 加权像上呈弥散性的高信号（图 6 – 18）。超声对于淋巴畸形的诊断简单、有效，表现为低流量的囊肿信号。

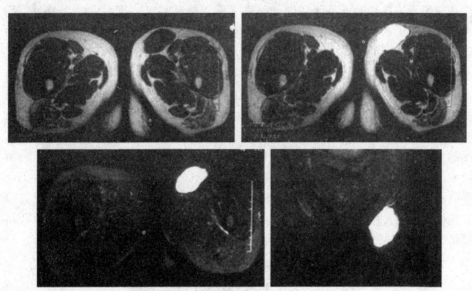

图 6 – 18　淋巴畸形 MR 在 T_1 加权像与肌肉等信号，T_2 加权像呈高信号，含钆造影呈高信号

（3）治疗：同其他血管畸形相似，治疗指征主要是缓解症状，如疼痛、气管受压，或改善外观。大囊型淋巴畸形主要以手术切除和硬化剂治疗为主，硬化剂的疗效与手术相近，并发症相对较少。硬化剂主要通过直接穿刺注射，有无水乙醇、多西环素、博来霉素、Ethibloc 和溶链菌（OK – 432）等。博来霉素是一种化疗药物，全身不良反应比较大，甚至有发生肺纤维化的可能。OK – 432 是一种超抗原，来源于溶链菌 – A，因为是生物制剂，在部分国家还不能使用。Ethibloc 在静脉畸形章节中已有谈到。多西环素用于治疗微囊型淋巴畸形，新生儿因体重过轻不适合使用乙醇，故以多西环素替代。巨大淋巴畸形往往需要大剂量的硬化剂，适宜使用多西环素。多西环素以粉剂型为主（100mg），以生理盐水化成 10 或 20mg/ml 浓度，总量可用至 100ml。注射时可产生疼痛感，但无毒性，偶有发热等轻微副作用。最常用的硬化剂还是无水乙醇，在前面章节已有详细介绍，治疗淋巴畸形时最大剂量也不得超过 1ml/kg 或 60ml。

硬化剂注射方法：根据淋巴囊肿的大小，可置入单根或多根血管穿刺管，多侧孔，或猪尾巴型导管，用以吸取囊肿内液体。根据所回抽液体量的大小，决定所需注入硬化剂的多少，大多学者建议，硬化剂的量为回抽液体量的 30% ~

100%。可注入造影剂以调整穿刺针或导管的位置，回吸造影剂后注入硬化剂。超声引导下硬化剂注射，可减少造影剂的使用，及时注入硬化剂，保持其浓度不被稀释，作用效果不被弱化。CT 也可引导硬化剂注射，硬化剂混合小剂量造影剂注入病灶，以 CT 确定囊肿的充盈程度。硬化剂混合小剂量造影剂的注射法，在荧光透视帮助下可评估硬化剂有无流入静脉系统。使用无水乙醇时，囊内滞留时间可达 15min，拔除穿刺针前也要吸干乙醇，而使用多西环素可不用回抽，因其不良反应较小，可留于体内。同样，压力带有助于减少硬化剂的外溢。

Sheils 等介绍了一种治疗大囊型淋巴畸形的导管置入技术（图 6 - 19）。先使用 14G 血管穿刺管到达囊肿内，再顺其置入 5F 猪尾巴导管，注入造影剂充填，以评估硬化剂使用量。回抽造影剂后，先注入 1% 的利多卡因滞留 10min；回抽后，注入 3% 十四烷硫酸钠，滞留 1 ~ 2ml；回抽后再注入无水乙醇滞留 15min。每一次注射，剂量均控制在 50% 的囊肿容量。回抽乙醇后，导管仍留于囊肿内，另一端与负压吸引器相连，负压吸引最长可达 3d，同时给予患者口服抗生素。负压吸引间期可再次注入硬化剂，直至没有引流液。1 个月后 B 超随访，约 95% 的病灶完全闭塞。

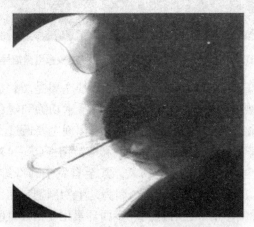

图 6 - 19 大囊型淋巴畸形的导管置入技术

对于微囊型淋巴畸形，一般无法进行上述置管技术，多行 B 超引导下硬化剂注射。多西环素是治疗微囊型淋巴畸形常用硬化剂，一般不推荐使用无水乙醇，因其皮肤坏死、神经损害等局部副作用的发生率较高。

3. 静脉畸形骨肥大综合征（Klippel - Trenaunay syndrome，KTS） 是一种复杂而又少见的先天性血管畸形疾病，典型 KTS 呈三联征：①表皮毛细血管畸形（通常是葡萄酒色斑），多在一侧肢体呈局灶性分布，不一定完全累及整个肢体，偶尔在肥大的一侧肢体以外部位也可以存在。②静脉曲张和畸形，通常伴有肢体外侧胚胎期残留静脉，可无深静脉畸形。③骨与软组织增生、肥大，可累及双侧肢体，增生并不一定要增长、增粗，可仅为骨皮质增厚、骨密度增高，而软组织增生也可以不显著。以上特征符合任意两项，即可诊断为 KTS。少数合并有临床意义的动静脉瘘的，多称之为 PWS（Parkes - Weber syndrome），也有称之为 KTWS（Klippel - Trenaunay - Weber syndrome）。KTS 病变可侵犯身体各个部位，如上、下肢，臀部，躯干及头部等，可同时侵犯多个部位，但以下肢多见。近来合并其他器官血管畸形的病例报道渐趋增多，如大脑、脊髓、口腔、胸腔纵隔、腹腔、盆腔、食管、肠道、阴道、会阴部、膀胱等，多表现为受累器官的不规则出血。

　　KTS 治疗方法的选择，主要取决于患者是否合并有严重的深静脉畸形、受累肢体的不等长和畸形导致的并发症。对于 KTS 的外科治疗，北京协和医院的汪忠镐等早在 1986 年就有报道，提出了节流与开源法。所谓节流指应用主干动脉分支的栓塞和结扎法，以减少病变区的血液循环；所谓开源是针对此征既有动静脉瘘或分流（导致血液窃流从而增加静脉回流），又有回流静脉发育不良（使静脉回流更为困难），而采用健侧大隐静脉耻骨上转流术以引流瘀滞于患肢的静脉血，从而改善患肢静脉回流。虽然此方法后来已不太使用，但汪忠镐院士提出的"开源节流"的手术方针一度成为治疗的宗旨。对于那些深静脉发育不良、长段闭塞或缺如者，肢体外侧粗大扭曲的静脉常是下肢静脉回流的代偿通道，切除曲张浅静脉会加重患者的症状，故此类患者主要采用保守治疗，如长期穿循序减压弹力袜等，上海某医院血管外科收治的 74 例患者中 25 例行保守治疗，34 例深静脉通畅者行切除外侧畸形的曲张浅静脉和血管瘤样病变组织，5 例深静脉检查提示股浅或腘静脉明显狭窄的，行股浅或腘静脉松解术，术后深静脉扩张良好，深静脉回流改善后再行畸形浅静脉切除术。近来笔者所在科室根据腔内激光微创治疗曲张浅静脉的原理，同样治疗 KTS 患者肢体外侧的畸形曲张浅静脉取得了较好疗效（图 6 - 20）。目前已治疗 10 余例，有效率在 90% 以上，在国内较早尝试了 KTS 的微创治疗，其远期治疗效果有待进一步评价。

　　由于 KTS 为先天性疾病，出生后即出现症状和体征，后渐加重，往往至青春发育期症状和体征明显加重，故早期治疗有其必要性。Baraldini 等对 29 位 KTS 患儿的静脉病变实行早期手术，平均手术年龄为 10.3 岁，结果安全有效，建议尽早手术，但对于静脉病变的早期手术是否有助于改善肢体过度生长，由于随访时间较短，笔者无肯定结论。Raab 等通过对行骨骺固定术矫正肢体长度差异的病例分析认为，女孩 9 岁之前、男孩 11 岁之前不适宜行骨骺固定术，并非越早治疗越好。因此，对于 KTS 的早期治疗也应有针对性和选择性。至于最佳手术时机的确定依据和方法，还有待进一步探索。

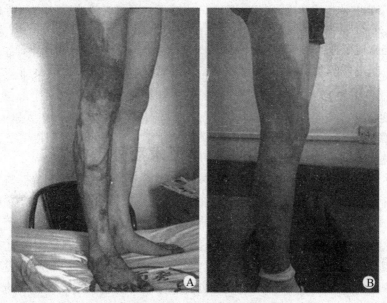

图 6-20　KTS 行 EVLT 术前术后比较

五、栓塞与硬化剂治疗的并发症

选择性插管栓塞治疗主要用于动静脉畸形，目前技术还未完善。如果栓塞剂达不到血管巢内部或没有得到充分栓塞，则治疗易失败。其他并发症还有远端组织器官误栓塞、正常血管血栓形成、恶心呕吐、疼痛、发热、水肿以及栓塞后综合征。作为强有效的硬化剂，无水乙醇的作用不言而喻，但其并发症率也相当高，可达 10%～15%。局部并发症有组织坏死、神经病变和皮肤破溃。全身性并发症有中枢神经系统障碍、低血糖症、高血压、肺动脉高压、心律失常、心动过缓、肺血管收缩、纤维蛋白原消耗性 DIC、血红蛋白尿、肺栓塞、心血管衰竭，最终导致死亡。

六、血管瘤与血管畸形术前准备

血管瘤和血管畸形的治疗指征在前面已有谈到，主要是缓解患者症状，比如疼痛、出血、破溃、功能障碍等，而大多数的病例很难彻底治愈，这一点必须在术前向患者明确告知。介入术前常规行出凝血指标、肾功能检查。使用乙醇以外的硬化剂，治疗小的局限性血管畸形病灶时，给予镇静剂即可。当使用无水乙醇治疗大的血管畸形时，特别是患者已有心功能不全，建议全身麻醉，并行肺动脉压监测。部分学者建议预先进行血液水化，防治溶血引发的肾功能损害。术前常规导尿。血管鞘、微导管、导丝、栓塞剂等介入器材预先准备完善。术前即刻及术后可给予皮质醇激素，以减轻组织水肿。淋巴畸形硬化剂治疗后易并发感染，术后抗生素需持续给予 10d 以上。对于经动脉插管治疗的患者，止吐药、抗生素、镇痛剂可常规应用。

七、血管瘤与血管畸形术后处理与随访

除常规血管术后的处理外，还有一些栓塞术后的特殊处理：术后肢体需抬高以减轻水肿；可使用麻醉药加强镇痛效果，必要时可用镇痛泵；使用无水乙醇后需密切观察局部皮肤，若有皮肤红热反应，提示有皮肤损伤，轻微者可使用抗生素或烧伤油膏治疗，严重者需及时联系整形外科医师准备植皮术；肢体神经系统检查以评估有无神经损害；术后水肿比较常见，几天后达到高峰，一般 2 周后消退，大范围的病灶治疗可能引发比较严重的水肿，甚至累及气管，需密切监视，必要时入住 ICU，可及时气管插管保护气管通畅；有血红蛋白尿者，用碳酸氢钠碱化尿液以保护肾功能，避免血红蛋白管型形成；插管治疗大囊型淋巴畸形时，导管需留置体内数天，期间患者最好住院观察。

常规 4~6 周后随访，以评估治疗效果，决定是否需再次栓塞或硬化剂治疗。随访以临床观察和 B 超、MR 为主。

八、结论

血管瘤和血管畸形的治疗目前仍是难题。新分类方法的出现，为个体优化综合治疗模式成为可能。MRI 是评估病灶大小、范围、深度的金标准。大多数的血管瘤可自行消退，首先以观察随访为佳，对于非消退型的血管瘤，可行腔内硬化剂栓塞，治疗目的不在于根治而是预防和处理出血或血小板减少症等各种并发症。高流速血管畸形的腔内栓塞治疗，以微导管技术为主，术前需准确评估病灶，制订有效、可靠的方案。无水乙醇的治疗作用最为有效，但对其使用仍需谨慎，局部与全身并发症的发生仍难避免。另外，术前与术后的正确处理对并发症的防治相当重要。总之，单一的治疗模式已经不能满足现实的需要，多学科（包括皮肤科、血管和整形外科、放射科、耳鼻喉科、颌面外科）综合治疗血管瘤和血管畸形的模式是今后的发展方向。

第四节　血管平滑肌肉瘤

发生于血管的肿瘤，有血管平滑肌瘤（leiomyoma）、血管平滑肌肉瘤和血

管外膜细胞瘤（hemangioperticytoma）等。其中原发性血管平滑肌肉瘤（leiomyosarcoma，LMS）是一种相对比较多见的恶性肿瘤。自 Virchow 首先于尸体解剖中发现以后，在很长一段时间内，只有零星的尸解报道。近年来，由于诊断技术日益提高，特别是各种血管造影方法普遍开展，文献中临床病例的报道日益增多。LMS 起自血管壁的平滑肌细胞。1871 年，Perl 首先报道在尸解中发现 LMS。据 Hallock 等报道，在 34 000 个尸解中仅有 1 例。LMS 多发生于静脉，特别是下腔静脉，只有约 2% 发生于动脉。据 Dzsinick 等报道，在 210 例中，60% 位于下腔静脉；又据文献统计，在所有腹膜后肉瘤中，属静脉 LMS 者约占 6%。

一、病理解剖学

LMS 一般呈卵圆形，部分为分叶状，为灰黄或白色的肿块，质地中等而偏硬，与管壁组织紧密粘连。直径一般为 4～5cm，但文献报道中最大者重达 3500g。LMS 本身并无包膜，受累血管的内膜大多完整：剖面为黄白色、大小不规则的结节，有散发性小片出血，中央区偶有坏死。基本结构的特点是不典型的平滑肌细胞增生，并与众多的血管相混杂，可沿外膜扩张，并侵入邻近组织。LMS 中的肌肉为长梭状平滑肌束，呈交叉或环状排列，平滑肌细胞质的染色较深，细胞核异形，在每一高倍镜视野（hpf）中，可见多达 5～6 个核分裂象。

Varela – Duran 报道的 LMS 6 例中指出，核分裂数越多，则肿瘤转移和手术切除后的复发率也越高，因此，核分裂数是估计预后的重要病理依据，他将 10 个连续高倍镜视野中的最高分裂数，分成 3 组做出估计（表 6 - 5）。在他报道的病例中，有 1 名 76 岁的女性患者，曾因右手第 3 指肿块而将该指切除，3 年后又在右面颊发现结节肿块，手术切除后病理切片检查证实为血管 LMS，术后 3 年半和第 4 年，又因右手局部复发两次手术，复查第 1 次手术切除的原发病灶，肿块大小为 1.5cm×1.5cm，而核分裂数则大于 35/hpf。LMS 亦可发生于血管以外的其他部位，如胃肠道、子宫和软组织等。但是这些部位的 LMS 则与发生于血管者不同，即肿块小于 2cm×2cm 时，基本已无核分裂活动。

表 6 - 5　核分裂数/10hpf 与预后的关系

分组	例数	核分裂数	局部复发	远处转移
第 1 组	2	10～20	-	-
第 2 组	1	20～25	+	-
第 3 组	3	>35	+	+

二、临床表现和诊断

在 Fishcher 报道的 120 例血管 LMS 中，半数以上（62/120）发生于下腔静脉，25% 在大隐静脉，其余顺序为股静脉、颈内静脉、髂静脉和腘静脉等。在下腔静脉 LMS 中，80% 的患者为 50 岁以上的女性；发生在其他较大静脉者，2/3 为男性；发生于大动脉者，则无性别的差异。Ostrow 等报道，LMS 于动脉的发生率仅为静脉的 1/5，其顺序为肺动脉、颈动脉、锁骨下动脉、腋动脉、髂动脉、股动脉、腘动脉、胸廓内动脉、肠系膜下动脉和主动脉等。Wayne 统计文献报道，发现有 3 例血管 LMS 位于动静脉瘘的瘘口。

血管 LMS 无特殊种症状，因此，几乎近半数的病例是由于不明原因的腹痛和腹块而剖腹探查才被发现，其余病例多是在尸解中发现的。引起疼痛的原因，可能是肿瘤本身富于神经组织，也可能是由于肿瘤内的血管收缩导致局部缺血所致。

发生于下腔静脉 LMS 的临床表现，与病变部位、生长速度和有无血栓形成有关。下腔静脉分为 3 段，中段位于肾静脉和肝静脉之间；上、下段分别于其近、远侧，即肝上段，位于肝与右心房之间；肾上段于肾静脉与肝静脉之间；肾下段于肾静脉与髂总静脉之间。据 Brewster 综合下腔静脉 LMS 48 例的资料，位于上、中、下段者分别为 25、14 和 9 例。据 Mingoli 等统计 144 例发现，3/4 起自肾上和肾下段，其中肾上段为 42%，肾下段为 34%；1/4 发生于肝上段。发生在下段的 LMS，可有不同程度的下肢水肿，但因 LMS 多不向管腔内生长，且管腔受压而阻塞的演变缓慢，侧支循环得以在管腔闭塞前逐步建立，所以除非继发血栓形成，水肿一般并不严重；较常见的症状为腹痛，位于右下腹和右腰部；半数的病例可扪及肿块。位于中段者，症状与下段相似，腹痛多在右上腹，与饮食和胃肠道功能无关；肿瘤可压迫肾静脉，出现轻度蛋白尿或典型的肾病综合征，若有血栓形成或肾动脉受压，可出现肾性高血压症状。位于上段者，可表现为不同程度的肝功能损害，若肝静脉受压或血栓形成使肝静脉出口堵塞，则出现肝肿大、腹水和下肢水肿等；文献中曾有肿瘤向管腔内生长的报道，并延伸入右心室而堵塞三尖瓣者。Brewster 曾报道位于下腔静脉上段的 LMS，使患者发生气急、腹胀、肝脏肿大、下肢水肿等，病情严重者于剖腹探查时，可见到腹腔内有腹水数升之多，肝脏活检示小叶充血和出血性坏死，腹腔选择性动脉造影和腔静脉造影，可显示右上腹肿块，下腔静脉已完全闭塞。

实验室检查一般无特殊发现。检查手段包括超声、CT、MRI 和下腔静脉造影等。不但能发现 LMS，并可定位，更能提供下腔静脉、肾静脉、肝静脉等病变的情况，有助于手术治疗方法的选择。必要时，可在超声或 CT 引导下，以细针做 LMS 穿刺，取活组织检查。

发生于大动脉的 LMS 比较少见。Hopkins 报道 1 例右髂总动脉 LMS 患者，并发慢性腹主动脉－髂动脉骑跨型血栓形成，因右下肢疼痛和间歇性跛行 3 年而入院，发现右下肢苍白，无动脉搏动扪及，主动脉造影显示肾动脉平面以下不显影。剖腹探查时，发现主动脉末端分叉处和右髂总动脉均为肿瘤所包围，腹主动脉下段闭塞。术后 1 个月患者死亡，尸解时见到腹主动脉内血栓已向近侧扩展到横膈平面，内脏梗死，继发腹膜炎，但未见转移病灶。

三、治疗方法和效果

1. 治疗方法的选择　手术切除是首选方法。LMS 恶性程度低，生长缓慢，病程较长，因一般外科医师对它的认识不足，且诊断也较困难，所以当确诊或施行手术时，肿瘤已具有相当大的体积，但据文献报道，所有 LMS 患者在手术时已有转移者不到 50%。在手术时，除位于下腔静脉上段和主动脉者外，一般都能从周围组织中将 LMS 解剖出来，只有晚期和少数发展较快的 LMS，才于手术时发现已侵及邻近的器官。因此，在治疗方法上，均应采取积极的手术切除。Stringer 认为，积极的外科根治性手术，常能取得较好疗效。他援引 1 例 59 岁的女性患者，因左下腹和腹股沟肿块 2 年而施行探查手术，术中发现为左股动脉 LMS，并已扩展到盆腔内，但未有转移。即做左半盆腔根治性切除术，术后 5 年随访时，一般情况良好。还有 1 例 37 岁的女性患者，曾因右上腹有足球大小的肿块做剖腹探查术，术中发现为下腔静脉肿瘤，因无法切除而关腹；术后 54 个月，经血管造影确认为 LMS，先注射多柔比星治疗 3d，并给予 33.3 GBq/kg（3500R）剂量的放射疗法，肿块即逐步缩小；6 周后经腹膜后途径将肿瘤切除，手术范围从肝门到盆腔，将中、下段下腔静脉和右肾整块切除。术后用肿瘤疫苗和卡介苗做免疫治疗，患者情况良好。

2. 下腔静脉 LMS 的手术方法和效果　手术的选择应根据肿瘤种类、范围、病变或血栓形成部位、下腔静脉阻塞程度和侧支形成的情况等而定。

（1）位于下腔静脉上段并影响肝静脉者，目前尚无特殊有效的方法。

（2）位于中段者，因常累及肾静脉，处理也较困难。在手术时，右肾往往不能保全，而左肾则固有丰富的侧支循环，包括肾上腺、性腺和腰椎等静脉，并与半奇、椎旁和腰升支静脉系统间均有广泛的交通支，所以在结扎左肾静脉后，左肾仍可保留。若左肾有病变，即应重建一侧或双侧肾脏的静脉循环，在术中患者一般都能耐受阻断和结扎中段下腔静脉。手术切除的范围，一般均从肝静脉开口的远侧至髂总静脉的起始处。常用的手术途径是于第 8 肋骨床做胸腹联合切口，切断肝三角和冠状韧带后，将有肝连同已游离的十二指肠和胰头向前方翻转，以显露下腔静脉中段和下段。BrewSter 报道的一例 55 岁女性患者，因右下腹疼痛和肿块，曾剖腹 2 次未能切除，病理切片检查证实为 LMS，下腔静脉造影显示病变已累及双侧肾静脉。第 3 次手术时做胸腹联合切口，将下腔静脉中段连同 10cm×8cm 大小的 LMS 一并切除，右肾做自体移植，左肾保留，将左肾静脉予以结扎，术后给予放射治疗 52.54GBq/kg（5500R），情况良好。

（3）LMS 位于下段时，患者一般均能很好地耐受根治性切除术，这个部位的 LMS 多数向下腔静脉腔外生长，所以肿瘤体积即使较大，但管壁受累的程度反而较轻，一般比较容易做 LMS 和其周围组织的广泛切除。

（4）术后下肢水肿的发生率：因各种其他病变而做下腔静脉结扎的患者中，约有 1/3 术后并发下肢静脉回流障碍性水肿。Fischer 复习文献资料指出，因下腔静脉肿瘤、腹膜后肿瘤而切除下腔静脉后，下肢水肿的发生率仅为 15%；他同时还收集文献报道，下腔静脉 LMS 施行手术切除的 59 例，其中仅 9 例并发下肢水肿，并发率为 15%，他认为，在这些病变中，下腔静脉的堵塞是逐步形成的，因此，在下腔静脉完全闭塞前，已经建立了丰富的侧支循环。

（5）关于下腔静脉的重建：一般认为，肾下段下腔静脉切除后，如有丰富的侧支循环可不必重建；切除肾上段下腔静脉而不重建时，常可并发肾功能损害和下肢水肿。目前，许多学者认为，如下腔静脉仅部分闭塞，而其大部分管壁又必须切除时，都应做下腔静脉重建。重建下腔静脉选用的最佳血管替代物，是有外环支撑的聚四氟乙烯人造血管，以对抗腹腔内的压力和内脏的压迫。必须指出，人造血管的管径应该与患者下腔静脉相匹配（最好人造血管的管径等于或大于 16mm），并且要尽可能缩短人造血管的长度，以免术后并发血栓形成。至于是否要在移植的人造血管远侧做暂时性动静脉瘘，各家的意见尚不统一。有些笔者认为，做肾下段下腔静脉重建时，如人造血管的长度超过 15cm，其管径小于 14mm，则需做远侧暂时性动静脉瘘。有的学者主张将动静脉瘘建于股静脉；而另一些学者则主张将其建于下腔静脉远端。有不少学者认为做肾上段和肝上段下腔静脉重建者，由于血流加快，可不做动静脉瘘。下腔静脉中的血栓扩展至右心室，应做心 - 肺静脉转流术。综合文献资料说明，人造血管重建下腔静脉术后的长期通畅率多令人满意。

四、预后

血管 LMS 术后局部复发率约 36%。Bailey 指出，切除范围要广泛，应包括肿瘤段血管和其周同粘连的组织；即使对局部复发者，仍应多次手术切除。手术切除能缓解症状，延长病程，但 75% 的患者最后均因局部复发或远处转移而死亡。Stdnger 曾援引文献中一例 50 岁女性患者，在施行胆道手术时，发现右侧卵巢肿块，切除后经病理切片证实为静脉 LMS。6 个月后因局部复发再次切除。9 个月后右上腹又出现肿块，并逐渐增大，2 年后做第 3 次手术，切除的肿瘤重达 3500g；另一名 49 岁男性患者，患乙状结肠系膜内血管 LMS，于 14 年内先后手术 6 次，包括乙状结肠切除、小肠切除等，最后终因恶病质而死亡。

综上所述，LMS 是发生于全身各部位血管的低度恶性肿瘤，以下腔静脉最为多见。即使手术时切除不彻底，以及复发或转移后经过多次手术切除，并辅以化学和放射疗法者，仍可取得较好的姑息性疗效。本症若能在早期做出诊断，并采用积极的手术治疗，就能提高治疗效果。

参考文献

[1] 蒋米尔, 张培华. 临床血管外科学 [M]. 北京: 科学出版社, 2014.

[2] 刘鹏, 温见燕. 血管外科疾病图解 [M]. 北京: 人民卫生出版社, 2017.

[3] 杨牟, 车海杰, 勇俊. 血管外科手术图解 [M]. 北京: 人民卫生出版社, 2017.

[4] 北京协和医院. 血管外科诊疗常规 [M]. 北京: 人民卫生出版社, 2012.

[5] 杨牟, 张居文. 血管外科技术临床精粹 [M]. 北京: 人民卫生出版社, 2016.

[6] 张福先, 张玮, 陈忠, 等. 血管外科手术并发症预防与处理 [M]. 北京: 人民卫生出版社, 2016.

[7] 李毅清, 刘昌伟, 赵玉沛, 等. 血管外科手术要点难点及对策 [M]. 北京: 科学出版社, 2017.

[8] 孙立忠. 血管外科手术图谱 [M]. 北京: 北京医科大学出版社, 2007.

[9] 赵玉沛, 陈规划. 血管外科手术学 [M]. 北京: 人民军医出版社, 2013.

[10] 赵继宗. 血管神经外科学 [M]. 北京: 人民卫生出版社, 2013.

[11] 金中奎. 血管外科围术期处理 [M]. 北京: 人民军医出版社, 2015.

[12] 王深明. 血管外科学 [M]. 北京: 人民卫生出版社, 2011.

[13] 谷涌泉. 下肢血管外科 [M]. 北京: 人民卫生出版社, 2010.

[14] 王克勤, 金中奎. 血管外科诊疗与风险防范 [M]. 北京: 人民军医出版社, 2011.

[15] 景在平, 陆清声. 中国外科年鉴血管外科分册 [M]. 上海: 第二军医大学出版社, 2014.

[16] 安田庆秀. 最新血管外科手术——106 例疑难病解析 [M]. 上海: 科学技术文献出版社, 2008.

[17] 吴庆华, 刘鹏. 血管外科主治医生 912 问 [M]. 北京: 中国协和医科大学出版社, 2010.